THOMAS SCHULZ

# PROJEKT LEBENSVERLÄNGERUNG

Wie **100 gesunde Lebensjahre** dank Spitzenforschung und Hightech-Medizin jetzt schon möglich werden – und was wir selbst dafür tun müssen

Ein SPIEGEL-Buch

DVA

**Für meine Eltern**

MIX
Papier | Fördert gute Waldnutzung
FSC® C014889

Penguin Random House Verlagsgruppe FSC® N001967

3. Auflage


Umschlaggestaltung: Büro Jorge Schmidt
Umschlagmotiv: Allies Interactive/Shutterstock.com
Satz: satz-bau Leingärtner, Nabburg
Druck und Bindung: Friedrich Pustet GmbH & Co. KG, Regensburg
Printed in Germany
ISBN 978-3-421-07035-7
www.dva.de

THOMAS
SCHULZ

# PROJEKT
# LEBENS
# VERLÄNGERUNG

# INHALT

# EINLEITUNG

## Warum auf einmal 100 die neuen 80 sind

Für heute Fünfjährige wird es normal sein, 100 Jahre alt zu werden. Klingt gleich zu Anfang ein bisschen gewagt? Ist es aber nicht. So erwarten es Demografen schon länger. »Ein sehr langes Leben ist nicht das ferne Privileg künftiger Generationen – ein sehr langes Leben ist das wahrscheinliche Schicksal der meisten Menschen, die heute in den entwickelten Ländern leben«, hat James Vaupel, Direktor des Max-Planck-Instituts für demografische Forschung, schon 2002 vorhergesagt. »100 Jahre zu leben, wird zum Standard für alle, die heute geboren werden«, stellten Wissenschaftler der Stanford University 2021 nüchtern fest.

Viele, die zum Altern forschen, sehen es inzwischen sogar so: Auch heute Fünfzigjährige haben noch gute Chancen, 100 zu werden. Und spätere Generationen halten eher auf die 120 zu.

Nach fast zwei Jahren Recherche und vielen Dutzend Interviews mit Spitzenforscherinnen und Nobelpreisträgern, mit Krebsmedizinerinnen, Alzheimer-Spezialisten, KI-Vordenkern, Ernährungsexpertinnen und CEOs von Techkonzernen bin ich davon ebenso überzeugt. Auch, wenn es sich gerade nicht so anfühlt.

Ich bin neulich selbst 50 geworden, und ich merke es. Die Haare werden weniger und die Brille stärker. Morgens tut der Rücken weh, die Nieren waschen das zur schnellen Abhilfe eingeworfene Ibuprofen nicht mehr so schnell aus, und die Berge bin in ich früher auch schon mal schneller hochgekraxelt. Da war eben mein Atemzugvolumen größer, und meine Muskeln konnten besser Sauerstoff aufnehmen. Auch das abendliche Bier wird von der Leber nicht mehr so schnell abgebaut. Und das Blut fließt langsamer durch mein Gehirn. Über Spermiendichte wollen wir gar nicht reden. Das Verhältnis von Muskeln und Fett verschiebt sich sehr penetrant auf die falsche Seite.

Die Liste ist so fürchterlich lang, dass mir die verbleibenden (angegrauten) Haare zu Berge stehen. Und dabei habe ich noch nicht mal das dramatisch steigende Krebsrisiko erwähnt. Hermann Hesse beschrieb es wunderbar punktgenau:

*Von der Wiege bis zur Bahre*
*sind es fünfzig Jahre,*
*dann beginnt der Tod.*
*Man vertrottelt, man versauert,*
*man verwahrlost, man verbauert*
*und zum Teufel gehen die Haare.*

Aber was soll man machen. Menschen sind nun mal nicht für die Ewigkeit gebaut. Irgendwann fängt es an zu knirschen und zu ächzen. Altern mit all seinen Begleitkrankheiten ist unumgänglich. Und die letzten Jahrzehnte sind deswegen eher nicht so toll. Wer Glück hat, darf nach der Rente noch ein paar Jahre im Gartenstuhl vor sich hin jammern.

So war es immer. So wird es also auch für immer bleiben.

Falsch.

Die vielleicht größte medizinische Erkenntnis des vergangenen Jahrzehnts lautet: Altern ist formbar. Es kann beeinflusst, beschleunigt, gebremst werden. Vielleicht auch gestoppt, für eine Weile zumindest. Jedenfalls muss für die meisten nicht mit spätestens Mitte 80 Schluss sein. Und das Leben mit 90 muss sich auch nicht miserabel anfühlen.

Wir lernen gerade sehr schnell, was zu tun ist, damit es besser läuft. Wie gesunde 100 erreichbar sind.

Unser Blick auf Altern und Lebenserwartung war bislang durch zweierlei getrübt: Erstens hatten wir bis noch vor wenigen Jahren viele biologische Zusammenhänge nicht verstanden. Etwas zu beeinflussen, was man nicht versteht, scheint unmöglich. Und zweitens war es in der Menschheitsgeschichte eben immer so, dass die späten Lebensjahre durch Siechtum und Krankheit geprägt waren. Warum sollte sich etwas ändern, was seit tausenden Generationen gleich war? Genauso konnte sich auch niemand vorstellen, dass es irgendwann normal wäre, nach Lust und Laune um den Planeten zu fliegen. Oder das Atom zu spalten, um daraus Energie zu gewinnen. Die eigentliche Frage also lautet: Warum sollten Wissensexplosion und technischer Fortschritt überall in der Natur zu radikalen Evolutionssprüngen führen – nur ausgerechnet bei unserem eigenen Körper nicht?

Tatsächlich beherrschen wir zunehmend unsere eigene Biologie, das zeigt sich in vielen Bereichen. Noch in den 1990ern galt Krebs als unheilbar. Gentherapien waren noch vor einem Jahrzehnt Science-Fiction. Und künstliche Intelligenz, die Tumore besser erkennt als Ärzte, hielten Informatiker für Quatsch. All das ist längst Normalität.

Was es bedeutet, alt zu sein, hat sich schon in den vergangenen

170 Jahren dramatisch verschoben. Noch Mitte des 19. Jahrhunderts lag die Lebenserwartung in Europa bei kaum mehr als 40 Jahren. Hygiene, Medizin und soziale Errungenschaften veränderten viel. Bei Geburt im Jahr 1950 lag die durchschnittliche Lebenserwartung in Deutschland immerhin bei knapp 67 Jahren. Sprich: Arbeiten bis zur Rente, und dann bleiben noch zwei, drei Jährchen im Sessel.

So ist es zum Glück für viele nicht gekommen, zwischendrin machte sich erneut der Fortschritt bemerkbar: Der Bypass wurde erfunden und die Chemotherapie, Herzinfarkte und Krebs waren nicht mehr so tödlich. Bürojobs lösten Knochenjobs ab. Viele wurden wohlhabender.

Wer heute Sterbeanzeigen in der Lokalzeitung durchschaut (ja, so was gibt es noch), kann sehen, wo es zuletzt hinging: Viele sterben im Alter von 85, 86, 87. Und das sind die Generationen, die erst in ihrem letzten Lebensdrittel von vielen medizinischen Entwicklungen profitieren konnten. Für die Krieg, Asbestverseuchung und Kettenrauchen normal waren. Allerdings sind heute für etliche Menschen die späten Lebensdekaden nur bedingt erquicklich, sie werden beeinträchtigt von vielerlei Erkrankungen.

Aber es gibt auch in diesen Generationen Menschen, die nicht nur sehr alt werden, sondern dabei weitgehend gesund und vital bleiben. Sogar im Alter von über 100 Jahren. Die sogenannten SuperAger zeichnet aus, dass sie keine der üblichen Alterserkrankungen schwer erwischt, weder Krebs noch Demenz noch Herzprobleme. Sie fallen oft einfach vom einen auf den anderen Tag um. Ich bin einigen dieser faszinierenden Menschen begegnet, die mit 104 noch Fahrrad fahren oder mit 99 Violine spielen, als hätten sie noch nie von steifen Fingern gehört. Alles genetische Glückspilze? Nur sehr bedingt. Tatsächlich macht das Erbgut Schätzungen zufolge lediglich etwa 10 bis 25 Prozent der Lebenserwartung aus.

Wenn wir über längeres Leben reden, kann es aus doppeltem Grund nur um eine längere Gesundheitsspanne gehen, das heißt das Ausbleiben von schweren Krankheiten bis ins hohe Alter. Zum einen will kaum jemand ein Jahrzehnt länger leben, wenn das ein Jahrzehnt voller Krankheit und Schmerzen bedeutet. Länger leben muss heißen: länger vital sein – mit 80 noch Tennis spielen, mit 90 noch wandern, mit 100 noch ein Gläschen Rotwein mit Freunden und Familie und ins Konzert gehen. Die Urenkel aufwachsen sehen. So wie die SuperAger. Und zugleich ist das signifikant längere Leben im Wesentlichen nur möglich, wenn der körperliche Zerfall ausbleibt, der zu Krankheiten führt.

Deswegen ist dies kein Buch über den (Alb-)Traum von der Unsterblichkeit. Und es geht auch weniger um die Frage, wie weit wir die Grenze der menschlichen Lebenserwartung nach hinten verschieben können, ob es noch über die 120 hinausgehen kann (es scheint so). Sondern es geht um vitale Lebensjahrzehnte im hohen Alter, um fitte 100.

Biologisch betrachtet ist Altern ein fortschreitender Verlust der physiologischen Unversehrtheit, mit versagenden Körperfunktionen in allen Organsystemen. Zellen, Gewebe und Erbsubstanz häufen mit zunehmendem Alter Schäden an, die sich gegenseitig verstärken und die der Körper irgendwann nicht mehr selbst reparieren kann. Das ist erst mal nicht so gut.

Allerdings können wir beeinflussen, wie viele Schäden sich anhäufen und wie früh. Wir können etwas gegen den Zerfall tun. Vieles davon ist gar nicht so schwer. Und die Logik dahinter ist auch nicht kompliziert. So wie sich ein Auto 200 000 Kilometer gut fahren lässt, wenn man regelmäßig das Öl wechselt und die wichtigsten mechanischen Teile pflegt. Natürlich ist der Wagen am Ende nicht mehr so frisch, aber er läuft noch ziemlich rund. Oder der Motor raucht schon nach 100 000 Kilometern ab, weil der Wagen durch jedes Schlagloch geschunden wurde und Wartung und Inspektion ja nur vermeintliche Geldmacherei sind, die man auch lassen kann. Nur wissen wir genau, welche Schrauben und Rädchen man am Auto drehen muss, um sie lange am Laufen zu halten. Die Hebel, um unsere Körper in Schwung zu halten, kannten wir kaum. Mehr noch: Viele meinten, es gebe gar keine. Die biologische Maschine gehe eben einfach irgendwann kaputt, Pech gehabt.

Aber diese Zeit der Unkenntnis ist vorbei.

Schon vor einem Jahrzehnt kündigte sich eine Wissensrevolution an. Sie fällt nicht zufällig zusammen mit dem Moment, als künstliche Intelligenz die Welt zu verändern begann. Als Maschinen lernten, sich durch riesige Datenmengen zu wühlen und zuvor unlösbare Aufgaben in Windeseile zu berechnen. Ich habe das damals aus der Nähe beobachtet, als USA-Korrespondent des SPIEGEL in San Francisco. Eigentlich sollte ich aus dem ganzen Land berichten, aber ich verbrachte fünf Jahre fast ausschließlich im Silicon Valley. Zu sehr fühlte es sich nach einem geschichtsträchtigen Moment an, der den Lauf der Welt verändern würde.

Die datengetriebene Wissensrevolution schlägt inzwischen auf fast alle Bereiche des Lebens durch, aber fast nirgends ist ihre Bedeutung größer als in der Medizin. Sie macht es möglich, dass Krebs mit im Labor erschaffenen Super-Immunzellen behandelt wird, Alzheimer sich per Bluttest entdecken und das gesamte Erbgut eines Menschen in Minutenschnelle analysieren lässt. Dass künstliche Organe demnächst im 3D-Drucker gebaut werden. Von künstlicher Intelligenz getriebene Biotechnologie verändert dramatisch, wie Krankheiten diagnostiziert und therapiert werden. Jennifer Doudna, Nobelpreisträgerin und Entdeckerin der Genschere CRISPR, sagte es mir neulich so: »Ich bin seit Jahrzehnten Wissenschaftlerin, aber auch mir kommt es so vor, als erlebten wir gerade einen ganz besonderen Moment: Diese außergewöhnliche Überschneidung von Entdeckungen und Technologie beschleunigt das Tempo der Wissenschaft viel, viel stärker, als ich es je zuvor erlebt habe.«

Die revolutionäre Zukunftsmedizin zahlt zwangsläufig auf unsere Lebenserwartung ein: Allein die kardiovaskuläre Revolution der 1960er Jahre, die viele Herzprobleme behandelbar machte, führte zu einem sichtbaren Sprung in der Lebenserwartung. Nun laufen zahlreiche solcher großen Entwicklungen parallel. Wir beginnen unsere Biologie grundlegend zu verstehen.

Daraus ist 2018 mein Buch *Zukunftsmedizin* entstanden. Ein optimistisches Buch aus amerikanischer Perspektive sollte es sein, über die Möglichkeiten, die der Fortschritt eröffnet, und wie viel schneller sich dadurch die Welt dreht. Ich wollte es dem überkritischen Pessimismus Europas gegenüberstellen, wo so oft zuerst bedacht wird, warum etwas vielleicht nicht funktionieren könnte, wo im Zweifel lieber der Haushalt ausgeglichen wird, als in Bildung, Forschung und Innovation zu investieren.

Inzwischen ist mehr wahr geworden, als selbst meine optimistische Vision aus dem Jahr 2018 hoffen ließ. Eben noch experimentelle Krebsmedikamente wurden zu Standardbehandlungen, erste Gentherapien sind zugelassen, und künstliche Intelligenz hat sich noch viel schneller und weiter entwickelt als geahnt.

Am prägnantesten dürfte der Fall eines damals noch unbekannten Start-ups sein, das ich gleich im ersten Kapitel ausführlich beschrieben hatte, fasziniert von einer neuen Technologie: Sie sollte, so hatten es mir die Chefs des amerikanischen Biotech-Unternehmens 2016 erzählt, den menschlichen Körper zu seiner eigenen Medikamentenfabrik machen. Indem die Zellen direkt Anweisungen einprogrammiert bekommen, was sie herstellen sollen. Allenfalls Science-Fiction, hieß es dazu damals selbst in Fachkreisen, noch Jahrzehnte entfernt, falls überhaupt je was daraus werde. Nur wenig später rettete diese vermeintliche Science-Fiction-Idee die Welt. Der Name des damals unbekannten Start-ups: Moderna. Die Technologie: mRNA-Impfstoffe.

Wenn wir nun erneut nach vorne blicken, ist es deswegen wichtig, auch das vergangene Jahrzehnt im Auge zu behalten. Es zeigt deutlich, wie viel schneller der Fortschritt voranrast als in den vergangenen Jahrhunderten. Der Wahlspruch internationaler Pessimisten, »Das hat aber noch nie funktioniert«, gilt nicht mehr.

Ausgerüstet mit KI-Algorithmen und Supercomputern, gelang es Forschern im vergangenen Jahrzehnt erstmals, wesentliche Grundlagen des kompliziertesten aller biologischen Prozesse zu entschlüsseln, nämlich das Altern. Zuvor gab es nur Vermutungen, Hinweise, einzelne Erkenntnisse. Nun beginnen wir in erstaunlichem Tempo zu verstehen, welche konkreten zellulären und molekularen Prozesse beteiligt sind – und wie sie zusammenhängen. Längst sind nicht alle Antworten gefunden, aber immerhin eine ganze Liste von klar definierten Kennzeichen des Alterns, von instabilem Erbgut bis zur Fehlfunktion von Zellkraftwerken. So lässt sich inzwischen sogar per Bluttest bestimmen, wie schnell oder langsam der einzelne Mensch altert.

Je besser die zentralen biologischen Prozesse durchschaut werden, desto klarer zeichnet sich ab, wie sie am Laufen gehalten werden können. Wenn man erst einmal weiß, wo das Problem liegt, kann man auch Lösungen entwickeln. Eben noch schien das Altern unaufhaltbar, nun werden ständig neue mögliche Gegenmaßnahmen entwickelt und erprobt, von Stammzellentherapie bis zu Genchirurgie. Manche Forscher wollen das Altern radikal verlangsamen und setzen dazu auf revolutionäre Ansätze, etwa alte Zellen einfach zu jungen Zellen umzuprogrammieren. Andere wären froh, den körperlichen Zerfall zumindest etwas auszubremsen, und hoffen, bereits zugelassene Medikamente auf ihr Anti-Aging-Potenzial zu testen.

Manche solcher Verjüngungsmaßnahmen werden bereits in klinischen Versuchen getestet. Andere probieren experimentierfreudige Biohacker selbst an sich aus.

Die Grenzen zwischen Spitzenforschung und Biohacking verschwimmen dabei mitunter. Longevity – der englische Begriff für Langlebigkeit setzt sich auch hierzulande zunehmend durch – ist ein wissenschaftliches Boomthema wie kaum ein anderes, auch weil sich viele Felder vermischen: Biologie, Gerontologie, Neurologie, Onkologie, Ernährungswissenschaften, Sportmedizin. Um nur ein paar zu nennen.

So viele Informationen werden in die Welt geschwemmt, dass es für die Öffentlichkeit nicht immer leicht ist, auf den ersten Blick auseinanderzuhalten, was wissenschaftlich erwiesen und was Esoterik ist. Und was Geschäftemacherei. Mittlerweile werden immer mehr Pillen und Pülverchen als Longevity-Mittel angeboten, manche auch von bekannten Wissenschaftlern mit eigenen Firmen und Langlebigkeitsprogrammen, die sie mit Podcasts und Büchern vermarkten. Wesentliches Ziel dieses Buches ist es deshalb, einen neutralen Überblick zum Stand der Longevity-Forschung zu geben. Es führt in die angesehensten Forschungslabore der Welt von Heidelberg bis Harvard, in die Unternehmenszentralen des Silicon Valley, zu Nobelpreisträgerinnen und SuperAgern, zu Biohackern und Biochemikerinnen, die sich an ersten Verjüngungspräparaten versuchen.

In den kommenden Jahren und Jahrzehnten, so viel scheint sicher, wird eine Anti-Aging-Medizin entstehen, getrieben von neuen Biotechnologien und befeuert von etlichen Milliarden an Investorengeldern, die ohne Unterlass in ihre Entwicklung gepumpt werden.

Das ist der eine Ansatz: Hightech gegen das Altern.

Es gibt aber auch einen noch naheliegenderen und scheinbar simpleren Ansatz: den eigenen Lebenswandel. Wie wir essen und uns bewegen, wie wir schlafen, unseren Stress kontrollieren, die mentale Gesundheit pflegen und uns mit Freunden und Familie umgeben. Vieles davon mag wenig überraschend wirken, wissen wir doch schon lange, dass Chips und Schweinebraten und Bier eher nicht so hilfreich sind wie Brokkoli und Vollkornbrot. Dass Übergewicht und Bewegungsmangel nicht gerade das Leben verlängern.

Doch es gibt neue Erkenntnisse, was einen effektiven Longevity-Lebenswandel ausmacht. Auf der Suche nach den zellulären und molekularen Mechanismen, die das Altern beeinflussen, kamen die Forscher auf zentrale Informationswege, die dem Körper anzeigen, wie er mit Energie versorgt wird. Sie fanden heraus, welche biochemischen Prozesse dabei eine Rolle spielen und wie sich teils seit Jahrhunderten bekannte Maßnahmen wie das Fasten auf molekularer Ebene auswirken. Warum Sport die Zellkraftwerke in Gang bringt und die DNA-Reparatur beeinflusst. Wie enge Freundschaften die Gehirngesundheit fördern, weil die Synapsen erhalten bleiben.

Das sind extrem gute Nachrichten: In erster Linie liegt ein langes, gesundes Altern also in unserer eigenen Hand, Wege dorthin gibt es genug, man muss sie nur kennen und zusammenbringen und ihre Wirkung verstehen. Lebensgewohnheiten lassen sich leichter verändern, wenn man genau weiß, warum. Sicher ist: Es geht dabei nicht um ein paar Monate mehr, sondern um Jahrzehnte.

Das Projekt Lebensverlängerung ist also beides: eine Aufgabe für Wissenschaftlerinnen, Mediziner, Biologinnen und Informatiker, aber auch ein Projekt für jeden Einzelnen. Auch für mich.

Wenn man erst einmal beginnt, sich mit der Biologie des Alterns zu befassen, ist es fast unmöglich, die Welt noch mit den gleichen Augen zu sehen. Das geht vielen Medizinern so, das ging auch mir so. Ich bin weder Gesundheitsfanatiker noch Biohacker. Dazu trinke ich viel zu gerne ein Helles im Biergarten und möchte das Grillwürstchen an einem lauen Sommerabend nicht missen. Joggen finde ich furchtbar langweilig und Fitnessstudios anstrengend. Aber natürlich würde ich gerne auch noch meinen Enkelkindern das Skifahren beibringen und die Rentenjahre nicht auf dem Sofa verbringen, sondern durch den brasilianischen Regenwald wandernd.

Das Projekt Lebensverlängerung ist also auch eine persönliche Reise, die gar nicht so geplant war. Begonnen hat sie schon vor rund einem Jahrzehnt, als meine Hausärztin in San Francisco Prädiabetes diagnostizierte. Und zehn Kilo Übergewicht. Und schlechte Blutwerte. Das Ergebnis von vielen Jahren Dauerstress, Überarbeitung und drei Geschäftsessen jede Woche. Damals schon sagten mir befreundete Alzheimer- und Krebsforscher gleichermaßen: Tu was dagegen, sonst bekommst du richtige Probleme. Aber mit 40 hörte ich nur halb hin.

Während der Entstehung des Buches habe ich nun aber die Gelegenheit ergriffen, viele Forschungserkenntnisse selbst anzuwenden. Anders zu essen, mehr und anders zu trainieren und ja, auch das eine oder andere Supplement auszuprobieren. So viel vorweg: Die Zwischenergebnisse sind ermutigend. 50 beginnt sich langsam wieder mehr wie 40 anzufühlen.

Ich hoffe mit diesem Buch Menschen zu erreichen, die wie ich selbst am Ende genauer hinschauen, was für ein vitales hohes Alter jetzt schon zu tun ist. Dazu muss nicht jahrzehntelang spaßbefreit und asketisch gelebt werden. Aber es gilt sich vorzubereiten, sowohl auf das eigene vielleicht deutlich längere Leben als auch auf eine Gesellschaft der Hundertjährigen. Für die wir längst nicht bereit sind.

Mit dem neuen Verständnis von Altern und Langlebigkeit fangen die großen Fragen erst an. Was tun mit den gewonnenen guten

Jahren? Bislang waren die meisten Menschen auf zehn, 15 Jahre Rente eingestellt, in denen sie fit genug sind, um zu reisen und sich um die Enkel zu kümmern. Schon jetzt ist gesellschaftlich spürbar, dass es für immer mehr Menschen 20 aktive Jahre werden. 30 Jahre wären bereits ein Gamechanger: Fast ein Drittel des Lebens stünde nach Ende der Arbeitszeit noch bevor.

So werden ganz andere Lebensentwürfe denkbar, mit zwei, drei Karrieren. Auch zweiten, dritten Familien? Was tun wir dafür, dass die gewonnene Zeit eine gute wird? Viele Menschen sind gerade im Alter einsam. Hinzu kommen Generationenkonflikte und Ressourcenfragen.

Und wie soll das lange Leben bezahlt werden? Das Rentensystem funktioniert jetzt schon nicht mehr. Arbeiten wir dann einfach sukzessive immer länger, bis 75, bis 80? Finanzielle Vorsorge, individuelle wie gesellschaftliche, muss neu gedacht werden.

Die Fünfjährigen von heute werden jedenfalls anders altern als alle Generationen zuvor. Langsamer, krankheitsfreier, begleitet von einer personalisierten Hightech-Medizin. Es wird dringend Zeit, uns vorzubereiten.

# 1

# IST ALTERN EINE KRANKHEIT?

## Wie eines der größten Geheimnisse der Biologie entschlüsselt wird

Der Campus der Harvard University ist ein malerischer Ort: rote Backsteinbauten mit weißen Türmen, neoklassizistische Säulengänge, lange Reihen von Ulmen und Ahornbäumen, die sich im Indian Summer von New England leuchtend rot verfärben. Harvard, gegründet 1636, ist eine der großen amerikanischen Eliteuniversitäten, aber mehr noch eines der führenden Wissenschaftszentren der Welt. Fast an jeder Ecke trifft man berühmte Forscher aus verschiedensten Disziplinen, allein 50 Nobelpreisträger lehren hier aktuell. In unmittelbarer Nähe liegen gleich mehrere weitere Universitäten von Weltrang, etwa das Massachusetts Institute of Technology (MIT). Viele Forschungsunternehmen haben sich in Laufweite angesiedelt. Es ist ein faszinierender und sehr spezieller Mikrokosmos aus Spitzenforschung und Ambitionen, manchmal auch Arroganz. Für eine Weile konnte ich das aus der Nähe beobachten, auch selbst hier forschen, als Visiting Scholar. Mein Gast-Institut, das Center for European Studies, liegt gleich im Zentrum nahe dem parkähnlichen Harvard Yard, aber besonders gerne überquerte ich den Charles River, hinüber nach Boston. Neben drei riesigen Krankenhäusern findet sich dort der Campus der Harvard Medical School, dominiert von einem tempelähnlichen neoklassizistischen Säulenbau aus weißem Marmor. Inzwischen gibt es ein paar Meter weiter in der Avenue Louis Pasteur einen neuen Glasbau für einen besonders schnell wachsenden Forschungsbereich: Im neunten Stock residiert hier das Paul Glenn Center for Biology of Aging Research, Fachbereich Genetik. Wie der Name schon ahnen lässt, forschen hier Wissenschaftler an den biologischen Grundlagen des Alterns. Darunter viele Medizinerinnen und Biologen von Weltrang. Keiner von ihnen aber hat das vergleichsweise junge Feld der Langlebigkeitsforschung wohl so geprägt und verändert wie der Genetik-Professor David Sinclair. *Time* wählte ihn unter die 100 einflussreichsten Menschen der Welt. Sein 2019 veröffentlichtes Buch *Lifespan: Why We Age – and Why We Don't Have to* gilt als Standardwerk der Langlebigkeits- und Alternsforschung. Auch wenn längst nicht alle Wissenschaftler mit Sinclairs Schlussfolgerungen übereinstimmen.

Altern gilt gemeinhin als ein physiologischer Vorgang und nicht als Krankheit. Sinclair sieht das ganz anders: »Altern führt zu einem körperlichen Verfall. Es schränkt die Lebensqualität ein. Und es hat eine spezifische Pathologie.« Damit, sagt Sinclair, erfülle es »jedes Kriterium dessen, was wir als Krankheit bezeichnen.« Der Genetiker ist überzeugt, dass es unsinnig sei, jede Krankheit einzeln zu bekämpfen, um eine längere gesunde Lebensspanne zu erreichen. Für jede Krankheit einzeln nach den Ursachen zu suchen. Klar ist: Im Alter treten verstärkt chronische Erkrankungen auf, häufig auch gemeinsam. Das nennt sich Multimorbidität und erhöht die Sterblichkeitsrate enorm. Und umgekehrt: Wenige Fünfundzwanzigjährige leiden an Alzheimer, Herz-Kreislauf-Erkrankungen oder Krebs. Alle führenden Todesursachen sind am Ende Alterserscheinungen. »Nur eine dieser Krankheiten aufzuhalten, würde keinen großen Unterschied machen«, sagt Sinclair. »Die Definition von Krankheit unterscheidet sich nicht von der des Alterns: ein Rückgang der Gewebefunktion, der zu nicht optimaler Funktion und Behinderung führt.« Altern müsse als Krankheit anerkannt werden, »um die Aufmerksamkeit auf die Tatsache zu lenken, dass das Altern die Hauptursache der meisten schweren Krankheiten ist.« Und mehr noch: »Dass die einzige Möglichkeit, die Lebensspanne spürbar zu verlängern, darin besteht, die Hauptursache zu bekämpfen. Wenn Altern eine Krankheit ist, dann können Wissenschaftler Medikamente entwickeln, um sie zu behandeln, und Ärzte können ihren Patienten Medikamente verschreiben.« Er sei überzeugt: »Altern ist behandelbar.«

Sinclair ist sich dabei durchaus bewusst, dass dies eine radikale Abkehr vom bisherigen Blick auf die menschliche Biologie bedeutet – und von der Art, wie Medizin praktiziert wird. Praktiken, die sich nicht zuletzt so entwickelt hätten, »weil wir nicht wussten, wie Altern vonstattengeht«. Dennoch trägt Sinclair seine Argumente so ruhig und gelassen und mit geschmeidigem Ton vor, als verkünde er Binsenwahrheiten. Vielleicht liegt es an seiner jungenhaften Ausstrahlung. Wie Mitte 50 wirkt er jedenfalls ganz sicher nicht. Sondern Jahrzehnte jünger, erstaunlich faltenfrei, dynamisch und durchtrainiert. Wahrscheinlich ist jugendliches Image ein Muss für einen führenden Langlebigkeitsforscher, der seit Jahrzehnten nach immer neuen Mitteln und Methoden sucht und sie explizit auch an sich selbst testet.

Wäre es nicht trotzdem sinnvoll, sich mit dem medizinischen Fortschritt zunächst auf die Kontrolle der großen Volkskrankheiten wie Krebs oder Diabetes zu konzentrieren, statt sich in einen Kampf gegen das Altern zu stürzen? »Wir können doch beides machen«, sagt Sinclair. Er gibt oft so knappe Antworten. Zum einen kommt er gerne direkt auf den Punkt, zum anderen mangelt es ihm sichtbar an Zeit. Interviews mit ihn zu führen ist dieser

Tage nicht ganz leicht: Als Harvard-Professor mit eigenem Forschungslabor hätte er ohnehin schon genug zu tun, aber seitdem sich Longevity zu einem immer größeren Thema unter Fachleuten wie in der Öffentlichkeit entwickelt, wird ihm die Tür eingerannt mit täglichen Anfragen für Vorträge und neue wissenschaftliche Kollaborationen. Zudem hat Sinclair mittlerweile über ein halbes Dutzend Unternehmen gegründet, die an Langlebigkeit forschen. Oder Zusatzstoffe verkaufen, die laut Sinclairs Erkenntnissen Anti-Aging-Effekte haben sollen. Und das sind inzwischen einige. Sinclair, geboren und aufgewachsen in Australien, forscht seit rund 30 Jahren auf dem Gebiet des Alterns. Am MIT arbeitete er als zunächst am Werner-Syndrom, benannt nach dem deutschen Arzt Otto Werner: Betroffene des genetischen Defekts fühlen sich mit 30 schon wie 80. Ihr Körper altert viel schneller.

Mit seinem Labor in Harvard konzentriert sich Sinclair nun auf die von ihm und seinen Mitarbeitern entwickelte »Information Theory of Aging«, wie er es nennt: »Die Vorstellung, dass wir alt werden, weil die Zellen im Laufe der Zeit Informationen verlieren. Und dass es eine Sicherungskopie der jugendlichen Informationen gibt, mit der das System zurückgesetzt werden kann.« Über diese Informationstheorie des Alterns wird später im Kapitel 4 noch detaillierter zu sprechen sein. So viel aber schon an dieser Stelle: Sie beruht auf vielen in den vergangenen Jahren neu entdeckten biologischen Mechanismen, insbesondere den sogenannten »Langlebigkeitsgenen«. Was ein wenig irreführend ist, denn es klingt so, als bestimme im Wesentlichen das Erbgut, wie lange wir leben. Tatsächlich trägt die individuelle genetische Veranlagung zunächst nur geschätzte 10 bis 25 Prozent zur Lebenserwartung bei. Dazu gehört etwa, ob wir erblich bedingt anfälliger sind für Herzleiden, schwache Nieren haben oder ein starkes Immunsystem. Aber darüber hinaus gibt es einzelne konkrete Gene, die in vielen Organismen grundsätzlichen Einfluss darauf haben, wie lange sie leben. Und wie gesund sie sind. Diese Gene finden sich in vielen Säugetieren, auch im Menschen. Sinclair beschreibt sie als eine Art »Überwachungsnetzwerk« des Körpers, das zum Beispiel genau registriert, wie wir essen, uns bewegen und wie viel Schlaf wir bekommen. Und das entsprechend Zellen und Organen mitteilt, wie darauf zu reagieren ist. Sinclair nennt sie deswegen auch »Vitalitätsgene«. Sie bilden also kein starres System, keine unveränderbare erbliche Veranlagung, sondern sind bewegliche Schaltstellen der Lebenserwartung, beeinflussbar durch unser Verhalten und Medikamente. Sinclair entdeckte schon 2003 die besondere Rolle von Molekülen, mit denen sich eine der wichtigsten dieser Schaltstellen bedienen und die Lebenserwartung beeinflussen lässt: die sogenannten Sirtuine. Das sind spezielle Enzyme, die eine erstaunlich große Rolle in vielen zellulären Prozessen des Körpers spielen und sogar Gene ein- und ausschalten. Was weitgehend unbekannt war, bis Sinclair begann, ausgiebig an den Sirtuinen zu forschen. Befeuert durch eine zentrale von den Harvard-Forschern gemachte Entdeckung: Sirtuine lassen sich stimulieren. In einer Studie lebten Hefezellen bis zu 80 Prozent länger, wenn das Sirtuin SIRT1 mit sogenannten Polyphenolen aktiviert wurde, also mit Pflanzenstoffen, die bereits für ihre entzündungshemmenden und antioxidativen Fähigkeiten bekannt waren. »Wir glauben, dass Sirtuine den Zellen Zeit verschaffen, um Schäden zu reparieren«, kommentierte Sinclair damals als Mitautor der Studie. »Im Bereich des Alterns wächst die Erkenntnis, dass die Blockierung des Zelltods – solange sie nicht zu Krebs führt – die Lebensspanne verlängert.« Aufsehen erregte die Studie auch deswegen, weil insbesondere ein Polyphenol lebensverlängernd auf die Zellen zu wirken schien: Resveratrol. Es findet sich in Weintrauben und ist entsprechend auch in Wein vorhanden. Was dazu führte, dass der angeblich gesundheitsförderliche Ruf von Rotwein noch einmal einen kräftigen Schub bekam. Allerdings müsste man schon kistenweise Rotwein in sich hineinschütten, um auf lebensverlängernde Mengen Resveratrol zu kommen.

In den folgenden Jahrzehnten entdeckte Sinclair noch eine Reihe weiterer Stoffe, die direkten Einfluss auf die Biologie des Alterns haben. Eine ganze Reihe solcher Stoffe sind inzwischen im Fokus intensiver Forschungen vieler Labore und Unternehmen, darunter Moleküle wie NAD+ oder Rapamycin. Sie werden in Kapitel 8 ausführlich diskutiert. Der eigentliche Punkt sei am Ende dieser, betont Sinclair: Die Vitalitätsgene können auf ganz verschiedene Weise aktiviert werden. Durch Arzneistoffe. Aber auch durch Essverhalten und Sport.

Sinclair will dem Altern vor allem das Fatalistische nehmen: Dass die zweite Lebenshälfte zwingend so verlaufen muss, wie es bislang tausende Generationen von Menschen erlebt haben. Mit einem immer gebrechlicheren Körper, einem sich auflösenden Gehirn. Und dem Gedanken, dass ab dem 70. Geburtstag so langsam Schluss mit lustig sei. »Was, wenn das einfach nicht so sein muss? Wenn wir nicht Jahre, sondern Jahrzehnte länger jung sein könnten? Und die finalen Jahre des Lebens nicht mehr so fürchterlich anders wären als die Zeit davor?« Der Weg zu einem längeren Leben könne nur so gegangen werden: »Durch eine immer größere Gesundheitsspanne, den Teil unseres Lebens, den wir ohne Krankheit und Behinderung verbringen.«

Aber ganz einfach ist das alles nicht. Das grundsätzliche Problem liegt darin: Altern ist der komplizierteste und vielleicht auch am wenigsten verstandene biologische Prozess. Ein so großer, umfassender und vielseitiger Vorgang, der sich an tausenden Orten im Körper gleichzeitig abspielt, die alle irgendwie zusammenhängen. Was definiert diesen Prozess? Um es allgemein zu sagen: »Ein fortschreitender Verlust der physiologischen Unversehrtheit, der zu funktionellen Beeinträchtigungen und einer erhöhten Sterbewahrscheinlichkeit führt.« So haben es führende Biologen und Mediziner gemeinsam definiert, in einem bis heute wegweisendem Aufsatz über die Kennzeichen des Alterns, erschienen 2013 im Wissenschaftsjournal *Cell*. Dort heißt es: »Dieser Zerfall ist der größte Risikofaktor für menschliche Pathologien, inklusive Krebs, Diabetes, Herzerkrankungen.«

Eigentlich zerfällt unser Körper jeden Tag. Eine Million Zellen sterben jede Sekunde in unserem Körper ab, so hat es das schwedische Karolinska-Institut berechnet. Das israelische Weizmann-Institut kommt sogar auf 330 Milliarden täglich absterbende Zellen. So oder so: eine Menge. Und das ist gut. Unser Körper besteht insgesamt aus rund 30 Billionen Zellen, sie fügen sich zusammen zu Muskeln, Knochen, Fett, Organen, sie sind im Blut unterwegs und im Darm. Je nachdem wofür sie gebraucht und wie sie beansprucht werden, sind die Zellen irgendwann so fix und alle wie ein Stürmer, der im Fußball-WM-Finale 120 Minuten durchgespielt hat. Sie werden durch neue, frische ersetzt. Dieser Zellaustausch ist der natürliche Verjüngungsprozess, der dafür sorgt, dass wir nicht schon ein paar Jahre nach der Geburt wieder umfallen.

Irgendwann gehen dem Körper aber die Auswechselspieler aus. Und die ganze Mannschaft wird immer schlapper. Das Herz schlägt nicht mehr so kraftvoll. Die Organe werden schlechter durchblutet. Die Nieren waschen Giftstoffe nicht mehr effizient heraus. Wir sehen schlechter, weil die Augenlinse nicht mehr so flexibel ist. Wir hören schlechter, weil in den Ohren weniger Haarzellen sitzen. Wir röcheln auf dem Weg die Treppe hinauf, weil es weniger Lungenbläschen gibt. Die Muskeln nehmen ab. Die Liste ließe sich noch sehr lange fortschreiben.

Der Zerfall beginnt auch nicht erst mit der Rente, sondern schon kurz nach dem Schulabschluss. Ab dem 20. Lebensjahr geht es bergab, zuerst kaum merklich, innerlich wie äußerlich, mit den ersten kleinen Fältchen. Dann immer schneller. Wie schnell genau es geht, variiert von Mensch zu Mensch. Das ist erst einmal eine sehr gute Nachricht. Alterung ist also kein Prozess, der in ganz starren, unbeeinflussbaren Bahnen verlaufen würde. Der immer genau gleich sein muss, deterministisch, dem wir nur schicksalsergeben zusehen können. So ist es nicht.

Man muss nur ins Tierreich schauen. Die Eintagsfliege lebt wenige Stunden. Der Grönlandhai dagegen 400 Jahre. Die Lebensspanne variiert auch bei artverwandten Tieren stark. Papageien zum Beispiel: Kakadus werden bis zu 60 Jahre alt, Wellensittiche eher zehn. Weil Wellensittiche kleiner sind und kleine Organismen nicht so lange durchhalten? Die sibirische Bartfledermaus wiegt nur zehn Gramm und lebt bis zu 40 Jahre. Andere, viel größere Fledermausarten schaffen dagegen nur zehn Jahre. Manche Tiere sterben direkt nach der Fortpflanzung, so wie die pazifische Riesenkrake. Einige, meist deutlich einfachere Tierarten wie die Seeanemone scheinen gar nicht zu altern. Um es kurz zu machen: Es gibt keine einfachen Antworten und schon gar keine ganz klar auf der Hand liegenden Regeln, was die Länge des Lebens bestimmt und wie das Altern aufzuhalten ist.

Für David Sinclair, den Harvard-Genetiker, lässt sich nur eines klar feststellen: »Es gibt kein biologisches Gesetz, dass wir altern *müssen.*« Das sehen manche Wissenschaftler anders. »Die wissen nicht, wovon sie reden«, sagt Sinclair. Zumindest in diesem Sinne hat Sinclair recht: Ein klares Naturgesetz, das den Alterungsprozess mit einem festgelegten Ende vorschreibt, hat noch niemand entdeckt.

Aber es gibt Stellschrauben. Wissenschaftler finden immer mehr von ihnen: von Sinclairs Vitalitätsgenen bis zu Enzymen, die stressabwehrend wirken. Moleküle, die den Stoffwechsel regulieren. Signalwege, die steuern, wie sich Zellen teilen. Sinclair hält es deswegen für ineffizient, sich an einzelnen Krankheiten abzuarbeiten, wenn es doch möglich werden könnte, viele Altersleiden gleichzeitig anzugehen. Menschen über 80 leiden statistisch an mehreren Krankheiten gleichzeitig oder direkt aufeinanderfolgend, von Krebs über Alzheimer bis Herzschwäche. »Das Alter ist der größte Risikofaktor bei allen«, sagt Sinclair, und hier stimmen ihm viele Mediziner zu. Die Arbeiten in seinem Labor hätten gezeigt, dass das Tempo des Alterns nicht unaufhaltsam oder vorbestimmt ist, sondern durch eine Reihe von Maßnahmen verlangsamt und sogar umgekehrt werden kann.

Sinclair, dessen Positionen manchmal radikal, zumindest aber provokant sind, ist mit diesem Grundgedanken nicht mehr allein. Im Gegenteil. Die führenden Alternsforscher aus verschiedenen Disziplinen – von Neurobiologie über Gerontologie bis Krebsforschung – stimmen mittlerweile überein, dass Alterungsprozesse zumindest verlangsamt, vielleicht auch aufgehalten und zurückgedreht werden können. Dutzende von ihnen aus aller Welt, darunter zahlreiche Nobelpreisträger, bekannte Alzheimer-Expertinnen und Medizin-Professorinnen, haben sich 2019 in einer Forschungsgemeinschaft zusammenschlossen, der Academy for Health and Lifespan Research. Das Ziel: »Die Wurzeln von altersbedingten Krankheiten zu behandeln, nicht die Symptome.« Im Idealfall so, dass sie gar nicht erst entstehen.

Auch Adam Antebi wurde als einer der weltweit bedeutendsten Alternsforscher in die Akademie aufgenommen. Er ist wie Sinclair US-Amerikaner. Und er leitet ebenfalls eines der global führenden Institute für Alternsforschung: Es hat seinen Sitz gleich neben der Uniklinik am westlichen Rand der Kölner Innenstadt. 2007 hat die Max-Planck-Gesellschaft das Institut für die Biologie des Alterns gegründet mit dem Auftrag, »den natürlichen Alterungsprozess zu verstehen und herauszufinden, wie man in diesen Prozess eingreifen und altersbedingte Erkrankungen lindern oder sogar verhindern kann«. Dieser Teil von Köln mag nicht so pittoresk sein wie der Harvard-Campus, aber dafür wirkt der preisgekrönte Bau des deutschen Max-Planck-Instituts frischer und moderner. Der Weg zu Adam Antebis Büro führt durch ein dreieckiges Atrium vorbei an verglasten Laboren, in denen hunderte Mediziner, Biologinnen, Informatiker in wechselnden Zusammensetzungen an Hightech-Gerätschaften hantieren. Sie arbeiten vor allem an drei Themengebieten: Welche Rolle die Genetik beim Altern spielt, wie das Gehirn altert und wie der Stoffwechsel im Alter reguliert wird.

»Zu definieren, was Altern ausmacht, ist um einiges herausfordernder als andere biologische Prozesse oder altersbezogene Krankheiten wie Alzheimer«, sagt Antebi. Er forscht seit über 30 Jahren am Altern, seitdem er am MIT in Biologie und Medizin promovierte. Was ist die wichtigste grundlegende Erkenntnis, die sich für ihn über die Jahrzehnte herauskristallisiert hat? »Altern ist formbar, sehr sogar«, sagt Antebi. »Es wird durch Gene beeinflusst, aber auch durch die Umwelt, durch Ernährung, Bewegung, Schlaf und noch eine ganze Reihe anderer Dinge.« Antebi, stets freundlich und verbindlich, hat die 60 bereits selbst überschritten und erfährt nun immer öfter mal die typischen kleineren und größeren Wehwehchen, zu denen er schon so lange forscht. Nur weiß er, dass sie ihren Ursprung meist schon früher haben. »In den Fünfzigern beginnen wir meist, unser Alter richtig zu spüren«. Und für viele fühle sich das an, als ob sie beginnen, langsam auseinanderzufallen. Aber eigentlich zeigten sich nur die Symptome eines schon lange laufenden Entwicklungsprozesses.

Warum hat sich die Evolution diesen physiologischen Zerfall überhaupt einfallen lassen? Welchen Zweck erfüllt Altern? Denn ansonsten sind Organismen doch auf das Gegenteil bedacht: mit allen Mitteln das Überleben zu sichern. Evolutionsbiologen haben dafür – meist bereits weit im vergangenen Jahrhundert – allerlei Begründungen entwickelt, mit so schönen Namen wie »Mutationsakkumulationstheorie« oder »antagonistische Pleiotropie«. Sie unterscheiden sich in zahlreichen Details, aber, sagt Antebi, am Ende lässt sich nach heutigem Stand der Forschung eine Schlussfolgerung ziehen: Aus evolutionärer Sicht ist Altern »ein Nebeneffekt« anderer biologischer Ziele. »Also kein zielgerichteter uns einprogrammierter Prozess, sondern die Konsequenz anderer Prozesse, die davor stattfinden.« Etwa, dass Fortpflanzung das wichtigste Ziel eines Organismus ist und die natürliche Auswahl der Evolution sich darauf ausgerichtet hat, nur bis dahin die überlebenswichtigen zellulären Prozesse auf voller Kraft zu fahren. Wenn nach einer gewissen fruchtbaren Zeit Nachkommen gesichert scheinen, ist das Überleben des Organismus nicht mehr so wichtig. Die zellulären Prozesse verfallen. Möglicherweise spielen dabei noch andere evolutionäre Ziele eine Rolle, etwa Überbevölkerung zu vermeiden.

Im Umkehrschluss bedeutet das jedenfalls auch: Wenn Altern nur Nebeneffekt und kein biologisch zwingender Selbstzweck ist, dann sollte sich der Prozess stoppen oder umkehren lassen. Das, sagt Antebi, sei die große Frage: »Wenn Altern einfach die Fortsetzung eines laufenden Entwicklungsprogrammes ist, das nicht angehalten wurde, wie können wir dann den Stopp-Knopf drücken?« Und, besser noch, wie kann der Rückwärtsgang eingelegt werden? Aber dazu müssen wir zunächst wissen, an welchen Rädchen genau gedreht werden muss.

Seit Jahrzehnten wird diskutiert, teils auch gestritten, was genau Altern denn entscheidend ausmacht. Gene? Zellverschleiß? Freie Radikale? Viele sich aufaddierende Schäden? Chronische Entzündungen? Viele Einzeltheorien schwirrten umher, alle litten an einem Manko: Wir wussten zu wenig. Die Forschung stand noch am Anfang. Das hat sich geändert. 2013 wurden alle wissenschaftlichen Erkenntnisse erstmals in einem übergreifenden Konzept zusammengeführt. Diese *Hallmarks of Aging*, also Kennzeichen des

Alterns, gaben einen Überblick zu allen grundlegenden zellulären und molekularen Prozessen. Zusammengetragen wurden sie federführend von fünf Wissenschaftlern, darunter auch die englische Genetikerin Linda Partridge. Sie war bis zu ihrer Pensionierung 2023 Antebis Co-Direktorin am Kölner Max-Planck-Institut.

Inzwischen sind noch weitere Erkenntnisse hinzugekommen. Fast 300 000 wissenschaftliche Artikel und Studien haben sich innerhalb nur einer Dekade mit dem Thema befasst. Mit welchem Wissenschaftler man auch zu Longevity und Altern spricht, sie alle beziehen sich immer wieder auf diese 12 Kennzeichen. Auch, »weil sie zusammenhängen und sich gegenseitig beeinflussen«, betont Antebi, bevor er einen erläuternden Rundgang durch die Kennzeichen beginnt. Vor allem aber, weil es nun darum geht, in sie einzugreifen, sie aufzuhalten. Bei manchen scheint das einfacher als bei anderen. Die zwölf *Hallmarks of Aging* näher zu betrachten, hilft jedenfalls zu verstehen, welche weiteren Wege es im Projekt Lebensverlängerung zu beschreiten gilt. Und welche Gegenmaßnahmen vielversprechend sind. (Wer tief einsteigen will in die wissenschaftlichen Details, kann sie nachlesen in der Ausgabe vom 19. Januar 2023 des Journals *Cell.*)

### 1. Instabiles Erbgut

Unser Erbgut wird ununterbrochen beschädigt: Sei es durch Chemikalien und Sonnenstrahlen oder Fehler bei der DNA-Replikation. Bis zu einer Million Mal am Tag kann etwas kaputt gehen. Deswegen sind Zellen hocheffiziente Reparaturmaschinen. Aber auch nicht zu 100 Prozent perfekt. An der einen oder anderen Stelle wird mal eine Mutation übersehen oder ein Defekt in der Kernarchitektur, ein kleines Stückchen Erbinformation gelöscht. Mit der Zeit häufen sich die Schäden. Mit allen möglichen Folgen: Zellen mutieren zu Tumoren. Organe laufen nicht mehr richtig rund. Am wichtigsten vielleicht: Je älter wir werden, umso schlampiger werden die DNA-Reparaturmechanismen. Die Fehler beginnen sich zu häufen. Was wäre also, wenn man die körpereigene Werkstatt wieder auf Trab bringen könnte?

### 2. Verschlissene Telomere

Die für alle Körperprozesse wichtigen Bauanleitungen sind in den Chromosomen gespeichert. Damit diese Informationszentren geschützt sind, haben sie Schutzkappen an ihren Enden – die Telomere. Mit der Zeit verschleißen die Telomere, sie werden kürzer und kürzer. Irgendwann sind sie so abgenutzt wie ein Schuh mit durchgelaufener Sohle. Für die betroffene Zelle bedeutet das: Hier geht nichts mehr. Sie hört auf, sich zu teilen, und stirbt oder entzündet sich. Allerdings gibt es ein Enzym, das diesen ganzen Prozess verhindert, so dass die Schutzkappen sich nicht abnutzen. Es heißt Telomerase und kann sogar bereits zu kurze Telomere wieder länger machen. Allerdings stellt der Körper dieses Enzym nicht im großen Stil selbst her. Forscher experimentieren deswegen damit, Telomerase per Gentherapie zu aktivieren und damit Alterserkrankungen aufzuhalten.

### 3. Epigenetische Veränderungen

Was uns Menschen grundsätzlich ausmacht, speichern die Gene. Wie sich aus diesen Erbinformationen aber der einzelne Mensch mit seinen vielen unterschiedlichen biologischen Ausprägungen entwickelt, steuert noch ein weiteres System: die Epigenetik (vom griechischen *epi* = darüber). Ein kompliziertes Zusammenspiel von chemischen Verbindungen regelt, wie und welche Erbinformation aktiviert und ausgeprägt wird. Ein bisschen wie ein Fußballtrainer, der zwar die Mannschaft nehmen muss, die ihm gegeben wurde, der aber bestimmt, wer wann spielt und auf welcher Position. Dabei spielen insbesondere Enzymsysteme eine Rolle, die Details sind ein eigenes riesiges Forschungsfeld. Professor Thomas Jenuwein vom Max-Planck-Institut für Immunbiologie und Epigenetik in Freiburg hat es vereinfacht sehr schön so auf den Punkt gebracht: »Die primäre Information, die einen Menschen ausmacht, ist zwar die Gensequenz, sonst wären eineiige Zwillinge nicht genetisch identisch und sich äußerlich so ähnlich. Doch epigenetische Veränderungen sorgen dafür, dass beispielsweise nur ein Zwilling anfällig für Diabetes wird.« Das Genom, unsere Erbinformation, bleibt also gleich, das Epigenom dagegen »verändert sich als Reaktion zum Beispiel auf Ernährung, Medikamente oder Stress«, sagt Antebi. Das muss sein, damit sich die Zelle an Umweltveränderungen anpassen kann. Die Modifikation des Epigenoms wiederum beeinflusst die Alterung. Dabei gibt es einen spezifischen Vorgang, der im Mittelpunkt vieler Untersuchungen steht: DNA-Methylierung. Sich den Fachbegriff zu merken, lohnt sich. Durch diesen chemischen Prozess werden bestimme Gene an- oder ausgeschaltet. Das spielt eine zunehmende Rolle in der Krebsforschung. Und bei einer Entdeckung, über die später noch ausführlich zu sprechen sein wird: Anhand der DNA-Methylierung lässt sich das biologische Alter eines Menschen messen.

### 4. Unfitte Proteine

Proteine sind der Kern unserer Biologie, die Arbeitspferde, die nahezu alle unsere Körperfunktionen antreiben. Rund 22 000 Protein-Bauanleitungen sind im menschlichen Genom enthalten, jeden Tag werden darauf basierend Billionen von Proteinen im menschlichen Körper hergestellt. Sie müssen also stets gut in Schuss gehalten werden. Diese Proteinfitness nennt sich Proteostase.

Verschiedene Systeme sorgen dafür, dass die Proteine richtig zusammengebaut werden. Und sie müssen recycelt werden, wenn sie beschädigt sind, über einen Prozess, der sich Autophagie nennt (altgriechisch *autóphagos* = sich selbst verzehrend). Laufen die Fitnesssysteme nicht mehr, sammeln sich kaputte Proteine, manchmal verklumpen sie. Das lässt sich insbesondere bei Alzheimer beobachten. Die gute Nachricht: In Studien lässt sich die Proteostase zumindest in Teilen wieder ankurbeln. Bei Tiermodellen wirkt das direkt lebensverlängernd, für Menschen wird das in Medikamenten getestet.

### 5. Gestörte Autophagie

Die oben erwähnte Selbstreinigung per Autophagie wird von mehreren Genen gesteuert. Mit zunehmendem Alter werden diese immer weniger aktiv. Zahlreiche Versuche zeigen, dass Organismen deutlich schneller altern, wenn man die Autophagie absichtlich hemmt. Und offenbar werden auch Krankheitserreger schlechter abgebaut. Im Gegenzug wurden in besonders langlebigen Menschen außergewöhnlich hohe Selbstreinigungskräfte der Zellen festgestellt. Und es gibt Möglichkeiten, den Prozess anzuschieben: Sowohl durch Ernährungsverhalten als auch durch Zusatzstoffe.

### 6. Gestörte Nährstoffwahrnehmung

Der Körper hat im Laufe der Evolution ein ausgefeiltes Informationsnetzwerk entwickelt, um genau zu beobachten, wie er mit Nährstoffen versorgt wird. Es registriert nicht nur, ob es genug zu essen gab, um auf die Jagd zu gehen (oder den Tag im Büro durchzustehen). Sondern bis ins kleinste Detail, ob die richtigen chemischen Bausteine vorhanden sind, um die Zellen gut zu versorgen. Das ergibt Sinn, denn Zellen müssen ihr Wachstum und ihren

Stoffwechsel an die Verfügbarkeit von Nährstoffen anpassen. Die Autoren der *Hallmarks of Aging* betonen deshalb: »Ernährung ist eine der praktikabelsten Ziele für den Eingriff in das menschliche Altern.« Bei vielen Tieren wurde zum Beispiel bereits ausführlich untersucht, dass sich ihre Lebensspanne verlängern lässt, wenn sie weniger Nahrung zu sich nehmen – ohne dabei unterernährt zu sein. Auch bei Menschen zeigen sich etwa durch Intervallfasten ähnliche Effekte – und, dass dieses Nährstoff-Netzwerk erhebliche Auswirkungen auf Gesundheit und Lebensspanne hat. Es gilt deswegen als eines der Hauptziele für Longevity-Medikamente.

### 7. Fehlfunktion der Zellkraftwerke

Viele werden den Begriff Mitochondrien zuletzt im Biologieunterricht gehört haben. Dort wurden sie gerne auch als Zellkraftwerke definiert. Denn zu ihren Aufgaben zählt, Energie mit Hilfe von Zellatmung zu erzeugen. Wenn die Kraftwerke nicht mehr richtig funktionieren, fängt vieles an schiefzulaufen: Entzündungen nehmen zu, Zellen sterben ab. Abnehmende Mitochondrienfunktion geht deswegen mit Alterserscheinungen einher. Mäuse mit vielen Mutationen in ihren Mitochondrien altern schneller und sterben früher. In Studien von über hundertjährigen Menschen wurde dagegen eine ungewöhnlich hohe Zahl von Mikroproteinen gefunden, die von den Zellkraftwerken produziert werden. Ein potenzieller Anti-Aging-Faktor.

### 8. Zelluläre Seneszenz

Forscher der Mayo-Klinik veröffentlichten 2011 eine wegweisende Studie: Mäuse leben länger, wenn man regelmäßig eine bestimmte Art von Zellen eliminiert. Diese sogenannten seneszenten Zellen (lateinisch *senescere* = alt werden) sind alternde Zellen, die zwar noch leben, sich aber nicht mehr teilen und funktionsunfähig werden. Das hat durchaus einen Zweck, nämlich zum Beispiel die Entstehung von Tumoren zu verhindern. Und es hilft bei der Gewebereparatur. Allerdings nur, wenn die nutzlos gewordenen seneszenten Zellen anschließend vom Immunsystem abgeräumt werden, das wie eine Art Straßenreinigung wieder Ordnung macht. Kommen die Immunhelfer aber nicht, stapelt sich bald der Müll und verstopft die ganze Straße. Ausgelöst wird das wesentlich durch einige der schon erwähnten *Hallmarks*: Beschädigte DNA etwa oder verkürzte Telomere. Die seneszenten Zellen sammeln sich vor allem in Regionen des Körpers, wo sich die Merkmale des Alters besonders deutlich zeigen, in den Gelenken und Augen etwa. Sie verursachen entzündliche Prozesse und haben noch dazu einen schlechten Einfluss: Wo sich seneszente Zellen sammeln, geht die ganze Nachbarschaft den Bach runter. Zelluläre Seneszenz spielt deswegen offenbar eine Rolle, wenn Organe wie Leber und Niere nicht mehr funktionieren. Und sogar bei Krankheiten wie Diabetes und Parkinson. Zahlreiche Labors und Firmen arbeiten bereits in Medikamenten mit der gleichen Idee wie die Professoren der Mayo-Klinik (die auch eine Pharmafirma gründeten): die seneszenten Zellen abtöten und damit zumindest konkrete Alterskrankheiten wie Arthrose behandeln. Oder am besten gleich den gesamten Alterungsprozess verlangsamen. Diese Medikamente sind so vielversprechend, dass sie bereits eine eigene Kategorie sind: Senolytika.

### 9. Erschöpfte Stammzellen

Stammzellen sind eine besonders kluge Erfindung der Natur. Sie sind eine Art universelles Rohmaterial für den Körper. Sie entwickeln sich weiter zu allen möglichen spezialisierten Zellen, von Gehirnzellen bis Nervenzellen.

Und Stammzellen haben die besondere Fähigkeit, sich selbst zu erneuern. Wann immer Gewebe kaputt geht, kommen Stammzellen zum Einsatz, um neues Baumaterial zu produzieren. Sie spielen deswegen eine besondere Rolle dabei, Organe gesund zu halten. Kommen Stammzellen in bestimmten Geweben und Organen besonders häufig zum Einsatz, sind sie irgendwann erschöpft. Stammzellteilungen scheinen den Prozess des Alterns widerzuspiegeln. Mit fortschreitendem Alter erlahmen die Funktionen der Stammzellen, sie stocken die vielen menschlichen Zelltypen nicht mehr ausreichend auf, hören auf, neues Gewebe zu schaffen. Das galt lange als unumkehrbar. Nun glauben Forscher aber, Stammzellen verjüngen zu können. Etwa indem man den Stammzellen vorgaukelt, sich nicht in einem alten Körper, sondern in einem jungen zu befinden.

### 10. Gestörte Zellkommunikation

Dass die wichtigsten Bestandteile unseres Körpers miteinander kommunizieren, liegt auf der Hand. In den vergangenen Jahren wurde aber immer deutlicher, wie engmaschig Informationen zwischen Zellen, Organen, Erbgut fließen. Der Stanford-Neurologe Tony Wyss-Coray verband eine alte und eine junge Maus so, dass sie einen gemeinsamen Blutkreislauf bildeten. Das erstaunliche Ergebnis: Die kognitiven Funktionen der alten Maus verbesserten sich deutlich. Und in Harvard zeigte die Stammzellenforscherin Amy Wagers zur gleichen Zeit, dass sich Leber und Muskeln von alten Mäusen nach dem Blutaustausch mit jungen Mäusen verbesserten. Parabiose nennt sich diese Methode, bei der zwei Organismen verschmolzen werden. Das klingt ein wenig gruselig, nach einer Mischung aus Dracula und Frankenstein, aber den Forscherinnen und Forschern ging es darum, den Effekt zu zeigen: Offenbar gibt es Faktoren im Blut, die Informationen zur Alterung des ganzen Organismus überliefern. Umgekehrt funktioniert das nämlich auch: Junge Mäuse, die eine Transfusion mit altem Blut bekommen, zeigen innerhalb weniger Tage deutliche Alterungserscheinungen. Eine Rolle spielt dabei scheinbar eine ganze Reihe von Proteinen, die im Zusammenhang mit Entzündungen stehen. »Die Neutralisierung dieser Faktoren könnte potente Anti-Aging-Effekte haben«, schlussfolgern die *Hallmarks*-Autoren.

### 11. Chronische Entzündung

Apropos Entzündung. Normalerweise ist das eine nützliche Sache. Bei Verletzungen oder schädlichen Eindringlingen wie Bakterien aktiviert der Körper das Immunsystem, das Entzündungszellen losschickt. Sobald die Gefahr gebannt wurde, verschwindet die Entzündung. Im Alter schwelen aber häufig Entzündungen weiter im Hintergrund, auf niedrigem Niveau, aber eben andauernd, weil der Körper auch ohne Verletzung oder gefährliche Pathogene diese Entzündungszellen aussendet. Im Englischen gibt es dafür den hübschen Fachbegriff *Inflammaging*, zusammengesetzt aus *inflammation* und *aging*, Altersentzündung sozusagen. Die Folgen sind allerdings weniger hübsch: Herzprobleme, Gewebeschäden, Diabetes. Unter anderem. Auch Krebsforscher schauen zunehmend darauf. Lange wurden Entzündungen als Begleiteffekt all der anderen Alterungskennzeichen gesehen. Aber inzwischen gelten Entzündungen als systemübergreifend wichtig. Und es gibt Versuche, die Entzündungswege genauso übergreifend medikamentös zu blockieren.

### 12. Gestörte Darmflora und Mikrobiom

Im vergangenen Jahrzehnt sind die bis dahin kaum beachteten Mitbewohner des menschlichen Darms ins Zentrum vieler Forschungsprojekte gerückt: Billionen von Bakterien, Viren und Pilzen besiedeln den menschlichen Körper. Zusammengenommen nennen sich diese Mikroorganismen Mikrobiom. In jedem Menschen setzt es sich anders zusammen. Bei allen hat es aber gleichermaßen großen Einfluss auf erstaunlich viele Körperfunktionen: auf Immunsystem, Metabolismus und sogar Emotionen und Stimmungen. Die größte Rolle dabei spielt das Darmmikrobiom, hier leben die meisten dieser Mikroorganismen. Im Normalfall in nützlicher Symbiose mit dem Menschen. Falsche Ernährung und Stress können das Mikrobiom aber in Chaos stürzen. Dann fühlen wir uns schnell krank – oder sogar depressiv. Und noch ein Faktor wurde in jüngster Zeit genauer untersucht: Junge Menschen haben ein vielfältiges Mikrobiom. Ältere Menschen haben ein weniger komplexes und mehr schädliche Bakterien. Die Darmflora gerät zunehmend aus der Balance. Dieses Ungleichgewicht nennt sich Dysbiose, es trägt zu allerlei Krankheitsbildern von Krebs bis Diabetes bei. Im Gegenzug hält ein gesundes Darmmikrobiom offenbar länger jung.

Manche Institute konzentrieren sich auf eine dieser zwölf Kennzeichen, das Max-Planck-Institut erforscht sie alle, verteilt auf verschiedene Abteilungen. Nicht nur, wie sie zusammenhängen, »was die Gemeinsamkeiten sind, die schließlich unsere Lebensspanne steuern«, sagt Antebi. »Sondern auch, ob es eine klare Hierarchie gibt, was als Erstes passiert.« Was also der kritische Auslöser sein könnte, um die Abwärtsspirale des Alterns zu beginnen. Und was im Gegenzug dann die Longevity-Kennzeichen sind: molekulare Biomarker, die verhindern, dass alles zusammenfällt. »Es werden sicher noch weitere Hallmarks dazukommen«, sagt Antebi.

Im vergangenen Jahrzehnt haben Forscher so viele Ansätze entdeckt, dass sie gar nicht wissen, woran sie zuerst forschen sollen. Das treibt immer mehr Ärzte und Wissenschaftlerinnen von klassischen medizinischen Forschungsfeldern wie Alzheimer oder Krebs in die Alternsforschung. Was wiederum zu noch mehr Erkenntnissen führt. Und auch zu der Hoffnung, langsam genug zu wissen, um Gegenmaßnahmen einzuleiten. Im ersten Schritt wurde etwa festgestellt, dass einzelne Genmutationen Gesundheit und Lebensspanne verlängern können. »Nun denken wir darüber nach, wie wir, sei es genetisch oder auch viel simpler mit Ernährung oder Sport, in die Alterungsprozesse eingreifen und sogar Verjüngung erreichen können«, erklärt Antebi.

Verjüngung per Diät? Sind die Abnehmtipps aus der Frauenzeitschrift also doch was wert? Antebi lacht. Und redet dann sehr viel und lange über die molekularen Grundlagen des menschlichen Stoffwechsels und wie Energiezufuhr die Zellbiologie beeinflusst. Im Kern haben die Forscher vor allem begonnen, die Informationswege des menschlichen Körpers zu entziffern: Was passiert zum Beispiel, wenn Nahrung aufgenommen und in ihre chemischen Bestandteile zerlegt wird? Wie wissen Milliarden Zellen, ob sie mit genügend Energie versorgt sind? Und wann wird es Zeit, die Reparaturprogramme anzuwerfen? »Wir verstehen jetzt, wie über Signalwege im ganzen Körper Metabolismus, Stressresistenz und Überlebensfunktionen reguliert werden«, sagt Antebi. Wenn zum Beispiel bei Mäusen der Insulin-Signalweg gehemmt wird, leben sie länger. Nun gehe es darum zu lernen, an den richtigen Rädchen zu drehen, um die Signale aktiv zu steuern – und damit auch das menschliche Altern.

Nur eine Frage der Zeit, davon ist der Harvard-Genetiker David Sinclair überzeugt: »Unsere Fähigkeit, all diese genetischen Wege zu kontrollieren, wird die Medizin und die Gestaltung unseres täglichen Lebens grundlegend verändern. Sie wird sogar die Art und Weise, wie wir unsere Spezies definieren, verändern.« Also geht es darum, die Informationswege des Körpers zu hacken? »Im Grunde genau das«, sagt Antebi. Mehrere Forschungsinstitute experimentieren schon damit. Allerdings nicht im Menschen. Schon allein, weil wir dafür zu langsam altern und es Jahre oder Jahrzehnte dauern würden, bis Ergebnisse der Experimente zu sehen wären. Das gilt auch für die meisten Tiere. Es braucht also Testmodelle, die Alterung im Zeitraffer durchlaufen. Hunderte davon schwimmen in kleinen und großen Wasserbecken des Max-Planck-Instituts: Türkise Prachtgrundkärpflinge, Fachname zum großen Amüsement meines Erstklässlers: Nothobranchius furzeri. Sie sind kaum sechs Zentimeter groß und eher nicht türkis, sondern silbern, gelb und rot. Die Farben verblassen, wenn die Fische altern, ähnlich wie bei Menschen die Haare ergrauen. Muskelmasse und Beweglichkeit der Prachtgrundkärpflinge, auch Killifische genannt, nehmen im fortgeschrittenen Alter ab. Und das erreichen die Fische schnell. Sie leben nur wenige Monate. Der Killifisch ist ein einmaliger Glücksfall für die Forschung: ein Wirbeltier mit Organen und Immunsystem und damit viel näher am Menschen als andere kurzlebige Organismen wie Insekten und Würmer. »Ein wirklich sehr cooles Studienobjekt«, sagt Antebi. Und so wichtig für die Alternsforscher, dass sie eine ganze Abteilung für die Fische gebaut haben. Sie wird geleitet von Georg Changsheng Liu, der vorher am Institut für Neurowissenschaften an der Chinesischen Akademie der Wissenschaften in Shanghai forschte. Nun sorgt er dafür, dass die Max-Planck-Wissenschaftler schnell an verschiedenen Stellschrauben der zwölf Kennzeichen des Alterns drehen können. Sie testen, was mit der Lebenserwartung der Fische passiert, wenn ihre Nahrung reduziert wird, ihre Signalwege blockiert werden.

In einem Experiment konnten Forscher zum Beispiel zeigen, dass die Übertragung des Darmmikrobioms von jungen auf mittelalte Fische ausreicht, um deren Lebensspanne zu verlängern.

Und in Mäusen lässt sich mit einigen technischen Tricks sogar ein gealtertes Immunsystem simulieren. »Wenn man das macht, altert das ganze Tier deutlich schneller«, sagt Antebi. »Das ist höchst aufschlussreich.« Denn das Immunsystem sei eines der wichtigsten Forschungsbereiche überhaupt.

Das zeigt sich insbesondere, wenn SuperAger untersucht werden: außergewöhnlich langlebige Menschen, die über 100 Jahre alt werden und das bei guter Gesundheit. Forscher vermuten, dass ihr Immunsystem zum Schutz vor Infektionen und Tumoren besonders aktiv bleibt. Ärzte des Center for Integrative Medical Sciences in Yokohama untersuchten deshalb tausende zirkulierende Immunzellen der SuperAger. Und waren überrascht, wie viele Abwehrzellen sie haben, die sich gegen Tumore richten. »Unsere Studie zeigt, dass SuperAger einzigartige Merkmale in ihren zirkulierenden Lymphozyten aufweisen. Möglicherweise sind die hauptsächlich dafür verantwortlich, eine außergewöhnliche Langlebigkeit zu erreichen, indem sie Immunreaktionen auf Infektionen und Krankheiten aufrechterhalten«, so der Studienleiter Kosuke Hashimoto.

Solche Fingerzeige Richtung Immunsystem häuften sich, sagt Adam Antebi. »Vieles konzentriert sich nun darauf, welche Teile des Immunsystems genau beteiligt sind.« Und daraus folgend auf die Frage: »Können wir die Gesundheit verbessern, wenn wir die richtigen Zellen aktivieren?«

Die beiden Spitzenforscher Antebi und Sinclair sind sich einig, dass die Wissenschaft im vergangenen Jahrzehnt außerordentlich viel über die Biologie des Alterns gelernt hat. Nur bei den Schlussfolgerungen sind sie sich nicht ganz einig. Antebi ist sicher, dass wir das Altern bekämpfen und deutlich länger und gesünder leben können. Sinclair geht noch einen Schritt weiter. Die Quintessenz der wissenschaftlichen Erkenntnisse aus drei Jahrzehnten Langlebigkeitsforschung sieht für den Harvard-Professor so aus: »Das Leben kann neu gestartet werden.« Es gebe kein naturwissenschaftliches Gesetz, dass den Tod zwingend zu einem bestimmten Punkt vorschreibe. »Manche Spezies leben viel länger als wir, hunderte Jahre«, sagt Sinclair. Wie und ob eine solche extreme Lebensdauer vom Menschen erreicht werden kann, steht zwar noch auf einem anderen Blatt. »Das heißt nicht, dass wir morgen schon unsterblich sein könnten«, betont Sinclair. Nur, dass es das Potenzial für eine weit über alles bislang Bekannte hinausgehende Lebensspanne gebe.

Vor zehn Jahren noch klangen solche Ansichten eher bizarr. Sie wurden von meist esoterisch angehauchten Unsterblichkeits-Visionären vertreten, die sich selbst »Immortalists« nennen. Schillernde Gestalten wie Aubrey De Grey, ein dürrer Engländer mit Vollbart fast bis zum Bauchnabel, der durch allerlei Fernsehsendungen geisterte und von 1000 Jahren menschlichem Leben schwadronierte. Ohne allzu genau auf die wissenschaftlichen Details Rücksicht zu nehmen. Solche Langlebigkeitsfantasien waren buchstäblich genau das: etwas für Fantasten. Der Blick auf die wirklichen Fortschritte der Alternsforschung wurde dadurch verstellt. Antebi ist froh, dass sich das nun geändert hat: »Das Feld ist tatsächlich auf dem Weg, menschliche Langlebigkeit zu verstehen.« Die Alternsforschung habe sich rasant weiterentwickelt, betont der Institutsdirektor, von Erkenntnissen über einzelne Longevity-Gene über die *Hallmarks of Aging*, und sei nun bereit für die nächsten Schritte. Und welche sind das? »Entwicklung von Biomarkern für das menschliche Alter, die messen, wie Medikamente gegen das Altern wirken und welche Auswirkungen Lebensstiländerungen haben.« Viele neue therapeutische Ansätze haben bereits indirekte Auswirkungen auf Altern und Lebenserwartung, von neuen Krebsbehandlungen bis hin zu Gentherapien. Nun rücken aber auch reine Anti-Aging-Medikamente in den Fokus.

Für Sinclair nur logisch und Teil des menschlichen Fortschritts. Zuvor habe die Menschheit auch schon andere Hürden für die

Lebenserwartung aus dem Weg geräumt, Nahrungsmangel etwa oder Infektionskrankheiten. Nun komme eben die Erfindung von Medikamenten und Technologien, die der Menschheit »die Robustheit einer viel länger lebenden Spezies verleihen und buchstäblich das überwinden, was die Evolution nicht zustande gebracht hat«. Sinclair will mit seinem Labor selbst dazu wesentlich beitragen. Das Ziel: Zellen zu reprogrammieren und wieder jung zu machen. Er habe wenig Zweifel, dass damit die nächste Stufe der Alternsforschung beginne.

Sinclairs Harvard-Labor ist mit diesem Ziel allerdings längst nicht mehr allein. Inzwischen sind reihenweise milliardenschwere Unternehmen in die Forschung an der Zellverjüngung eingestiegen. Ein Wettrennen entbrennt um die erste breit wirksame Longevity-Medizin. Ein potenziell enormes Geschäft. Zum Vergleich: Der Markt für Krebsmedikamente umfasst rund 200 Milliarden Dollar pro Jahr. Ein Medikament, das zahlreiche Altersbeschwerden und -krankheiten auf einmal lindert? Es wäre eine Goldgrube.

Aber dahinter stehen noch größere Probleme, als es vielleicht auf den ersten Blick erscheint. Denn einerseits sind wir damit wieder am Anfang, bei der Ausgangsdebatte, die Sinclair aufgeworfen hat. Krebs ist eine Krankheit, die behandelt werden muss. Für Anti-Aging-Medizin dagegen lässt sich bislang kein Rezept ausstellen. Und keine Krankenkasse übernimmt die Kosten.

Mehr noch aber: Nun, da es konkret wird mit der Lebensverlängerung, wird es auch moralisch. Und metaphysisch. Spätestens, wenn es nicht nur um vitale 90, sondern um zusätzliche Jahrzehnte geht: um 110, 120 Jahre Leben. Wollen wir das überhaupt? Ich stelle diese Frage oft, in Gesprächen und bei Vorträgen. Die meisten Menschen antworten spontan erst einmal: Nein. Denn sie verbinden längeres Leben auch mit Beschwerden, mit Sorgen. Die Longevity-Forscher wissen das. Es sei klar, so heißt es im Gründungs-Statement der Academy for Health and Lifespan Research, dass die Öffentlichkeit vorbereitet werden müsse »auf den gesellschaftlichen Wandel«, den ein längeres Leben für große Bevölkerungsteile mit sich bringe. Denn unser Blick auf Eingriffe in Leben und (Un-)Sterblichkeit wird geprägt von Jahrtausenden Kulturgeschichte, von Philosophie, Religion, Mystik, Hollywood. Dieser Wandel wird nicht konfliktfrei bleiben.

Die Gemäldegalerie Berlin gleich um die Ecke von Potsdamer Platz und Tiergarten versammelt einige der bedeutendsten Werke der europäischen Geschichte, unter anderem von Rembrandt, Canaletto und allerlei anderen großen Namen aus fünf Jahrhunderten Kunst. Saal III ist Lucas Cranach dem Älteren gewidmet, einst Hofmaler des Kurfürsten Friedrich des Weisen von Sachsen. 1546 malte Cranach eine Gruppe badender Frauen, sie tummeln sich in einem großen quadratischen Becken. Von oben plätschert Wasser aus einem Brunnen herab. Auf der linken Seite der über 1,80 Meter breiten Leinwand werden die Frauen herangekarrt, alt und ergraut und zu gebrechlich, um selbst zu laufen. Dann aber steigen sie in das Becken – und kommen auf der rechten Seite des Bildes jung und frisch wieder aus dem Wasser, bereit offenbar für allerlei mittelalterliches Amüsement. Zelte, Festmahl und ritterliche Männer stehen schon bereit. Cranach nannte das Bild »Der Jungbrunnen«.

Fast zeitgleich, 1548, verfasste der damals ebenso berühmte Meistersinger Hans Sachs sein beliebtes Stück *der junkprunn.* Im späten Mittelalter waren Verjüngungsmythen in Europa en vogue: Mit Renaissance und neuem Denken änderte sich auch das Menschenbild, nicht mehr Gott allein bestimmte das Schicksal. Der Mensch durfte sich selbst verbessern und auch im Irdischen nach dem Paradies suchen, ein bisschen zumindest. Ganz oben dabei auf der Liste: Krankheiten und Alter nicht einfach gottergeben zu ertragen. Beim Jungbrunnen spielte sicherlich nicht zufällig noch ein bisschen christliche Mystik mit hinein, schließlich sollte auch die Taufe erneuernd wirken.

Abseits christlicher Zwänge gehen Longevity-Träume noch um einiges weiter zurück, bis zu den Anfängen der überlieferten Geschichte. Das *Gilgamesch-Epos,* schätzungsweise entstanden um das Jahr 2000 vor Christus in Babylonien – und damit noch weit vor Homers *Odyssee* –, erzählt die Geschichte des Königs von Uruk, der nach dem Tod seines besten Freundes nach dem ewigen Leben sucht. Um dann einzusehen, dass das Sterben zum menschlichen Dasein gehört. Auch der Mythos vom Jungbrunnen taucht schon in allerlei Varianten ab der Antike auf: Jupiter, der römische Gott, soll eine Nymphe in eine verjüngende Quelle verwandelt haben. Im Johannesevangelium heilt Jesus Kranke am Teich von Bethesda, einem Wasserbecken im heutigen Jerusalem. Im Mittelalter besonders populär: Der *Alexanderroman*, eine Sammlung von Geschichten über Alexander den Großen, der während eines Feldzuges auch an eine verjüngende Quelle gelangt sein soll. Und der spanische Konquistador Juan Ponce de León soll sogar gleich seine ganze Expedition nach Florida im Jahr 1513 insgeheim der Suche nach einem Jungbrunnen gewidmet haben. Gefunden hat er allerdings nur Alligatoren und Moskitos.

Verdenken kann man den Menschen früherer Jahrhunderte solche fixen Ideen von wundersamer Verjüngung und verlängertem Leben kaum. Selbst ein fauler Zahn konnte schon den Tod bedeuten, von Krebs ganz zu schweigen. »Die heutige Lebenserwartung ist vollkommen beispiellos«, so Professor James Vaupel, der Gründungsdirektor des Max-Planck-Instituts für demografische Forschung in Rostock. »Nie zuvor hat der Mensch annähernd so lang gelebt wie heute.« Vor allem die hohe Säuglingssterblichkeit senkte die durchschnittliche Lebenserwartung erheblich. Das erste Lebensjahr war noch bis ins 20. Jahrhundert das gefährlichste. Wer erst mal die Kindheit überstand, hatte bessere Chancen.

Zumindest Gelehrte konnten bereits ab dem Ausgang des Mittelalters im Heiligen Römischen Reich regelmäßig mit einer Lebensdauer von etwa 60 Jahren rechnen, wie Forscher des Rostocker Instituts herausfanden. Generell gilt aber: Über Jahrhunderte, vielleicht Jahrtausende wären die fitten Fünfziger von heute meist schon die Dorfältesten gewesen. Archäologische Funde und historische Dokumente deuten darauf hin, dass die durchschnittliche Lebenserwartung über die längsten Phasen zwischen 25 und 35 Jahren lag. Und selbst zu Bismarcks Zeiten war es nicht so viel besser, das zeigen die ersten allgemeinen Sterbetafeln aus den Jahren 1871/1881 für das damalige Reichsgebiet: Demnach betrug im Kaiserreich die durchschnittliche Lebenserwartung bei Geburt für Männer 35,6 Jahre und für Frauen 38,5 Jahre.

Schlagartig anders wird es erst mit voranschreitender Industrialisierung und technischem Fortschritt, denn nun kommen fast gleichzeitig allerlei lebensverlängernde Maßnahmen zusammen: Höhere Standards bei Hygiene, Ernährung und Wohnen, allgemein wachsender Wohlstand. Impfungen gegen Pocken, Diphterie, Tuberkulose. Das Penicillin wird entdeckt. Immer mehr gerade noch tödliche Krankheiten verlieren ihren Schrecken, und die Säuglingssterblichkeit nimmt rapide ab. »Das lineare Anwachsen der sogenannten Rekordlebenserwartung, das heißt der weltweit höchsten Lebenserwartung in einem bestimmten Jahr, kann seit etwa 1840 beobachtet werden«, stellt das Robert Koch-Institut fest. Das entscheidende Wort hier ist linear: im gleichen Tempo. So war es lange. Aber das rechnet nicht die Technologiesprünge ein, die sich nun häufen. Denn was eben nicht linear verläuft, ist der Fortschritt: Er verläuft exponentiell. Das heißt, Wissen und Fähigkeiten verdoppeln sich rasend schnell.

Als Metapher hilft die Geschichte von der Erfindung des Schachspiels. Der Legende nach verhandelte der Erfinder des Schachspiels seine Bezahlung mit dem Kaiser von Indien so: »Alles, was ich will, ist ein Häufchen Reis. Lass uns die Menge ermitteln, indem wir ein Reiskorn auf das erste Feld des Schachbretts legen, auf das zweite zwei Körner, auf das dritte vier, auf das vierte acht, und so immer weiter mit den Verdopplungen, bis zum letzten, dem 64. Feld.«

Auf den ersten Feldern liegen also sehr wenige Reiskörner. Das war die Geschichte des Fortschritts in den vergangenen Jahrtausenden: Er wächst zwar exponentiell, aber es fühlt sich linear an, weil der Verdopplungseffekt in der Summe immer noch relativ klein ist. Richtig interessant wird es erst in der zweiten Hälfte des Schachbretts. Dort explodieren die Zahlen: Nach 32 Schachfeldern kommen bereits Milliarden Reiskörner zusammen. Viele Wissenschaftler sind der Meinung, dass wir im vergangenen Jahrzehnt die zweite Hälfte des Schachbretts erreicht haben, dass die Sprünge, die der Fortschritt macht, nun so atemberaubend sind, dass man sie immer schwerer begreifen kann.

Getrieben wird dieser exponentielle Fortschritt insbesondere von digitaler Technologie, von künstlicher Intelligenz, rasend schnellen Algorithmen und enormen Datenmengen. Derzeit. Die nächste Stufe, etwa in Form von Quantencomputern, zeichnet sich schon deutlich am Horizont ab. Doch zu spüren sind die Folgen des rasanten Fortschritts schon jetzt. In diesem Jahrzehnt werden sie noch deutlicher werden und sich auf alle Lebensbereiche erstrecken. Und in wenigen Bereichen werden sie existenzieller sein als in der Medizin und in der Biologie.

Das 20. Jahrhundert war davon geprägt, dass wir gelernt haben, zwei grundsätzliche Bausteine der Welt zu verstehen: das Atom und das Byte. Beide Entdeckungen haben uns gezeigt, welch große Folgen es haben kann, kleinste Einheiten zu steuern. Nun sind wir auf dem Weg, die biologischen Grundeinheiten zu beherrschen: Gene und Zellen. Wenn es uns gelingt, die Kontrolle über diese biologische Information zu erlangen, wird das die Welt erneut grundlegend verändern. Dann wird der Mensch zum Schöpfer, der die nächste Stufe der Evolution selbst in die Hand nimmt.

Das ist keine Zukunftsmusik: Der exponentielle Fortschritt schlägt längst auf die Medizin und das Verständnis der Biologie durch. Das macht sich bereits seit mehr als einem Jahrzehnt bemerkbar. »Seit ein oder zwei Jahrzehnten beruht die Steigerung der Lebenserwartung auf dem Rückgang der Sterblichkeit bei den über Fünfundsechzigjährigen«, so Demografie-Professor James Vaupel. Schon jetzt sind mehr als sechs Millionen Menschen in Deutschland über 80 Jahre alt. Bald werden es noch sehr viel mehr werden. Zum einen, weil die Bevölkerung allgemein altert und die geburtenstarken Boomer-Jahrgänge ins Rentenalter kommen. Bis 2035 werden knapp 25 Millionen Menschen in Deutschland über 65 sein. Zum anderen, weil die Alten immer älter werden. In den 1890er Jahren erreichten nur 34 Prozent der Männer und 39 Prozent der Frauen das Alter von 60 Jahren. In den 1990er Jahren sind es 85 Prozent bei den Männern und 93 Prozent bei den Frauen. Nun aber deuten die Entwicklungen bereits deutlich in ganz andere Sphären: Derzeit leben in der EU rund 100 000 Super-Ager, Menschen im Alter von über 100 Jahren. Bis 2050 sollen es rund eine halbe Million sein. Mindestens.

Wahrscheinlicher ist aber, dass solche aktuellen Berechnungen hinfällig sind. Die Modelle werden mit Daten und Annahmen gefüttert, die wesentlich auf den Entwicklungen des vergangenen Jahrhunderts beruhen. Die exponentiellen technologischen Sprünge der Gegenwart können sie nicht mitberechnen. Vieles deutet darauf hin, dass die Zahl der SuperAger noch viel stärker zunehmen wird. Und dass immer mehr Menschen in buchstäblich biblisches Alter vordringen. Denn lässt man mal Methusalem mit seinen angeblich 969 Jahren Lebenszeit weg, ist die Bibel ansonsten ein gar nicht mal so schlechter Wegweiser: »Da sprach der Herr: Mein Geist soll nicht auf immer im Menschen walten, weil auch er Fleisch ist, und seine Lebenszeit sei 120 Jahre.« Steht so bei 1. Mose 6.1 ff. An anderer Stelle wird es in der Bibel übrigens realistischer, Psalm 90,10: »Unser Leben währet siebenzig Jahre, und wenn es hochkommt, sind es achtzig Jahre, und das meiste daran ist Mühsal und Beschwer; denn eilends geht es vorüber, und wir fliegen dahin.« Alle Weltreligionen beschäftigen sich auf die eine oder andere Art mit der Langlebigkeit – oder dem Danach.

Auch jenseits religiöser Aspekte rühren die Fragen um Länge und Natur des menschlichen Lebens schnell ans Grundsätzliche: Wer sind wir? Und was heißt es, Mensch zu sein? Wie stark definiert uns die eigentliche Vergänglichkeit? Wie verändert sich der Sinn des Lebens, wenn es deutlich länger sein kann: Leben wir unser Leben anders, wenn wir nicht 70, sondern 100 Jahre als realistisches Ziel vor Augen haben? Dürfen wir mit der eigenen Biologie spielen? Andererseits: Warum nicht? Für unsere Urgroßeltern würde schon die heutige Lebenserwartung komplett irre erscheinen.

Klar ist jedenfalls: Eine Debatte über Langlebigkeit lässt sich nicht rein naturwissenschaftlich führen. Schon allein, weil es die Zukunft der ganzen Spezies berührt, wenn potenziell Milliarden Menschen Jahrzehnte länger diesen Planeten bevölkern. Aber eben auch, weil der Mensch ein moralisches Wesen ist und auf die Welt nicht nur pragmatisch schaut.

Deswegen zählen Leben und Tod zu den ganz großen Themen der Philosophie. Jeder Philosoph von Weltrang hat dazu etwas zu sagen. Schon Aristoteles behandelt in seinen Hauptwerken ausführlich, wie Menschen ein gutes Leben führen können. Und warum der Tod aus philosophischer Sicht ein großes Übel darstelle, denn damit ende alles Bekannte. Der Tod sei doch eine gute Sache, und bitte nicht zu spät, sonst werde uns eh nur langweilig, findet dagegen der britische Ethiker Bernard Williams. Und mit 90 noch eine dritte Karriere anstrengen, wer wolle das schon? Das führe nur dazu, sich selbst bis zur Unkenntlichkeit neu zu erfinden. Frei nach dem Motto: In der Kürze liegt die Würze. Für Martin Heidegger gilt, dass sich alles Dasein vor dem Tod abspiele. Wenn es kein Leben nach dem Tod gibt, auf das sich setzen lässt, muss also jeder zusehen, sein jetziges Dasein zu verlängern. Jean-Paul Sartre betrachtet den Tod dagegen als absurd, geht aber im Allgemeinen davon aus, dass Menschen auch mit ewig langem Leben nicht anders handeln würden als jetzt. René Descartes erwartete bereits im Zuge der Naturwissenschaftsrevolution des 17. Jahrhunderts, dass der Tod innerhalb weniger Generationen besiegt werden könnte.

Jedenfalls ist dies nun sicherlich einer der unerwarteten Momente, in denen es im Nachhinein nützlich ist, vor langer Zeit einmal Philosophie im Nebenfach studiert zu haben, und zwar an der Goethe-Universität Frankfurt, deswegen auch mit einem Schwerpunkt auf der Frankfurter Schule, deren bekanntester Vertreter Theodor W. Adorno ist. Wobei ich zugeben muss, dass ich seine berühmte, mit Max Horkheimer verfasste *Dialektik der Aufklärung* trotz mehrfacher Anläufe nie wirklich verstanden habe. Aber Adorno konnte auch zugänglicher sein, nämlich, wenn er nicht schrieb, sondern sprach. Etwa in einer Radiosendung im Südwestfunk im Jahr 1964, als er mit dem ebenso anspruchsvollen neomarxistischen Philosophen Ernst Bloch über die »Möglichkeiten der Utopie heute« diskutierte (ja, so etwas lief damals zur besten Sendezeit im Radio). Eine teils absurd-amüsante Unterhaltung zweier Großgelehrter. Frage des Moderators: »Herr Bloch, sind Sie auch der Meinung, dass die Abwertung des Begriffs Utopie mit der Perfektion der technischen Welt zusammenhängt?« Bloch: »Ja. Nein.«

Utopie wird jedenfalls gleich zu Anfang definiert als »Entwurf einer Gesellschaftsordnung, die noch nicht ist«. Irgendwann geht es auch um Medizin und Alter und Tod.

Adorno jedenfalls hält »die Abschaffung des Todes« explizit für ein »ganz närrisches Fernziel«. Und: »Der Brettschlag am Ende macht mindestens allen unseren individuellen Zweckreihen ein Ende, entwertet also auch das Vorher.«

Das bringt uns zu einem wesentlichen Punkt: Allgemeine Langlebigkeit, also eine ganze Gesellschaft, die 100 Jahre Leben vor sich hat, war bislang stets genau das, eine Utopie. Über die sich wunderbar philosophisch abstrakt diskutieren ließ. Nun ist sie dabei, Realität zu werden. Das verändert die Debatte grundlegend.

Viele Philosophen schätzen aber das Alter ganz grundsätzlich als höchst wertvoll, individuell wie gesellschaftlich.

»Die ersten vierzig Jahre unseres Lebens liefern den Text, die folgenden dreißig den Kommentar dazu«, schrieb Arthur Schopenhauer. Und Cicero, berühmtester Redner des alten Rom, gibt gleich eine ganze Anleitung *Über die Kunst, alt zu werden*. In einem fiktionalen Dialog lässt er den römischen Feldherrn Cato den Älteren argumentieren, dass das Alter die beste Phase des Lebens sei und deswegen gerne auch möglichst lange dauern solle. Aber nur solange man sich einer weisen Lebensführung verschreibe. Wie die aussieht? Zum Beispiel »niemals aufhören zu lernen« und nicht schon in jungen Jahren den Körper mit Exzessen ausmergeln.

Mehr als 2000 Jahre später argumentiert der Tübinger Philosoph Otfried Höffe ähnlich: Das Alter solle vielmehr als schöne Zeit betrachtet werden, und es gelte ohnehin, nicht von zunehmendem Alter, sondern von »gewonnenen Lebensjahren« zu sprechen. In seinem Buch *Die hohe Kunst des Alterns – Kleine Philosophie des guten Lebens* plädiert Höffe für ein grundsätzlich positiveres Selbstbild der älteren Generationen und gibt Hinweise, wie sich glücklich altern lässt. Zum Beispiel, indem man die Lebensjahre gar nicht mehr zählt, sondern das Alter eher nach dem körperlichen Zustand bemisst. Ein so positiver moralisch-ethischer Blick würde den Weg in eine Gesellschaft der SuperAger jedenfalls erheblich leichter machen.

Wem all das zu hochfliegend ist, kann sich auch bei Netflix den ganzen Tag mit dem Pro und Contra von Langlebigkeit und Unsterblichkeit befassen, einem der beliebtesten Themen von Hollywood. Und Popkultur bereitet moralische Fragen oft ebenso gut auf wie die Philosophie. Zumindest unterhaltsamer. Als Jugendlicher habe ich die Unsterblichkeits-Saga *Highlander* mit Sean Connery bestimmt ein halbes Dutzend Mal gesehen: Ein schottischer Clanführer kämpft sich durch die Jahrhunderte, weil er buchstäblich nicht totzukriegen ist – außer ihm würde der Kopf abgeschlagen. Dabei vereinsamt er zunehmend emotional, weil alle seine Freund- und Liebschaften altern und sterben. Für einen Hollywood-Actionfilm gar nicht mal weit an einer der großen Fragen der Langlebigkeit vorbei: Was bringt schon extra langes Leben, wenn man es alleine führt?

Am anderen Ende des Spektrums spielen technologische Zukunftsfantasien wie Star Trek: Mit einfachem Handscanner wird noch das kleinste biologische Detail erfasst und jede Krankheit sofort erkannt. Und genauso schnell per medizinischem Spray behandelt. Früh sterben muss hier nur, wer aus Versehen in ein schwarzes Loch fliegt.

# 2

## STOP THE CLOCK!

### Wie sich das biologische Alter messen lässt – und wie es zurückgedreht werden kann

Die kalifornische Unternehmenszentrale von Google ist ein ungewöhnlicher Ort für ein Konzernhauptquartier. Während meiner Zeit als USA-Korrespondent für den SPIEGEL mit Dienstsitz in San Francisco war ich nahezu wöchentlich dort zu Interviews oder Fachgesprächen mit Ingenieuren und Informatikerinnen. Beeindruckende Bürotürme oder architektonisch glänzende Symbolbauten, eine gigantische, den globalen Einfluss des zweitwertvollsten Konzerns der Welt spiegelnde Zentrale sucht man vergebens. Stattdessen: Einige Dutzend gesichtslose Glas- und Betonwürfel, rund eine Autostunde südlich der Stadt und nur ein paar hundert Meter von der Bucht von San Francisco. Es gibt weder einen imposanten Haupteingang noch eine zentrale Lobby, an der sich erkennen ließe: Hier geht es rein. Auch eine Sicherheitszone fehlt: Tore und Schranken, Sicherheitsleute und hohe Zäune, wie man sie von nahezu jedem Weltkonzern kennt, sind nirgends zu finden.

In der Mitte der Anlage liegt dafür zwischen einigen Gebäuden ein kleiner Platz mit Sonnenschirmen, bunten Stühlen und einem

Beachvolleyballfeld, auf dem oft schon morgens um acht Uhr reger Betrieb herrscht. Es ist der einzige Indikator, dass hier irgendwie das Zentrum sein muss. Die Anlage, genannt Googleplex, verteilt sich über mehrere Straßenzüge, sie ist so weitläufig, dass die Fußwege zwischen einzelnen Gebäuden mitunter eine halbe Stunde betragen. Deswegen parken vor allen Eingängen bunte Hollandräder in den Google-Farben: Den ganzen Tag strampeln Mitarbeiter über das Gelände von Meeting zu Meeting. Zur Mittagszeit drängen tausende hinaus in die kalifornische Sonne. Außer es ist Montag. Da sind heutzutage nahezu alle im Homeoffice. Karen DeSalvo ist nur für unser Treffen extra zum Googleplex gekommen. Wir haben eine ganze Büroetage quasi für uns allein. Zwischen endlosen Reihen leerer Arbeitsplätze mit großen Monitoren, an denen niemand sitzt, suchen wir uns einen kleinen Meetingraum mit gemütlichen Sofas und Espressomaschine, damit wir uns nicht so verloren vorkommen.

»Ich glaube, dass die KI das Potenzial hat, die Gesundheit der Menschen genauso grundlegend zu verändern wie die Entdeckung des Penicillins«, sagt DeSalvo gleich zu Anfang unseres Gesprächs. Das könnte man für ein bisschen dick aufgetragen halten, aber DeSalvo weiß in aller Regel, wovon sie spricht. Die in Harvard ausgebildete Internistin war in der Regierung von US-Präsident Barack Obama stellvertretende Gesundheitsministerin und »National Coordinator for Health Information Technology«. Seit 2019 ist sie Chief Health Officer von Google. »Wir haben das sehr kühne Ziel, Milliarden von Menschen dabei zu helfen, ein gesünderes Leben zu leben«, sagt DeSalvo. Und damit in der Folge auch ein längeres. »Es wirkt allerdings gleich weniger gewagt, wenn man bedenkt, dass wir bereits Milliarden von Menschen mit unseren Produkten erreichen und dass wir nun dazu beitragen wollen, dass sie mehr über ihre Gesundheit wissen.«

Warum aber will ausgerechnet Google sich um die Gesundheit

kümmern? Ist das nicht ein bisschen abwegig für einen Techkonzern? Im Gegenteil. Kaum ein Unternehmen könnte besser gerüstet sein. Nahezu alle komplizierten Probleme sind im Kern Informationsprobleme: Wie kann ich möglichst alles Wissen über ein Thema einsammeln, ordnen und verstehen? Google, aber auch die anderen Techriesen wie Microsoft oder Amazon tun genau das: Sie verarbeiten enorme Mengen von Wissen, Daten, Informationen. Dank gewaltiger Rechenpower fräsen sich immer klügere Maschinen und Algorithmen in rasendem Tempo durch die gesamte biologische und medizinische Forschung. Alles ist eine Rechenaufgabe, auch der Mensch. Genome können in Sekunden ausgelesen werden. Und wer beherrscht Daten, Maschinen, Software, Algorithmen besser als die Techkonzerne? Google hat deswegen nicht nur ein Tochterunternehmen, das an der Biologie des Alterns forscht, sondern eine ganze Abteilung für Medizin und Gesundheit: Google Health. Hier werden die Antworten auf die Fragen nach Leben und Tod nicht mit Metaphysik, sondern mit Maschinen gesucht.

Zum Beispiel so: Smartwatches und Smartphones können nicht nur die Herzfrequenz messen, sondern werden immer besser darin, allerlei Daten des Stoffwechsels zu analysieren. Die metabolische Gesundheit wird im Allgemeinen anhand von Blutdruck, Blutzucker, Cholesterin und einigen weiteren Werten bestimmt. Schlechte metabolische Werte führen unter anderem zu vorzeitiger Alterung und Herzerkrankungen. Den Stoffwechsel nicht nur bei halbjährlichen Arztbesuchen, sondern im Alltag im Blick zu behalten und bei schlechten Werten gegenzusteuern, könnte nach Meinung vieler Gesundheitsexperten einen breiten präventiven Effekt haben.

Oder so: Google-Algorithmen können bei einfachen Augenuntersuchungen erkennen, ob der Patient Diabetes hat. Und sogar die Blutzuckerwerte ziemlich genau vorhersagen. Womit zum

Beispiel früh und einfach die diabetische Retinopathie verhindert werden könnte, in Europa und Nordamerika die häufigste Erblindungsursache. Und zugleich kann ein weiterer Algorithmus aufgrund des Zustandes der Blutgefäße im Auge feststellen, ob Patienten zu hohen Blutdruck haben. Geübte Ärzte können das auch, die Maschine liest jedoch ziemlich exakte Blutdruckwerte vom Auge ab.

»KI und Medizin vereinen sich auf wirklich spektakuläre Weise«, sagt Greg Corrado, einer der versiertesten KI-Forscher von Google – und überhaupt. 2011 hatte er die Abteilung Google Brain mitgegründet, eines der weltweit ersten auf KI spezialisierten Forschungslabore. »Unsere Gesundheit wird mit am meisten von der Anwendung der Technologie profitieren«, sagt Corrado, der zum Gespräch mit Chief Health Officer DeSalvo dazugekommen ist. Die beiden haben dieser Tage oft miteinander zu tun. KI und Medizin seien ein »perfect match«, wie Corrado sagt. Zusammen mit seinen Kollegen von Google Brain hat er wesentlichen Anteil daran, dass künstliche Intelligenz innerhalb weniger Jahre zu einer Basistechnologie wurde. Basistechnologie heißt: für alles einsetzbar. So wie die Dampfmaschine oder die Elektrizität.

Das sieht man nicht nur bei Google so.

»Künstliche Intelligenz ist der Kern von allem, was wir tun«, sagt auch Microsoft-Chef Satya Nadella. »Sie wird allgegenwärtig sein.« So formulierte er es einmal sehr treffend bei einem langen SPIEGEL-Interview über Chancen und Risiken des Fortschritts. Normalerweise ganz leger in Jeans und T-Shirt unterwegs, trug Nadella dieses Mal dunklen Anzug und Krawatte: Das Gespräch fand nicht im Microsoft-Hauptquartier nahe Seattle statt, wo ich ihm sonst immer mal wieder begegnet war, nachdem er die Konzernführung übernommen hatte. Sondern in Berlin. Nadella war gerade auf dem Weg zur damaligen Bundeskanzlerin Angela Merkel, um mit ihr über genau diese Themen zu diskutieren. KI werde in den kommenden Jahren so grundsätzlich verändern, wie wir leben und arbeiten, dass die Politik diesen Wandel unbedingt aktiv gestalten müsse, findet Nadella. Sieht der Microsoft-Chef tatsächlich einen so geschichtsträchtigen Moment? Nadella sagt: »Die Demokratisierung des Wissens nahm mit Gutenberg ihren Anfang. Vor Gutenberg existierten rund 30 000 Bücher in Europa und der Welt, 50 Jahre später waren es rund 12 Millionen. Aller wissenschaftliche Fortschritt ging von diesem Moment aus, weil der Erwerb von Wissen demokratisiert wurde. Das Internet war der nächste große Schritt und hat diesen Prozess beschleunigt.« Das hat Folgen, betont der Microsoft-Chef: »Nun aber werden wir überrollt von einer Informationsexplosion. Die Krebsforschung wird vor allem davon gebremst, dass sie die enormen Massen von Forschungsergebnissen nicht in Zusammenhang bringen kann. In der Lage zu sein, enorme Mengen von Daten und Informationen zu ordnen, zu konsumieren, zu verstehen, das ist die Bedeutung von künstlicher Intelligenz.«

Lange sah die Technologie allerdings eher nach einem Flop aus. Künstliche Intelligenz zu schaffen ist zwar schon immer das große Ziel der Informatik, doch über Jahrzehnte blieben die Fortschritte gering, äußerst gering. Wohl kaum jemanden hat das mehr frustriert als Geoffrey Hinton. Er gilt heute als »Godfather of AI«, als Patenonkel, der die Technologie mit aus der Taufe hob. Als wir uns 2014 in seinem Google-Büro das erste Mal trafen, konnte er noch immer nicht richtig glauben, dass seine Theorie von klugen Maschinen tatsächlich wahr wurde. Hinton war damals schon seit mehr als 30 Jahren einer der weltweit führenden Forscher im Feld der künstlichen neuronalen Netze und Professor für Informatik an der University of Toronto. Schmal, distinguiert und vorsichtig in seinen Formulierungen, hat er sein Leben dem Traum gewidmet, Computersysteme zu schaffen, die organische Intelligenz simulieren. Er wünscht sich Computer, »die menschlicher agieren«.

Der Informatiker ist schon seit seiner Schulzeit in England fasziniert davon, wie das Gehirn Informationen speichert und verarbeitet, indem es diese über ein enormes Neuronennetz verteilt. Er studierte in den 1970er Jahren in Cambridge und Edinburgh und begann kurz darauf, Ideen zu publizieren, wie Hardware und Software klüger werden könnten, wenn sie sich nur mehr an den Abläufen im Gehirn orientierten. 2013 wechselte er zu Google, um seinen Traum dank der enormen Rechenkapazitäten des Techkonzerns endlich Wirklichkeit werden zu lassen.

Die Idee, das menschliche Gehirn als Vorlage für Computer zu nehmen, ist nicht neu. Schon seit den 1980er Jahren diskutierten Wissenschaftler über solche sogenannten künstlichen neuronalen Netze. Maschinen, die wie ein Gehirn lernen. Deswegen wird das Feld oft auch zusammengefasst unter einem Oberbegriff: Deep Learning.

Wenn Hinton erklären will, woran er forscht, wandert er aufgeregt an einer riesigen Plastiktafel auf und ab, die in einem Konferenzraum im Google-Hauptquartier in Mountain View hängt. Er malt komplexe Diagramme und Grafiken auf, die Kortexebenen und künstliche Neuronen symbolisieren. Deep Learning verschmilzt Computer- und Neurowissenschaften miteinander. Schon vor Jahrzehnten hatte Hinton erste Theorien formuliert, welche großen Sprünge neuronale Netze möglich machen könnten. In der Praxis aber ließen sich die Ideen nicht beweisen. »Wir galten als durchgeknallte Querdenker«, sagt Hinton. Theorien und Algorithmen konnten nicht erprobt werden. Es fehlte an Rechenkraft, den richtigen Computerchips und online miteinander vernetzten Datenzentren.

Aber auf einmal war all das da. 2013 rauschte innerhalb weniger Monate die Erkenntnis wie eine Welle durch ein zunehmend aufgeregtes Silicon Valley: Die teils jahrzehntealten Ideen von lernenden Maschinen, von klugen Algorithmen funktionierten auf einmal. Hinton war nicht der Einzige, der bei Google in aller Eile begann, erste Anwendungen zu bauen.

Die KI-Technologie hat auch eine »Godmother«, eine Patentante: Fei-Fei Li, eine zierliche, kleine Frau mit dafür umso größerem Intellekt. Sie wollte eigentlich Physikerin werden, seit über zwei Jahrzehnten forscht sie nun zu künstlicher Intelligenz. Das revolutionäre KI-System ChatGPT, das wie ein kluger Roboter auf menschliche Fragen antwortet, geht im Wesentlichen auf ihre Forschung zurück. Schon 2009 trainierte sie KI-Algorithmen mit Daten, damit sie dazulernten.

Heute ist Li meist an der Stanford University zu treffen, wo sie als Direktorin des Instituts für Human-Centered Artifical Intelligence und Informatik-Professorin ein großes Büro hat. Wenn sie nicht in Washington ist, um die amerikanische Regierung zu beraten. Durch ChatGPT hat sich die von Hinton und anderen angestoßene KI-Revolution noch einmal stark beschleunigt. In einem Maße, das selbst für die Experten überraschend kam. Stanford-Professorin Li ist jedenfalls überzeugt: »KI könnte eine Technologie werden, die Menschen Superkräfte verleiht. Sie könnte helfen, den Krebs zu besiegen, den Klimawandel zu bekämpfen und die Artenvielfalt auf der Welt zu erhalten.«

Ist die sogenannte »generative KI« wie ChatGPT ein technologischer Wendepunkt? »Absolut«, sagt Li. Nicht nur für KI. »Womöglich auch für die Menschheit. Auf jeden Fall ist es kein Hype, der vorübergeht. Die Fähigkeiten der Technologie sind phänomenal.« In ihrem Labor in Stanford arbeitet Li nun an lernenden Robotern sowie sogenannter verkörperter künstlicher Intelligenz. Das Ziel: Roboter zu entwickeln, die sich anpassen können, um besser und enger mit Menschen zusammenzuarbeiten und zu interagieren. Etwa im Haushalt. Und nicht zuletzt in der Pflege. Überall also, wo sie gerade älteren Menschen das Leben erleichtern und damit auch verlängern könnten.

Li ist wie auch Google-Wissenschaftler Corrado überzeugt: Die Medizin ist der Bereich, in dem der Einsatz kluger Maschinen vielleicht am faszinierendsten und vielversprechendsten ist. Denn endlich gelingt, wovon Wissenschaftler schon lange träumten: all die bereits vorhandenen Massen von biologischen Informationen zusammenzuführen, Genomanalysen, Sensordaten, Krankheitsgeschichten. Solche Massen von Daten, dass sie kein menschlicher Arzt überblicken und auswerten kann. So wird jeder Bereich der Medizin, jedes Feld rasant besser. Forscher forschen schneller. Wissenschaftliche Erkenntnisse nehmen exponentiell zu. Ärzte haben mehr Instrumente. Patienten werden effektiver behandelt. Die Welt der digital beschleunigten Medizin ist nicht mehr zu vergleichen mit der analogen. Es ist ein Evolutionssprung, vergleichbar mit der Welt vor und nach der Elektrifizierung. Natürlich konnte man auch mit Gaslampen und Pferdekutschen ganz gut leben. Aber mit Kühlschränken und Telefon und Fließbandproduktion wurde die Menschheit auf ein ganz anderes Industrieniveau katapultiert.

Google testet zum Beispiel gerade einen medizinischen KI-Chatbot in Krankenhäusern, basierend auf derselben generativen KI wie ChatGPT. Das System kann alles medizinische Fachwissen der Welt durchkämmen, inklusive Millionen von Fachartikeln und Studien. Denn selbst die fleißigsten Ärzte können angesichts des Fortschrittstempos längst nicht alle Entwicklungen im Blick behalten. Das System kann Ärzten selbst komplizierte Fachfragen beantworten. Solche etwa: »Gibt es eine neue Therapie gegen Darmkrebs für Patienten mit besonderer Genmutation?« Oder: »Welche Medikamentenkombination hat sich nach neuesten Studien als besonders wirksam für Patientinnen mit koronarer Herzkrankheit und Diabetes Typ 1 erwiesen?«

KI-Medizin ist in kürzester Zeit Standard in vielen Kliniken geworden. Algorithmen erkennen Herzrhythmusstörungen besser als Kardiologen. Finden Hautkrebs per Handy-App und Lungenkrebs schon bei kleinsten Gewebeveränderungen. Erkennen im Krankenhaus einen drohenden Herzstillstand, 48 Stunden bevor er eintreten würde. Bauen Organteile im 3D-Drucker mit künstlichen Zellen. Erbgut wird in Sekundenschnelle auf mögliche Genmutationen analysiert und fehlerhaftes Erbgut per Genschere ausgeschaltet.

Die Liste ist endlos. Kurz: Eine völlig andere Medizin. Nicht erst morgen, heute schon. Mitte der 2010er Jahre, als ich für mein Buch *Zukunftsmedizin* recherchierte, sagte der Chef der amerikanischen Arzneimittelzulassungsbehörde FDA: »Wir stehen am Beginn einer Ära der Transformation in Wissenschaft und medizinischer Technologie.« Jetzt sind wir mittendrin.

All das hat enorme Folgen für die Langlebigkeit. »Wenn die medizinische Versorgung besser wird, leben die Menschen länger«, sagt Karen DeSalvo, die Chefin von Google Health. Und dass die Versorgung durch die digitale Datenmedizin grundsätzlich deutlich besser wird, durch effizientere Diagnosetechnologie und sehr viele neue Therapien, betrachten in diesen Tagen nahezu alle Mediziner als gesetzt. »Ich halte es für möglich, dass wir in weniger als zehn Jahren an vielen Orten auf diesem Planeten den Zugang zu personalisierter, ausgezeichneter Gesundheitsversorgung haben«, sagt DeSalvo. Aus ihrer Perspektive als Ärztin sei klar: »In den kommenden Jahren werden wir mit künstlicher Intelligenz und neuer Technologie die Lebensspanne und vor allem die Gesundheitsspanne verlängern.« Wahrscheinlich würden auch einige Krankheiten ganz ausgerottet werden. »Wir werden jedenfalls alle einige Zeit länger auf der Erde sein.«

Bis weit in die 1990er Jahre dagegen sahen viele Wissenschaftler die Longevity-Forschung als eher esoterisches Feld. Die komplizierten biochemischen Mechanismen des Alterns verstehen, um dann regulierend einzugreifen? Eine Utopie, über die sich philosophisch, aber nicht wissenschaftlich diskutieren ließ. »Als ich nach meiner Promotion begann, an der Biologie des Alterns zu arbeiten, bestand das Feld weltweit aus gerade einmal einer Handvoll Forscher«, sagt Max-Planck-Direktor Adam Antebi. Und wer neue Wege beschritt, wurde skeptisch beäugt. So wie Cynthia Kenyon, eine Molekularbiologin und Professorin für Biochemie an der University of California in San Francisco. Mitte der 1980er Jahre forschte sie an der englischen Cambridge University im Labor des Nobelpreisträgers Sydney Brenner, der damals seine ganze Arbeit einem winzigen Wurm verschrieben hatte. *Caenorhabditis elegans*, kurz C.elegans, ist kaum einen Millimeter lang, mit einem sehr einfachen Nervensystem und weniger als 10 000 Zellen. Und damit ein idealer Modellorganismus, um grundlegende biologische Mechanismen zu erforschen. Zum Beispiel, indem in besonders lange lebenden Wurmexemplaren nach auffälligen genetischen Mutationen gesucht wird. Und tatsächlich fand sich in den 1980er Jahren eine solche Erbgutveränderung in Würmern, die bis zu 80 Prozent länger lebten. Die Genvariante bekam den treffenden Namen Age-1. »Technisch hätte man das schon in den 1920er Jahren mit Fruchtfliegen machen können«, sagt Antebi. »Es war eine konzeptionelle Barriere, die es in den Köpfen der Forscher zu durchbrechen galt.« Nämlich, dass einzelne Gene die Lebensdauer beeinflussen können. Und dass Alterung und Tod nicht fix determiniert sind, sondern durch biologische Schalter mitbestimmt werden. Age-1 ist das zuerst entdeckte Gerontogen, von denen inzwischen noch eine Handvoll weitere identifiziert wurden: Wenn sie durch eine Mutation ausgeschaltet sind, führt das zu einer längeren Lebensspanne bei den betreffenden Organismen. Bislang konnte der Effekt dieser konkreten Gene nur in einfachen Organismen wie Würmern und Fliegen nachgewiesen werden, allerdings gehen Wissenschaftler davon aus, dass sie auch beim Menschen eine Rolle spielen. Denn diese Gerontogene regeln Prozesse, die auch beim Menschen stattfinden. Insbesondere das Gen, das Cynthia Kenyon 1993 im Fadenwurm C.elegans identifizierte: Es heißt daf-2 und reguliert das Insulin. Kenyon fand heraus, dass die Würmer zwei- oder sogar dreimal so lange leben wie normale Würmer, wenn daf-2 nicht funktioniert. »Das war eine wirklich außergewöhnliche Entdeckung«, sagt Antebi. Was heute alle so sehen, Kenyon wurde später mit Preisen überschüttet. In den 1990er Jahren aber fand sie zunächst nicht einmal Doktoranden, die zusammen mit ihr an Langlebigkeit forschen wollten. »Cynthia fragte: ›Wenn wir die ganze menschliche Biologie zunehmend sezieren können, warum nicht auch das Altern?‹«, erinnert sich Antebi. »Aber das wurde damals abgetan.«

Heute arbeitet Kenyon als Vice President Aging Research für ein ebenso spezielles wie verschwiegenes Biotech-Unternehmen. Es heißt Calico, kurz für California Life Company, und wurde 2013 als Tochterfirma von Google gegründet. Der Technologiekonzern und andere Investoren haben Calico mit über zwei Milliarden Dollar Kapital ausgestattet, um den Geheimnissen des Alterns auf die Spur zu kommen. Woran sie arbeiten, fasst der Calico-Forscher Eugene Melamud so zusammen: »Das Altern ist wie ein Schneeball, der exponentiell wächst und an Schwung gewinnt, während er einen Hügel hinunterrollt. Können wir den Start verzögern oder seine Geschwindigkeit verringern? Wir glauben, dass die Antwort auf diese Fragen in der Systembiologie zu finden sein wird.«

Ansonsten geben sich Calico und Google offiziell verschwiegen, was die konkreten Forschungsergebnisse und Ziele des mit Geld überschütteten Unternehmens angeht.

Wenn man lange genug im Silicon Valley oder in der Biotech-Branche unterwegs ist, kennt man jedoch Calico-Wissenschaftler, etwa aus ihren früheren Jobs. Viele haben zum Beispiel aus den

Forschungsabteilungen von großen Pharma- oder Techkonzernen zu Calico gewechselt. Auch der Chef des Unternehmens, Art Levinson, der 15 Jahre den Biotech-Riesen Genentech führte. Er war einer der wenigen engen Vertrauten von Steve Jobs und ist bis heute Aufsichtsratsvorsitzender von Apple.

Reden kann man also, nur nicht offiziell. Und es ist durchaus faszinierend, was sich mit ein paar Milliarden Dollar Forschungskapital und (fast) freier Hand alles machen lässt. Zum Beispiel ein Molekül entwickeln, das Tumore unterdrückt und dem Immunsystem hilft, Krebs zu bekämpfen. Oder ein neuartiges Elektronenmikroskop erfinden und mit künstlicher Intelligenz kombinieren, um die Funktion von Proteinen zu untersuchen, die mit Alterungsprozessen zusammenhängen. Insbesondere ein von Cynthia Kenyon aufgespürtes Protein, das im Fadenwurm C.elegans Alterungsprozesse verlangsamt – und im Menschen nachweislich Krebs, Diabetes, Herz-Kreislauf-Erkrankungen, neurodegenerative Störungen und andere altersbedingte Krankheiten beeinflusst. Das Ziel, menschliche Alterungsprozesse steuern zu können, sei noch ein gutes Stück entfernt und der Weg dorthin teuer, sagt ein Calico-Wissenschaftler. Am Ende aber winke als Belohnung eine Zukunft wie aus *Raumschiff Enterprise*: eine neue Epoche der Menschheit, in der die Biologie mit Technologie in Schach gehalten werde, in der ein hohes Alter und Gesundheit selbstverständlich seien.

Es sollte nicht überraschen, dass sich nun ausgerechnet die Tech-Elite auf das metaphysische Menschheitsthema Langlebigkeit stürzt. Zum einen, weil wohl kein Feld besser die definierenden Wesenszüge des Silicon Valley verschmilzt: die bedingungslose Technologiegläubigkeit, die übergroßen Ambitionen, das Bestreben, Weltveränderer mit einer Mission zu sein. Und welches Ziel könnte geeigneter sein, die Welt zu verändern, als das Leben zu verlängern? Zuerst am besten das eigene. Nicht nur die Google-Gründer Larry Page und Sergey Brin fördern ein eigenes Unternehmen, das exklusiv an längerem Leben forscht. Mark Zuckerberg und Jeff Bezos verteilen Unsummen an Longevity-Projekte. Larry Ellison, der Gründer des Software-Riesen Oracle, verkündete, dass der Tod ihn »sehr wütend« mache – und spendete deshalb fast eine halbe Milliarde Dollar für die Unsterblichkeitsforschung, um seinem Ärger Luft zu machen.

Aber vor allem verspricht gerade die Beherrschung von Biologie und Medizin, die ungemeinen Fähigkeiten von künstlicher Intelligenz zu beweisen. Dass sie ausgerechnet hier im Silicon Valley die Suche nach dem Jungbrunnen wörtlich nehmen, hängt natürlich auch damit zusammen, dass sich mit Gesundheit sehr viel Geld verdienen lässt. Allein in Deutschland lagen die Gesundheitsausgaben im Jahr 2021 bei knapp 460 Milliarden Euro. Ohne Fitness und Wellness. Weltweit geht der Gesundheitsmarkt – inklusive Versorgungskosten und Arzneimittel – in die Billionen. Tendenz rasant steigend, dank einer einfachen Logik: Wenn die Menschen immer älter werden, geben sie immer mehr Geld für Gesundheit aus. In der EU leben jetzt schon fast 100 Millionen Menschen im Rentenalter. Allein die Zahl der Fünfundsiebzig- bis Vierundachtzigjährigen werde in den kommenden beiden Jahrzehnten um fast 60 Prozent zulegen, schätzt die Europäische Kommission.

Neue verjüngende Therapien und Anti-Aging-Ansätze versprechen ein höchst einträgliches Feld zu werden.

Die erste und wichtigste Regel im Silicon Valley lautet »follow the money«, folge den Geldströmen, um zu sehen, wohin die Reise in die Zukunft geht. Diejenigen, die das Geld verteilen, die Wagniskapitalgeber, sind deswegen das eigentliche Machtzentrum des Silicon Valley. Dutzende Investmentfirmen, die jedes Jahr Milliarden von Dollar an junge Unternehmen vergeben. Ohne dieses Startkapital hätte es Google, Facebook, Apple nicht gegeben.

Und nun konzentrieren sich die Geldgeber immer mehr auf die Biotechnologie, legen dazu neue Fonds auf, gründen eigene Abteilungen, stellen neue Partner mit medizinischem Hintergrund ein. Allen voran Andreessen Horowitz, eine der führenden Wagniskapitalfirmen des Silicon Valley und damit der Welt.

Die Firma wird geführt von Marc Andreessen, der einst den ersten Internetbrowser Netscape mitentwickelt hat, ein wortgewaltiger und meist äußerst unterhaltsamer Mittfünfziger mit eindrucksvoller Glatze. Längst baut Andreessen keine eigenen Unternehmen mehr auf, sondern entscheidet, wer eine Chance verdient hat: Wo Andreessen Horowitz seine Milliarden verteilt, marschiert die Welt hin. 8000 Start-ups bewerben sich jedes Jahr um Finanzierung, 4000 Unternehmen aus allen Branchen lassen sich beraten, zahllose Topmanager pilgern ins Hauptquartier von Andreessen Horowitz an der Sand Hill Road in Menlo Park, einer eleganten Anlage mit Springbrunnen, künstlichen Bächen und moderner Kunst überall. Gleich am Eingang begrüßen Fotografien von Atombombentests den Besucher. Die Symbolik ist kaum zufällig gewählt, weniges veranschaulicht deutlicher die Macht von Technologie. Andreessen hat unter anderem Facebook, Instagram, AirBnB und Twitter angeschoben. Er ist der wohl einflussreichste Geldgeber der Welt. Und seit Jahrzehnten ein Vordenker der Technologiebranche. Seine Zukunftsprognosen sind in der Regel zutreffend. Eine seiner Hauptthesen geht so: »Computer sind heute tausendmal leistungsstärker als vor einem Jahrzehnt. Und fast eine Million Mal leistungsstärker als vor 20 Jahren.« Die Folge: »Software frisst die Welt.« So lautet Andreessens Leitsatz. Und er ist überzeugt, dass sich dadurch die »nächste industrielle Revolution der Menschheitsgeschichte« in der Medizin entwickelt: Eine Art »industrialisierte« Biotechnologiebranche, getrieben von KI und einer »grundsätzlichen Verschiebung der Biologie von empirischer Naturwissenschaft hin zu einem Ingenieursansatz«.

Andreessen und seine Partner verteilen über ihre Fonds hunderte Millionen Euro an vielversprechende Medizin-Start-ups. Insbesondere mit dem Schwerpunkt längere Gesundheitsspanne.

Das Geld wird dabei nicht an traditionelle Biotech- und Pharmafirmen verteilt, sondern »an Software-Start-ups, die biotechnologische Probleme lösen wollen«, sagt Vijay Pande. Als Professor für »Structural Biology« und Informatik leitete er das Biophysik-Programm der Stanford University, entwickelte dort neue Informatikprozesse zur Anwendung in Biologie und Medizin, die zu über 300 wissenschaftlichen Publikationen und mehreren Patenten und neuen Medikamenten führten. Nun leitet Pande die Biotech-Investments von Andreessen.

Pande redet stets bedächtig und nüchtern, als analysiere er nur altbekannte Tatsachen – die allerdings alles andere als trivial sind. Etwa, als er mir schon Ende des vergangenen Jahrzehnts erklärte, dass wir durch die Vermischung von Informatik und Medizin zweifelsfrei am Anfang eines »Jahrhunderts der Biologie« stünden. Ein paar Jahre später nun also die Frage: Sind wir vorangekommen? »Auf jeden Fall«, sagt Pande. »Vor allem wenn es um neue Erkenntnisse in der Biologie geht, indem menschliche Daten und KI genutzt werden, um Krankheiten zu verstehen.« Mit menschlichen Daten meint Pande: Blutproben, Genanalysen, Patientenakten. In großen Mengen. Alles, was Aufschluss darüber gibt, was gesunde Menschen ausmacht, was kranke. Um dann die molekularen Mechanismen herauszufiltern, die bestimmen, »wer lange lebt und warum«.

Das jedenfalls ist das Ziel von Kristen Fortney und ihrer Firma BioAge, in die Pande und Andreessen sowie andere Geldgeber fast eine halbe Milliarde Dollar investiert haben. Denn BioAge hat schon etliche Millionen Datensätze von etlichen tausend Menschen. Sie stammen zum Beispiel aus nationalen »Biobanken«, die teils jahrelang Proben und Gesundheitsinformationen von großen

Bevölkerungsgruppen sammelten, anonymisiert natürlich. Oder aus der Nord-Trøndelag Health Study, einer der größten Gesundheitsstudien überhaupt, die seit 1984 Informationen zu Bluthochdruck, Diabetes und vielen anderen Gesundheitsfaktoren sowie Biomarker von hunderttausenden Norwegerinnen und Norwegern erfasst.

Solche Datenbanken gibt es also schon lange zu Forschungszwecken. Und auch in der Vergangenheit ließen sich so schon Rückschlüsse ziehen, etwa auf erbliche Risikofaktoren für bestimmte Krankheitsbilder.

Aber im großen Stil die Schlüsselmechanismen für Altern und Gesundheit zu erfassen, wird erst jetzt möglich, durch KI und maschinelles Lernen. »Wir können sehr interessante Fragen an die Daten stellen«, sagt BioAge-Chefin Fortney. Zum Beispiel: »Welche Biomarker können bei Menschen mittleren Alters vorhersagen, wer vitale 90 Jahre alt wird mit prima kognitiven Funktionen?« Oder was darauf hindeutet, dass es kaum 70 werden.

Fortney gehört zu einer neuen Generation von Forscherinnen, die sich schon von Beginn an auf die Biologie des Alterns konzentrieren. Sie hat in Bioinformatik promoviert und an der Stanford University mit Daten von SuperAgern geforscht, die über 100 Jahre alt wurden. »Altern ist ein kompliziertes und schwieriges Feld, klar«, sagt Fortney. Aber sie findet immer mehr Spuren. Und erste Therapieziele.

Das erste Medikament, das BioAge auf den Markt bringen will, zielt auf eine grundlegende Körperfunktion: den Metabolismus. Fortney und ihrem Forschungsteam war in der Menge der mittels KI analysierten Gesundheitsdaten ein Biomarker besonders aufgefallen: Bei gesunden langlebigen Menschen stechen oft überdurchschnittlich hohe Werte des Peptids Apelin hervor. Apelin wird vom Körper als Reaktion auf Bewegung produziert und steuert die Muskelbiologie. Mit zunehmendem Alter nimmt die Apelin-Produktion im Menschen ab. »Der Apelin-Stoffwechsel ist sehr gut geeignet, um gesunde Langlebigkeit und Muskelfunktion vorherzusagen«, so Fortney. Wer viel Apelin hat, lebt länger mit mehr Muskeln und besserer Kognition. Fortneys erster Gedanke: Können alte und kraftlose Menschen mit einer Apelin-Therapie wieder fit gemacht werden? Erste Ergebnisse einer klinischen Studie sind vielversprechend: Normalerweise schwindet die Muskelmasse schnell, wenn Menschen lange Bettruhe halten müssen, etwa bei Krankenhausaufenthalten. In der Studie konnte dieser Muskelabbau durch Apelin-Gabe verhindert werden. Nun erforscht BioAge zusammen mit dem Pharmariesen Lilly, ob neuartige Medikamente zur Gewichtsabnahme mit Apelin kombiniert werden können – damit beim Abnehmen nur das Fett verschwindet und die Muskeln erhalten bleiben. Was das mit Altern zu tun hat? Übergewicht ist einer der größten Risikofaktoren für alle möglichen Krankheiten, ein guter Metabolismus lässt klar erkennbar länger leben. (Um diese Gewichtsabnahme-Medikamente, zum Beispiel Ozempic, wird es noch ausführlich in Kapitel 8 gehen). Investoren gaben Fortney und ihrem Team sehr schnell weitere 170 Millionen Dollar, damit sie das mögliche Apelin-Medikament im Eiltempo weiterentwickeln.

BioAge hat noch ein weiteres potenzielles Anti-Aging-Medikament in der Pipeline: Es zielt auf die Gehirnalterung. (Auch dies eigenes Thema in Kapitel 5.) Und zwar indem es eines der Kennzeichen des Alterns bekämpft: Entzündung. Auch dabei waren den Forscherinnen wieder Ausschläge in aus Biobanken und Langfriststudien eingesammelten Daten aufgefallen. Der Fokus lag dabei auf einem bestimmten Inflammasom, einem Komplex verschiedener Proteine, der die Entzündungsreaktion des Körpers steuert. Und auch an chronischen Entzündungen beteiligt ist, die die Alterung beschleunigen. Mit zunehmendem Alter, so lässt sich aus den Daten erkennen, steigen die Werte des Inflammasoms mit dem Fachnamen NLRP3. Je höher die Werte, desto größer offenbar das Sterberisiko – und insbesondere der Rückgang kognitiver Funktionen. Kann der Entzündungsprozess medikamentös reduziert werden und dadurch im Alter auch das Gehirn gesünder bleiben, und können vielleicht Demenzerscheinungen reduziert werden? Es ist eine Hoffnung. Auf wissenschaftlich heißt das dann so: Entwickelt werde »eine neue Klasse von NLRP3-Inhibitoren, die das zentrale Nervensystem durchdringen und neurodegenerative und neurosensorische Störungen im Zusammenhang mit dem Altern behandeln«.

Solche neuen Anti-Aging-Medikamente zielen zunächst auf einzelne ganz konkrete Gesundheitsprobleme. Also im Fall von BioAge auf Übergewicht und Muskelschwund mit Apelin und Demenzerscheinungen mit dem NLRP3-Inhibitor. Fortney – und die meisten anderen Forscher – gehen allerdings davon aus, dass Longevity-Medikamente viel breiter eingesetzt werden können, wenn ihre Wirksamkeit erst einmal bewiesen wurde. Aber damit sind wir wieder bei der Grundsatzdiskussion, wie sie der Harvard-Genetiker David Sinclair anstieß: Altern wird im Arzneimittelrecht nicht als Krankheit anerkannt. Medikamente müssen fokussiert sein auf definierte Krankheitsbilder. Damit wird aber zum Glück nicht ausgeschlossen, dass sie später dann viel breiter zum Einsatz kommen. So wie etwa Statine, die als Cholesterinsenker eingesetzten Arzneistoffe: Sie gehören heute zu den meistverordneten Medikamenten der Welt und werden schon bei erhöhtem Risiko von Herz-Kreislauf-Erkrankungen verschrieben. Ursprünglich entwickelt und zugelassen wurden sie aber für eine seltene Krankheit.

Fortney hofft jedenfalls, dass einige der leichteren Hebel einer neuen Altersmedizin bald schon mit ersten Medikamenten bedient werden können: Sie könnten »zehn bis 20 Jahre an Gesundheitsspanne« dazuaddieren, also krankheitsfreie Lebensjahre. »Da werden wir ziemlich schnell hinkommen«, sagt Fortney. Dank KI und immer neuen Technologien. Dann kommen die schweren, großen Hebel. Vielleicht auch der »Master Switch«, wie Fortney sagt, der Hauptschalter. Wie funktioniert er? »Jede Zelle im Körper wird verjüngt.« Ein Rundumschlag-Altersmedikament mit vielen Bestandteilen. Davon träumen viele Alternsforscher, vor allem jene, die an Stammzellen forschen.

Jedenfalls scheint es, als produzierten in letzter Zeit Longevity-Forscher und Medizinerinnen wie am Fließband große und kleine neue Ideen, wie das Altern verlangsamt werden kann. Manche sind Hightech: KI-gesteuerte Krankheitserkennung, Stammzelltherapien, Genmanipulation. Andere für jeden machbar: Morgens fasten, die Sauerstoffaufnahme verbessern, Gehirntraining, Omega-3 nehmen, neun Stunden schlafen. Oder lieber nur sieben? Das Gehirn trainieren? Ja, sicher, aber wichtiger noch die Muskeln! Oder doch umgekehrt? All diese Ideen, jedenfalls jene, die in diesem Buch behandelt werden, sind wissenschaftlich untersucht und bewiesen, zu vielen gibt es inzwischen Dutzende Studien mit zehntausenden Probanden und Patienten. Aber woher wissen wir, wie *gut* sie funktionieren? Welchen Effekt werden diese vielen kleinen und großen Ideen ganz konkret auf Alterung und Lebenserwartung im einzelnen Menschen haben? Studien produzieren vor allem statistische Ergebnisse oder Durchschnittswerte, solche etwa: Ein übergewichtiger starker Raucher, der viel trinkt und viel rotes Fleisch verzehrt, büßt gegenüber dem Mitmenschen mit günstigstem Risikoprofil bis zu 17 Jahre an Lebenserwartung ein. Das hat ein Forschungsteam um den Epidemiologen Professor Rudolf Kaaks von der Universität Heidelberg errechnet. Oder diese Studie des Herzinstituts der Cleveland Clinic, vorgestellt 2023 bei der jährlichen Tagung der American Diabetes Association: Zu hohe Cholesterinwerte können offenbar gut durch eine vorsorgliche tägliche Einnahme des Arzneistoffs Bempedoinsäure in den Griff bekommen werden. Damit konnten in untersuchten Risikogruppen die Todesfälle durch Herzerkrankungen um fast 40 Prozent gesenkt werden. Die Schlussfolgerung: »Die Behandlung von Menschen mit Risikofaktoren vor dem ersten kardiovaskulären Ereignis hätte große Vorteile, nicht nur bei der Vermeidung von Komplikationen, sondern auch bei der Verhinderung von Todesfällen«, so Dr. Steven Nissen, Chefwissenschaftler des Herzinstituts der Cleveland Clinic.

Das ist wunderbar: Wir wissen täglich mehr, welche Methoden, Verhaltensweisen und therapeutischen Eingriffe prinzipiell lebensverlängernd wirksam sein können. Aber dennoch bleibt eine große Frage: Wie kann ich erkennen, ob ich tatsächlich das Altern ausbremse, wenn ich mich an alle Verhaltensempfehlungen und Präventionsmaßnahmen halte? Wie macht es sich bemerkbar, wenn ich aufhöre zu rauchen und nur noch Avocadobrot esse statt Wurst, wenn ich jeden Tag zwei Stunden Sport mache, statt nur auf Couch und Bürostuhl zu sitzen? Anders gesagt: Kann der Körper wirklich jünger werden?

In der Kinoversion würde Hollywood es wahrscheinlich so veranschaulichen: Die grauen Haare des Hauptdarstellers nehmen plötzlich wieder kräftig Farbe an, und die Fältchen verschwinden. Die Film-Oma sprintet trotz eben noch arthritischer Gelenke plötzlich den Enkelkindern davon. Die Realität sieht jedoch anders aus, komplizierter. Viele der Alterungsprozesse sind nun einmal chemisch, molekular. Und unsichtbar. Wie messen wir dann den Fortschritt im Kampf gegen das Altern?

Für die Antwort müssen wir den Kontinent wechseln, weg vom wuseligen Silicon Valley ins beschauliche Cambridge, Großbritannien. Ein prachtvolles Städtchen knapp zwei Autostunden von London. Oder besser: eine Universität mit etwas Stadt drum herum. Auf knapp 145 000 Einwohner kommen rund 25 000 Studenten.

Die 31 Colleges brachten 121 Nobelpreisträger hervor. Und etliche Hightech-Firmen.

Hier forscht auch der Genetiker und Informatiker Steve Horvath. In Gesprächen mit Longevity-Forscherinnen und Top-Medizinern fällt dieser Tage früher oder später immer sein Name. Er hat eine biologische Uhr entwickelt, die nach ihm benannt ist: Horvaths Uhr. Sie misst das wahre Alter. Also in welchem Zustand unser Körper ist, wie wir physiologisch gealtert sind, nicht chronologisch. Dass sich die Lebensjahre laut Geburtsdatum nicht unbedingt mit Vitalität decken, kennen wir aus dem Alltag: Die eine Schulfreundin wirkt mit Anfang 50 immer noch so fit, als habe sie gerade die 30 überschritten. Eine andere, als sei sie reif für die Rente. Am schönsten lässt sich das wohl bei Klassentreffen beobachten, wenn man viele teils Jahrzehnte nicht gesehen hat. So erging es mir jedenfalls unlängst bei meinem dreißigjährigen Abi-Jubiläum: Manche wirkten kaum gealtert. Andere schienen vom Leben schwer gezeichnet und waren kaum wiederzuerkennen.

Und wie sehr freuen wir uns doch, wenn der Arzt uns trotz der regelmäßigen Flasche Rotwein am Wochenende sagt: Sie haben die Leber eines Zwanzigjährigen!

Solche auf Äußerlichkeiten oder punktuellen Untersuchungen basierenden Eindrücke können natürlich täuschen. Aber kalendarische Lebensjahre und biologischer Zustand des Körpers können deutlich auseinanderklaffen. Um Jahre, sogar Jahrzehnte – in beide Richtungen. »Das biologische Alter ist eine viel bessere Darstellung des Gesundheitszustands als Geburtstagskerzen«, so Harvard-Genetiker David Sinclair. »Geburtstagskerzen sagen nichts darüber aus, wie gut man gelebt hat, und schon gar nichts darüber, wie viele Jahre man noch vor sich hat.«

Medizinerinnen und Biologen kennen schon lange grundlegende Faktoren, die das gesamte Körpersystem in Mitleidenschaft ziehen. Und uns schneller altern lassen, als es eigentlich das Geburtsdatum anzeigt:

- Hoher Blutdruck verschleißt die Organe.
- Diabetes strengt viele biologische Systeme übermäßig an.
- Hohe Cholesterinwerte sind schlecht für das Herz und damit den ganzen Körper.
- Übergewicht nutzt die gesamte Physiologie schneller ab.
- Nikotin, Alkohol und Drogen greifen Zellmechanismen auf vielerlei Ebenen an.
- Stress lässt zu viele Körpersysteme im roten Bereich fahren, was den Verschleiß erhöht.
- Schlechte Ernährung versorgt den Körper nicht ausreichend, er geht schneller kaputt.
- Systembeeinflussende Erkrankungen wie Krebs, Alzheimer und Herzinfarkte lassen den Körper deutlich schneller altern.
- Zu wenig Bewegung lässt alles einrosten, biochemische Prozesse werden verlangsamt.

Natürlich gibt es noch etliche Einflussfaktoren. Aber klar ist schon lange: Die Lebensweise spielt eine erhebliche Rolle dabei, wie schnell der Körper altert. Je ungesünder, desto mehr Leistungsfähigkeit verliert das System. Und desto mehr Lebensjahre werden abgezogen. Gesundheitsexperten und Ärzte raten entsprechend, nicht immer nur auf das Geburtsdatum zu achten, nach dem Motto: Mit Mitte 30 kann ich ja ruhig jeden Tag drei Päckchen Zigaretten rauchen und 60 Stunden die Woche arbeiten, der Körper hält das noch aus, ich bin ja noch jung. Von wegen. Wer so lebt, dessen wahres biologisches Alter ist vielleicht schon 45, und er hat zehn Jahre verloren. Wie ein Auto, das die ganze Zeit im dritten Gang mit 140 durch jedes Schlagloch fährt. Das geht auch sehr viel schneller kaputt. Die gute Nachricht: Andersrum geht es eben auch. Wer extra gesund und krankheitsfrei lebt, kann zusätzliche Jahre obendrauf bekommen. Wie der liebevoll gepflegte Garagenwagen, der jede Inspektion mitmacht.

Kein Wunder, dass sogar die Krankenkasse AOK wirbt: »Mit diesen Tipps können Sie das biologische Altern verlangsamen.« Und dann ihren Mitgliedern unter anderem rät, genug zu schlafen und sich gesund zu ernähren. Die Techniker Krankenkasse erklärt ihren Mitgliedern: »Nicht nur Ihr Geburtsdatum bestimmt, wie alt Sie sind. Wie alt Sie wirklich sind, hängt von der Beschaffenheit Ihrer Blutgefäße ab.« Wer es genauer wissen wolle, könne zum Beispiel die Pulswellengeschwindigkeit messen lassen. Das Verfahren gibt es schon länger und kann normalerweise beim Hausarzt gemacht werden: Gemessen wird, wie schnell sich die durch den Herzschlag ausgelöste Blutdruckwelle durch den Körper bewegt. Daraus können Rückschlüsse gezogen werden, in welchem Zustand die Gefäße sind. Inzwischen können neuere Hightech-Waagen zu Hause bereits so eine Pulswellenmessung über Hautkontakt vornehmen. Das ist sinnvoll und nützlich für einen Status-Check des Herz-Kreislauf-Systems. Aber es ist ein punktuelles Verfahren und bedingt aussagekräftig, was das gesamte biologische Alter angeht.

Wissenschaftler träumten deswegen schon lange von einer genauen körperweiten Messung, so umfassend und vergleichbar, wie das amerikanische National Institute on Aging es definiert: »Biologisches Alter meint das wahre Alter unserer Zellen, Gewebe und Organe, basierend auf Biochemie.«

Aber wie soll der Zustand von Zellen und Organen mal eben messbar sein? Das klingt utopisch. Und lange war es das auch. Bis Steven Horvath kam.

»Heute lässt sich das biologische Alter tatsächlich mit einem Test bestimmen«, sagt Horvath. Oder besser noch: berechnen. Horvath gelang das erstmals 2011. »Das hat mein Leben verändert«, sagt er. Damals war er Professor für Genetik an der University of California, Los Angeles. Zugleich ist er aber auch promovierter Mathematiker und Biostatistiker. Eine ungewöhnliche Mischung und ein Glücksfall, weil Horvath sich mit genau den beiden Feldern auskennt, die zusammenkommen mussten, um endlich dem biologischen Alter des Menschen auf die Spur zu kommen: Epigenetik und Algorithmen. Horvath arbeitete damals an einem Projekt, das sich mit der bereits erwähnten sogenannten DNA-Methylierung befasste, also dem Mechanismus, mit dem unsere Gene an- und ausgeschaltet werden. Im Laufe der Zeit sammeln sich Grüppchen von diesen Methylverbindungen an bestimmen Stellen im Erbgut. Wie groß die Ansammlung wird und wo sie stattfindet, hängt unter anderem von vielen Umwelteinflüssen ab. Ein bisschen wie auf einer Party: Im Laufe des Abends sammeln sich manche Gäste in der Küche, andere im Wohnzimmer oder auf dem Balkon. Und je nachdem wie der Abend läuft, kommen viele neue Gäste hinzu oder gehen früh nach Hause. Und wie die Party insgesamt so läuft und wann sie zu Ende geht, hängt auch davon ab, ob viel getrunken oder getanzt wird.

Dass Altern irgendwie damit zusammenhängt, wo und wie viele dieser Methylgruppen sich an der DNA sammeln, wissen Forscher schon eine ganze Weile. Bereits Ende der 1960er Jahre entdeckten sowjetische Wissenschaftler, dass bei alternden Lachsen die DNA-Methylierung abnimmt. Welche Zusammenhänge genau bestehen, ist immer noch nicht ganz klar, aber vermutlich tragen sich ansammelnde Methylgruppen dazu bei, dass ein Gen ausgeschaltet oder nicht mehr richtig abgelesen wird. Das kann zu Krankheiten führen. Biologische Prozesse im Körper laufen nicht mehr rund. Mitunter wird deswegen auch von Verschmutzung des Erbguts durch die Methylierung gesprochen. Nicht zufällig beeinflussen insbesondere Rauchen und Alkohol die Methylierung.

Als Horvath 2011 begann, sich mit der DNA-Methylierung zu befassen, war mittlerweile etwas Entscheidendes passiert: Überall waren Forscher dabei, Blutproben und Genanalysen von tausenden und abertausenden Menschen in großen Datenbanken zu sammeln – und sie für andere Wissenschaftler kostenlos zugänglich zu machen. Die Proben sind anonym, keine individuellen Menschen identifizierbar. Aber sie enthalten eine entscheidende Information, nämlich das Alter der Menschen, von denen die Daten stammen. »Das war mein großes Glück«, sagt Horvath.

Er sah sich einige Stellen im Erbgut an, wo der Zusammenhang mit dem Altern schon gut untersucht war. Und er fand in den tausenden Proben ein klares Muster: Im Schnitt haben Menschen gleichen Alters den gleichen Grad an Methylierung. »Da war ein so riesiger Effekt in den Daten zu sehen, dass ich von heute auf morgen alle andere Forschung einstellte«, sagt Horvath. Er hatte das Gefühl, einer wissenschaftlichen Sensation auf der Spur zu sein: einer biologisch genauen Altersmessung. Eine Uhr, die nicht auf körperlichen Symptomen, sondern auf den viel genaueren molekularen Prozessen der Epigenetik basiert. Und das biologische Alter könnte einfach über eine Speichelprobe analysiert werden. Nur: »Damals hat das kaum jemanden interessiert«, sagt Horvath und lacht. »Viele dachten, epigenetisches Alter sei auch nichts anderes als graue Haare: eine Begleiterscheinung, aber biologisch nicht relevant.« Seine Anträge auf öffentliche Forschungsgelder wurden abgelehnt. Uninteressant, hieß es. »Das hat mir das Herz gebrochen«, sagt Horvath.

Er erzählt gerne voller Selbstironie solche Anekdoten, zum Beispiel, wie er sich in jahrelanger Forschung an Krebsfrüherkennung verzettelte, die wenig brachte. Unsere Unterhaltungen führen wir halb auf Deutsch, halb auf Englisch: Horvath wurde in Frankfurt am Main geboren, in den 1980er Jahren studierte er Mathematik in Berlin, dann zog es ihn in die USA, unter anderem nach

Harvard, dann Los Angeles. Vorher hatte er aber noch einen Pakt geschmiedet mit seinem Zwillingsbruder Markus und einem gemeinsamen Freund. Schon als Teenager hatten die drei sich zusammengeschlossen im »Gilgamesch-Projekt«, um über Philosophie und Mathematik und die Natur der Dinge zu diskutieren. Echte Nerds, würde man heute sagen. Als sie 1989 auseinandergingen, versprachen sie sich, in ihren beruflichen Karrieren eines ihrer liebsten Themen nie aus den Augen zu verlieren: Wie die Wissenschaft ein längeres gesundes Leben ermöglichen könnte.

Vergessen hat Horvath das nie, auch wenn er etwas länger zum Ziel brauchte, als ihm lieb gewesen wäre. 2013 aber hatte er seine epigenetische Uhr entscheidend verfeinert: In Zellproben von 8000 Menschen kreiste er 353 Stellen im Erbgut ein, die darauf untersucht werden, ob sich dort Methylgruppen sammeln oder nicht. Einem Computer reichte das, um das biologische Alter ziemlich genau zu bestimmen. Ziemlich genau heißt: plus minus 3,6 Jahre. Und wie funktioniert das? »Pure Mathematik«, sagt Horvath. Vereinfacht ließe sich die Idee dahinter so erklären: Man nimmt 100 000 Zellen von einem Menschen und untersucht, welcher Prozentsatz von ihnen methyliert ist. Bei null Prozent wäre es ein gerade geborenes Baby. Bei 50 Prozent ein Mensch mittleren Alters. Bei 100 Prozent ein über hundertjähriger SuperAger. Alle anderen liegen irgendwo dazwischen. Das ist die einfache Version. Es lohnt sich aber sehr, ein wenig tiefer einzusteigen, denn die epigenetische Uhr ist ein faszinierendes Beispiel für heutige Spitzenforschung, in der über Jahrzehnte aufgebautes Wissen, technologischer Fortschritt und schließlich eine brillante Idee zusammenfließen, um einen gewaltigen Erkenntnissprung auszulösen.

Die epigenetische Uhr »misst« keinen einzelnen konkreten körperlichen Wert, so wie etwa ein Bluttest die Leberwerte oder Entzündungswerte. Stattdessen werden in einem ersten Schritt verschiedene Risiko- und Stressfaktoren ausgewählt, die sich im

Körper an verschiedenen Stellen nachweisen lassen. Horvath hat sich für seine epigenetische Uhr zahlreiche solcher Biomarker herausgesucht. Darunter etwa ein Peptid namens Adrenomedullin, das unter anderem Kreislauf und Atmung beeinflusst. Oder das Protein GDF15, das bei entzündlichen Reaktionen eine wichtige Rolle spielt. Für diese ausgewählten Risikofaktoren wird die DNA-Methylierung gemessen. Wie das so einfach geht? Dank extrem starker computerisierter Analysemaschinen, die im vergangenen Jahrzehnt entwickelt wurden. Sie können Blut-, Speichel- und Gewebeproben rasend schnell automatisiert in ihre kleinsten molekularen Bestandteile zerlegen. Und wie wird die epigenetische Uhr kalibriert, also woher weiß man, dass sie richtig geht? Die Uhr ist am Ende ein komplexer Algorithmus, ein Programm. Es lernt aus Trainingsdaten, wie die KI-Systeme auch. Horvath nutzte dafür ursprünglich Blutproben von 2356 Menschen, die an einer großen Herzstudie (Framingham Heart Study) teilgenommen und die Auswertung ihrer Proben für die Wissenschaft erlaubt hatten. In den Daten ist auch hinterlegt, wie alt die Menschen zum Zeitpunkt der Probe waren und wann sie starben. Anhand dieser Menschen lernte der Algorithmus, welches Alter mit welchen Methylierungswerten der ausgewählten Risikofaktoren zusammenfällt – und wie viel Zeit statistisch bis zum Tod bleibt (»time-to-death«). All diese Biomarker plus noch ein extra Wert für Rauchen wurden dann in einen einzigen Biomarker für Lebenserwartung zusammengesetzt. Er misst die chemischen Veränderungen an über 1000 verschiedenen einzelnen DNA-Punkten. Und damit lässt sich ziemlich gut berechnen, wie schnell wir altern. Oder wie Horvath trocken erläutert: »Rein mathematisch misst er die Chance, dass man nächstes Jahr tot umfällt.«

Horvath erklärt dann noch ein bisschen die mathematischen Modelle dahinter (»Cox Regression«) und die statistischen Prinzipien, aber wer das genauer wissen will, kann die exakte Methodik im Fachjournal *Aging*, Volume 11, Issue 2 nachlesen. Oder in einer von zigtausenden wissenschaftlichen Publikationen, die darauf Bezug nehmen. Tatsächlich sind die Berechnungen so komplex und so viele Mechanismen im Spiel, dass gar nicht im Detail geklärt werden konnte, weshalb die epigenetische Uhr eigentlich das biologische Alter so gut bestimmen kann. Das erinnert an die künstliche Intelligenz, an Systeme wie ChatGPT: Es funktioniert, aber welche Rädchen sich im Inneren der Maschine drehen, bleibt selbst den klügsten Köpfen verborgen.

Wichtig ist aber zunächst: Die komplexen Formeln sind erwiesenermaßen erstaunlich gut darin, »die Todeswahrscheinlichkeit in Jahren zu berechnen«. Weil fortschreitendes epigenetisches Alter nachweislich mit Sterblichkeit zusammenhängt. Deswegen hat Horvath seinem Test auch den Namen GrimAge gegeben. Abgleitet vom englischen »Grim Reaper«, dem Sensenmann. Klingt makaber, aber Horvath amüsiert sich immer noch sichtlich, wenn er über die Namensgebung spricht. Wahrscheinlich braucht man einen speziellen Humor, wenn man sich den ganzen Tag mit Todeswahrscheinlichkeiten befasst. »Ich würde allerdings niemals jemandem die durch den Test ermittelte wahrscheinlich verbleibende Lebensspanne mitteilen«, betont Horvath. »Etwa: Die Berechnung hat ergeben, dass Sie vermutlich 90 werden. Und erst recht nicht: Oh, Sie haben eine dreißigprozentige Wahrscheinlichkeit, nächstes Jahr zu sterben.« Auch, wenn es das ist, was die epigenetische Uhr eigentlich berechnet. Beides wäre »unethisch«, so Horvath. Stattdessen werden die Ergebnisse umgerechnet in einen chronologischen Alterswert. Je nach aufgelaufener Zellschädigung kann ein Sechzigjähriger also ein biologisches Alter von 50 – oder eben auch mal von 70 haben.

Mittlerweile wird Horvaths Uhr in allerlei medizinischen Fachrichtungen eingesetzt. Neurologen messen, ob schwer depressive Menschen schneller biologisch altern – und ob sich die Alterung verlangsamt, wenn die Depression nachlässt (Ja und Ja, jedenfalls laut einer vielzitierten Studie im Fachjournal *Translational Psychology*). Krebsforscher untersuchen, ob das Tumorrisiko sinkt, wenn die epigenetische Uhr zurückgestellt wird – offenbar ja, so stellten Forscher am Deutschen Krebsforschungszentrum fest. Und anders als zu Anfang kann Horvath sich schon lange vor Forschungsgeldern kaum retten.

»Die epigenetische Uhr ist eine brillante Entwicklung«, sagt Adam Antebi, der Direktor des Max-Planck-Instituts für die Biologie des Alterns. »Endlich gibt es so etwas wie eine Messlatte für den Status des epigenetischen Systems.« Erstmals haben Wissenschaftler und Mediziner damit die Möglichkeit, zu messen, welche Faktoren das Altern beschleunigen. Sei es nun der regelmäßige Alkoholkonsum oder eine Krebserkrankung. Aber wichtiger noch: Endlich kann systemweit gemessen werden, welchen Effekt Gegenmaßnahmen haben. Sprich: Die epigenetische Uhr misst das biologische Alter in einer Testperson vor Beginn einer Behandlung oder Lebenswandelumstellung. Und dann immer wieder in regelmäßigen Zeitabständen, um zu sehen, ob sich etwas ändert. Besonders klare Ergebnisse liefern zum Beispiel Veränderungen bei der Ernährung, etwa verringerte Kalorienzufuhr. (Das wird noch ein ausführliches Thema in Kapitel 6.) »Die messbaren Effekte sind profund«, sagt Horvath. Insbesondere bei den Leberwerten seien »enorme« Effekte zu sehen, die auch auf das biologische Alter des gesamten Organismus durchschlagen.

Gibt es noch andere Lebenswandel- oder Gesundheitsfaktoren, die so deutlich messbar das Altern beschleunigen oder verlangsamen? »Absolut«, sagt Horvath. »So ziemlich alles spiegelt sich in der Uhr wider: Rauchen, Diabetes, Übergewicht, Fettleber.« Und natürlich Erkrankungen wie Krebs. Gibt es einen messbar positiven Effekt, der ihn überrascht hat? »Tatsächlich hat gemüsereiche Ernährung einen verjüngenden Effekt, den ich so nicht erwartet hatte«, sagt Horvath.

Auch wenn viele dieser Effekte sich in wissenschaftlichen Studien und vor allem in Tiermodellen zeigen lassen, sind epigenetische Uhren noch kein medizinisches Instrument: Sie sind noch nicht klinisch validiert, das heißt, es gibt keine Behandlungen, die auf Grundlage des Tests nachweislich Sinn ergeben. »Das macht mir derzeit noch die größten Sorgen: Dass Leute ihr epigenetisches Alter testen und darauf basierend medizinische Entscheidungen treffen«, betont Horvath. Für fast alle gängigen Biomarker, die meist schon Jahrzehnte in der Medizin genutzt werden, gibt es dazugehörige Behandlungen. Wenn der Arzt etwa zu hohen Blutdruck feststellt, kann er Sport und Blutdrucksenker verordnen. Oder Statine bei schlechten Herzwerten. Für zu schnelle Alterung gibt es noch keine Pille. Aber die epigenetische Uhr macht es einfacher, daran zu arbeiten.

Auch ohne Verjüngungsmedikament als Gegenmittel testet Horvath sein epigenetisches Alter regelmäßig. Er hat aufgehört zu rauchen. Und hält sich selbst an die Regeln, die inzwischen aus vielen Studien abzulesen sind: Gesund essen mit wenig Zucker und viel Gemüse. Regelmäßig Sport. Und irgendwie den beruflichen Stress im Zaum halten. Seither geht sein biologisches Alter zurück, Horvath altert deutlich langsamer. Die genauen Werte verrät er nicht, nur so viel: »Ich sehe einen Effekt.«

Longevity-Guru David Sinclair wird dagegen genauer: Sein biologisches Alter sei um 20 Jahre jünger als sein chronologisches: Mitte 30 statt Mitte 50. Er wisse ja, an welchen Rädchen zu drehen sei. Tatsächlich zeigen die epigenetischen Uhren, dass auch erste Arzneistoffe und Nahrungsergänzungsmittel das biologische Alter beeinflussen können. Dazu zählen auch die von Sinclair erforschten Stoffe wie NMN. Allerdings sind die Ergebnisse nicht eindeutig, die Langfristwirkungen unerforscht, die Expertenmeinungen unterschiedlich und die Studien so komplex, dass die Details in einem eigenen Kapitel (siehe Kapitel 8) zu diskutieren sind.

Die großen Stellschrauben – Ernährung, Fitness, emotionale Gesundheit – kann aber jeder bedienen, betont Horvath. Wer sie effektiv nutzt, könne sich biologisch verjüngen. Das betonen viele medizinische Expertinnen schon lange. Aber nun lässt es sich immer genauer messen.

Horvath hat GrimAge nicht kommerzialisiert, der Hightech-Test richtet sich vor allem an die wissenschaftliche Forschung und wird über eine Stiftung, die Clock Foundation, vertrieben. Allerdings sind in den vergangenen Jahren reichlich frei verkäufliche epigenetische Uhren auf den Markt gekommen, die jeweils auf einer ähnlichen Methodik basieren und meist mit einem simplen Blut- oder Speicheltest das biologische Alter bestimmen sollen. Vor allem von großen Labortest-Unternehmen, die bereits spezialisiert sind auf allerlei Blut- und Genanalysen und entsprechend auch über Sequenzierungsmaschinen und andere Technologie verfügen. Auch eine von Harvard-Professor David Sinclair gegründete Firma bietet einen Test für das biologische Alter an – und dazu auch gleich Ernährungs- und Lebenswandelberatung. Die epigenetischen Uhren schauen dabei jeweils auf unterschiedliche Stellen im Erbgut, also andere epigenetische Schalter, und wenden verschiedene mathematische Modelle an.

Sind diese Tests grundsätzlich wissenschaftlich solide? Favorisiert Horvath eine bestimmte Methodik, einen bestimmten kommerziellen Test? Nein, eine Empfehlung wolle er nicht geben, sagt Horvath. Für den Konsumenten seien die vielen verschiedenen Angebote frustrierend, denn jeder Test liefere ein anderes Ergebnis. So könne es sein, dass die eine epigenetische Uhr mein biologisches Alter auf 48 plus minus zwei Jahre bestimmt, die nächste aber auf 54 plus minus 4 Jahre. Zum einen liegt das daran, dass die Tests unterschiedliche Faktoren berücksichtigen und es keine einheitliche Regelung gibt. Zum anderen sind nicht alle kommerziellen epigenetischen Uhren wissenschaftlich validiert, etwa durch veröffentlichte Studien.

Dann bietet Horvath mir an, mein biologisches Alter mittels seines GrimAge-Tests zu bestimmen. Natürlich stimme ich zu, schließlich will ich möglichst viel über die Technologie lernen. Stutzig werde ich erst, als er mich dreimal fragt, ob ich mir wirklich sicher sei. Ich erinnere mich an die eigentliche Definition der epigenetischen Uhr: Sie berechnet die Todeswahrscheinlichkeit.

Nun wird mir ein wenig mulmig, aber ich lasse mir doch eine Kanüle Blut abnehmen, damit ein Speziallabor an über 1000 Biomarkern untersuchen kann, wie meine DNA durch Methylgruppen verändert wurde. Wenige Wochen später kommt der neunseitige »Epigenetic Clock & Systems Aging Report« per E-Mail. Gleich zu Anfang weist er mich noch einmal auf die Kalkulationsmethodik hin: »Eine Beschleunigung des GrimAge um 7,5 Jahre im Vergleich zu Ihrem chronologischen Alter entspricht einer Verdoppelung des Sterberisikos. Umgekehrt entspricht eine Verringerung um 7,5 Jahre einer Verringerung des Sterberisikos um etwa 50 Prozent.« Erst auf der nächsten Seite lese ich dann erleichtert: »Thomas, herzlichen Glückwunsch, dein biologisches Alter ist niedriger als dein chronologisches Alter von 50,6 Jahren. Tatsächlich ist dein GrimAge um 1,96 Jahre niedriger als die Anzahl der Geburtstage, die du hattest.« Damit, so heißt es weiter, liege ich vergleichsweise ganz gut: Mein biologisches Alter ist niedriger als das von 69 Prozent der Gleichaltrigen.

Im Großen und Ganzen sind meine Biomarker aber einfach »sehr durchschnittlich«, wie Horvath mir erklärt, als wir die Testergebnisse gemeinsam durchgehen. »Das ist doch erst mal gut«, meint er. Auch bei den im Report aufgeschlüsselten »Systems Aging Risk Factors« fällt nichts allzu sehr aus der Reihe. Eine Balkengrafik zeigt an, wie meine Werte im Vergleich zum Durchschnitt aussehen. Grüne Balken heißen: Da liege ich im Plus und stehe besser da als der Rest, rote Balken bedeuten, hier sind meine Aging-Marker unterdurchschnittlich. Aufgeschlüsselt sind unter anderem »Zellulär«, »Gehirn«, »Immunsystem« und »Entzündung«. »Die GrimAge-Messung basiert auf mehreren Funktionsmarkern, die sich jeweils in großen epidemiologischen klinischen Studien als nützliche Biomarker erwiesen haben«, erklärt Horvath. Sprich: Die Methylierung korreliert zum Beispiel mit Blutzuckerwerten oder Entzündungsmarkern. Und diese Biomarker sind wiederum mit verschiedenen Geweben, Organen und physiologischen Systemen verbunden. Einer dieser Marker sticht bei mir etwas heraus und wird deswegen in der Testanalyse auch als mein »Hauptrisikofaktor für Alterung« identifiziert, und zwar in sehr fetter roter Warnschrift: Gefäßalterung. Dazu gehören etwa zunehmend steife Arterien und erhöhtes Risiko für Herz-Kreislauf-Erkrankungen. Das Testergebnis überrascht mich, denn meine Pulswellengeschwindigkeit, die ebenfalls die Gefäßalterung misst, ist sehr gut und deutlich überdurchschnittlich. Mag sein, sagt Horvath, der Test schaue aber insbesondere auf ein Protein namens PAI-1, das den Abbau von Blutgerinnseln hemmt und an der Fibrinolyse beteiligt ist. Studien haben gezeigt, dass der PAI-1-Spiegel mit dem Alter ansteigt und mit Arteriensteifigkeit, Atherosklerose und Herz-Kreislauf-Erkrankungen in Verbindung steht. Erhöhte Werte tragen zu Problemen mit den Arterienwänden bei und fördern Entzündungen und oxidativen Stress, die wiederum wesentlich zur Arterienalterung beitragen. PAI-1 sei deswegen ein guter Biomarker für Arterienalterung und erhöhtes kardiovaskuläres Risiko. Horvath beruhigt mich aber: Meine Werte seien ein bisschen höher als der Schnitt, insgesamt aber noch völlig im Normalbereich.

Eines gilt es nicht zu vergessen: Der Test ist eine Momentaufnahme aus dem Jetzt, wie sich mein Lebenswandel in Kombination mit biologischer Veranlagung bisher auf meine Gesundheit ausgewirkt hat. Die Prognose basiert auf den vergangenen Jahren.

Wie meine künftige Gesundheit und Lebenserwartung aussehen, kann ich also noch sehr wohl beeinflussen. Positiv wie negativ.

Es wird sicher nicht der letzte epigenetische Test sein, den ich machen werde. Allerdings sind die Kosten noch so hoch, dass sich mehr als jährliche Tests nicht anbieten. Rund 250 Euro werden im Schnitt fällig. Oft mehr, wenn die Tests in den USA oder Großbritannien ausgewertet werden, wo die Auswahl größer ist. Aber auch in Deutschland gibt es inzwischen Testanbieter: Zum Beispiel hat das Fraunhofer-Institut einen »Genetic Age Test« mit dem Laborunternehmen Cerascreen entwickelt.

Sind solche epigenetischen Uhren auch für den Normalbürger jetzt schon zu empfehlen? Für alle, die sich mit dem eigenen körperlichen Zustand auseinandersetzen wollen, können kommerzielle epigenetische Uhren ein interessantes Instrument sein. Vor allem wenn es darum geht, auf das Ziel hinzuarbeiten, gesünder zu leben. Denn auch wenn sich nur schwer beurteilen lässt, wie genau die Tests das biologische Alter berechnen: Veränderungen des körperlichen Zustands spiegeln die wissenschaftlich soliden Tests durchaus auf eine bislang nicht gekannte Art und Weise wider. Aber wie auch Horvath betont: Ein epigenetischer Test hat keine medizinische Notwendigkeit oder einen gesundheitlichen Vorteil per se. Gesünder leben bremst die Alterungsprozesse auch ohne molekulare Altersbestimmung.

Horvath ist indes zutiefst überzeugt, dass sich die Bestimmung des biologischen Alters weiterentwickelt. Und damit auch wesentlich zur Entschlüsselung des Alterns selbst beitragen wird. Denn tatsächlich sind die epigenetischen Mechanismen universeller und aussagekräftiger, als es Horvath und viele andere Wissenschaftler selbst noch vor einigen Jahren erwartet hätten. Der Grund für den Optimismus liegt in den Ergebnissen einer Studie, die Horvath 2023 gemeinsam mit rund 200 Wissenschaftlern aus aller Welt und aus vielen Fachrichtungen veröffentlichte. Sie hatten untersucht, ob sich die epigenetische Uhr mit der Analyse der DNA-Methylierung auch bei anderen Säugetieren anwenden lässt. Dazu sammelten die Forscher 15 000 Proben von hunderten Tierarten ein. Und bauten eine einzige neue epigenetische Uhr, die bei allen Tieren angewandt wurde. Das Ergebnis: Bei 185 Säugetierarten kann anhand der gleichen Abschnitte der DNA ihr Alter bestimmt werden. »Mit einer einzigen Formel lässt sich das Altern bei Tieren aus völlig unterschiedlichen Lebensräumen messen, sei es Wal oder Fledermaus«, sagt Horvath. »Das ist völlig verblüffend.« Und es hat weitreichende Folgen nicht nur für die Alternsforschung, sondern für die gesamte Biologie. Denn die artübergreifenden Ergebnisse liefern deutliche Hinweise darauf, dass es Alterungsprozesse gibt, die evolutionär konserviert sind und sich über Millionen von Jahren und über sich immer weiter auseinanderentwickelnde Säugetierarten hinweg erhalten haben. Dass es also grundlegende Mechanismen des Alterns gibt. Für Horvath ein »smoking gun«, ein offensichtlicher Beleg, dass die Epigenetik dabei im Zentrum steht.

Das hat nicht nur grundsätzliche wissenschaftliche Bedeutung, sondern durchaus praktische. Denn wenn die Alterungsmechanismen in Tieren sehr ähnlich sind, lassen sich Ergebnisse aus Studien mit Mäusen oder etwa auch dem Killifisch viel schneller auf therapeutische Ansätze beim Menschen übertragen. Anders gesagt: Führt eine Verjüngungsmethode dazu, dass die epigenetische Uhr der Maus zurückgedreht wird, hat sie auch eine gewisse Erfolgswahrscheinlichkeit beim Menschen. Natürlich sind die Organismen noch immer unterschiedlich, und der Teufel steckt im Detail. Die fast 200 Wissenschaftler sind jedenfalls überzeugt, dass die artenübergreifende Studie sehr grundsätzliche Erkenntnisse über die Natur enthüllt: »Wir haben herausgefunden, dass die Lebensspanne von Säugetieren eng mit chemischen Veränderungen des DNA-Moleküls zusammenhängt, die als Epigenetik oder genauer gesagt als Methylierung bezeichnet werden. Im Wesentlichen weisen Säugetiere mit längerer Lebensspanne ausgeprägtere DNA-Methylierungslandschaften auf, wohingegen Säugetiere mit kürzerer Lebensspanne gedämpftere, flachere Methylierungsmuster zeigen«, verkündete das internationale Forscherteam, das unter dem etwas gestelzten Namen Konsortium für Säugetier-Methylierung mehr als sieben Jahre an der Studie gearbeitet hat. Anders gesagt: An den epigenetischen Mustern lässt sich erkennen, welche Tierarten länger leben.

Die Säugetierstudie hat weitere entscheidende Hinweise geliefert, die Horvaths gesammelte Erkenntnisse zur Natur des Alterns ergänzen. Auch in einem entscheidenden Punkt: Dass die Länge des Lebens nicht beliebig weit auszudehnen sei. »Meiner Meinung nach gibt es für den Menschen eine maximale Lebensspanne.« Und wo liegt sie? »Bei etwa 120. Und ohne radikale Eingriffe wie Organtransplantation ist sie nicht zu überschreiten.«

Selbst wenn man immer mehr Stellschrauben kennt, an denen man drehen kann. Diese, betont Horvath, dienten dazu, möglichst gesund bis zum Ende der maximalen Lebensspanne zu kommen. Darauf will er nun seine Forschung mit aller Kraft konzentrieren. Seine Professur hat er abgegeben und die University of California verlassen, um für eine der breiten Öffentlichkeit völlig unbekannte Firma in England zu arbeiten. Unter Medizinforschern kennt das gerade 2022 gegründete Unternehmen allerdings jeder.

Wer eine halbe Autostunde südlich von Cambridge in die kleine Straßensammlung des Technologie- und Forschungszentrums Granta Park einbiegt, kann erst einmal nichts Besonderes erkennen: eine Handvoll Bürogebäude, ein paar Hallen. Mittendrin ein langer zweistöckiger Flachbau, der von außen auch eine Schraubenfabrik sein könnte. Drinnen dagegen sieht es schon anders aus: Viel elegantes Holz, viele schicke Polstermöbel und vor allem viele Labore. Dank sehr viel Geld. Altos Labs, so der Name des Unternehmens, ist das wohl am besten finanzierte Start-up, das es je gab. Drei Milliarden Dollar streckten Investoren vor. Direkt zur Gründung, um erst einmal anzufangen. Das Ziel: »Die Wiederherstellung der Zellgesundheit und der Widerstandsfähigkeit, um Krankheiten, Verletzungen und Behinderungen, die im Laufe des Lebens auftreten können, rückgängig zu machen.«

Das Unternehmen war zunächst im »Stealth Mode«, so nennt man das, wenn hinter den Kulissen still und leise gebastelt wird, damit alles steht und niemand mehr dazwischengrätschen kann. Mit dem Milliardenkapital sammelte Altos nämlich zunächst ein Who is Who der Spitzenwissenschaft ein, mit einigen der bekanntesten Namen aus Langlebigkeitsforschung, Medizin und Biologie, dazu noch Topmanager aus Pharma- und Biotechnologie. Neben Horvath kam etwa der Zellbiologe Richard Klausner, der lange das amerikanische National Cancer Institute leitete, eines der führenden Krebsforschungsinstitute der Welt, und nun als Mitgründer auch Chefwissenschaftler von Altos ist.

Hans Bishop, der zuvor mit seiner Firma Juno bereits wegweisende neue Krebstherapien entwickelt hatte. Der spanische Biochemiker Juan Carlos Izpisua Belmonte, lange Professor am Salk Institute for Biological Studies in San Diego, einem der weltweit wichtigsten Biologie-Forschungsinstitute. Hal Barron, früher Chefwissenschaftler des Pharmariesen GSK, führt das Unternehmen. Thore Graepel, zuvor einer der führenden KI-Experten von Google, modelliert nun, wie sich die Millionen von Molekülen in Zellen verhalten. Zu den weiteren beteiligten Dutzenden bekannten Professorinnen und Wissenschaftlern zählen auch gleich vier Nobelpreisträger, darunter Jennifer Doudna, die Mitentdeckerin der Genschere CRISPR, und der japanische Stammzellenforscher Shinya Yamanaka.

Altos hat sich die berühmten Bell Labs als Vorbild genommen: Die Forschungsabteilung des amerikanischen Telefonriesen AT&T hatte in der Mitte des 20. Jahrhunderts zahlreiche führende Forscher aus Telekommunikation und Informatik zusammengebracht, sie mit Unmengen Geld ausgestattet und ihnen ansonsten weitgehend freie Hand gegeben – außer dem Auftrag, nach großen wissenschaftlichen Durchbrüchen zu suchen. Bell-Labs-Forscher entwickelten schließlich unter anderem den ersten Transistor und den ersten Gaslaser und erhielten mehrere Nobelpreise. Altos ist der Versuch, mit vereinten Kräften und enormen finanziellen Freiheiten einen ähnlich großen Wurf in Medizin und Biologie zu landen. Oder besser noch: das alles entscheidende Tor zu schießen. Denn das Ziel ist Zellverjüngung, als eine Art biologischer Reset-Button. »Es geht nicht darum, einzelne Krankheiten zu verstehen und dann zu behandeln, sondern um den Versuch, quasi alle Krankheiten zurückzudrehen«, sagt Wolf Reik, der die Altos-Forschungseinheit in Cambridge leitet.

Das Unternehmen hat noch weitere Ableger in San Francisco und San Diego. »Unser Ziel ist es, uns auf das große gesellschaftliche Problem zu konzentrieren, dass viele Jahre des Lebens von chronischen Krankheiten betroffen sind, die die Lebensqualität, die Produktivität und das Einkommen der Menschen zerstören und der Gesellschaft enorme Kosten verursachen«, sagt Mitgründer Hans Bishop. Die Auswirkungen dieser Krankheiten rückgängig zu machen, würde der Menschheit enorm nutzen. Entsprechend gehe es um Healthspan, also vitales langes Leben. Sollte sich dadurch auch die Lebensdauer der Menschen verlängern, sei das eher »eine zufällige Konsequenz«.

Woran Altos im Detail arbeitet, welche Therapien sie entwickeln wollen und wie weit sie dabei sind: Das wird streng geheim gehalten.

Zunächst wollen die Wissenschaftler ihre Arbeit vor allem rund um die wegweisende Entdeckung des Nobelpreisträgers Shinya Yamanaka konzentrieren: Er fand heraus, dass Zellen unter bestimmten Bedingungen verjüngt werden können, dass sie quasi wieder auf die Werkseinstellungen zurückgesetzt werden. Diese sogenannten Yamanaka-Faktoren gelten schon lange als möglicher Schlüssel für eine Umkehr der Zellalterung. »Wir haben jetzt präklinische Daten, die darauf hindeuten, dass die mit Alterung und Krankheit verbundene zelluläre Dysfunktion reversibel sein kann«, sagt Altos-Chef Hal Barron. Deswegen werden wir auch später noch einmal zu Altos zurückkehren, wenn es in Kapitel 4 um Gene und Zellen geht. Nur so viel schon vorab: Die epigenetische Uhr von Steve Horvath spielt eine wesentliche Rolle. Genauso wie künstliche Intelligenz. Eines, sagt Horvath, sei in jedem Fall sicher: »Es sind wahnsinnig aufregende Zeiten.«

# 3 KREBS

## Die größte Hoffnung

Ostafrika im Dezember 2023, draußen brennt die Sonne, drinnen sitzen Ugur Sahin und Özlem Türeci, Gründer des deutschen Biotechnologie-Riesen Biontech, in einer gerade fertiggestellten Fabrikhalle zwischen der Präsidentin der EU-Kommission und dem ruandischen Staatspräsidenten. Es ist erstaunlich still, obwohl hunderte Menschen hier sind, vielleicht liegt es an den vielen einschüchternden Soldaten und Sicherheitskräften, die mit grimmigen Blicken über die afrikanischen Staatschefs im Raum wachen.

Paul Kagame, der autokratische Präsident von Ruanda, hält eine Rede. Ein schlaksiger Mann im dunkelblauen Anzug, mehrere Köpfe größer als der schmächtige Sahin. Seit 23 Jahren herrscht der umstrittene Kagame, das Land ist stabil, die Wirtschaft wächst beständig, und deswegen errichtet Biontech hier seine erste afrikanische Fabrik, um Impfstoffe gegen alle möglichen Infektionskrankheiten von Covid bis Malaria zu produzieren. »Ich möchte mich dafür bedanken, lieber Professor Ugur und liebe Professorin Özlem«, sagt Kagame. »Ein echter Meilenstein und Hoffnung für

Millionen«, sagt die eigens eingeflogene deutsche Außenministerin Annalena Baerbock, die anschließend spricht. Später redet der Chef der African Development Bank lieber wenig und singt dafür den abgewandelten Refrain eines Reggaehits: »Es wird ein heller, sonniger Tag für Afrika.«

Die ganze Szenerie wirkt leicht surreal. Morgens schon fahren im Kongresszentrum der ruandischen Hauptstadt Kigali immer neue beflaggte Staatskarossen vor, wichtige Menschen steigen ein und aus, und dazwischen immer Sahin und Türeci so leise und nonchalant, als wären sie auf dem Weg zu einer Onkologentagung in Bottrop. Wie nur sind zwei Krebsforscher der Mainzer Universitätsmedizin hier gelandet, mitten auf der weltpolitischen Bühne?

Am Abend zuvor, beim Essen im Hinterzimmer des italienischen Hotelrestaurants, versucht sich Sahin an einer Antwort. Seit den Haferflocken zum Frühstück hat er nichts mehr gegessen, aber seine Energie reicht noch, um trotzdem direkt in eine tiefe Diskussion zu springen über das, was Sahin »die große Wissensrevolution« nennt: eine sich immer schneller drehende Spirale aus Fortschritt und Entwicklungssprüngen, getrieben vor allem von digitalen Technologien, von großen Datenmengen, von künstlicher Intelligenz.

»Alles geht heute sehr, sehr viel schneller als früher«, sagt Sahin. »Erkenntnisse zu gewinnen, sie zu bestätigen, sie anzuwenden.« Und das gelte im Grunde für alle Bereiche der Biologie, für »Materialwissenschaften, Produktionsprozesse, Automatisierung«. Eine so grundlegende Umwälzung, davon ist Sahin überzeugt, dass sie das Leben rund um die Welt verändern wird. Egal ob wie hier, mit einer ersten afrikanischen Produktionsanlage für neuartige Malaria-Impfstoffe. Oder mit neuen Krebsmedikamenten in Europa.

»Es wird so viel Wissen verfügbar, dass jetzt plötzlich die Bausteine da sind, um seit Jahrzehnten bestehende Probleme zu lösen«, sagt Türeci. Die beiden ergänzen sich oft so, seit 22 Jahren sind sie verheiratet und bilden eine fast symbiotische Forschergemeinschaft. Ein eigener Mini-Think-Tank, der schon morgens am Frühstückstisch brainstormt, wie T-Zellen am effektivsten Tumorzellen erledigen können.

Natürlich ist der Impfstoff gegen Covid ein Paradebeispiel für diese Forschungsbeschleunigung, entwickelt in nur einem Jahr statt einem Jahrzehnt, basierend auf einer brandneuen Technologie, die vor der Pandemie fast niemand kannte.

Ansonsten aber wird über den Covid-Impfstoff nicht geredet an diesem Abend in Kigali, und auch nicht bei anderen Gesprächen in Mainz. Nicht, weil Sahin und Türeci die Pandemie mittlerweile egal wäre, sondern weil das Problem aus Forschersicht gelöst ist: Die mRNA-Technologie funktioniert, der Impfstoff erfüllt seinen Zweck.

Sahin denkt längst über das nächste Problem nach, langfristig das bedeutendere, so groß, dass er schon sein ganzes Wissenschaftlerleben darauf herumkaut: »Krebs nicht nur für kurze Zeit, sondern langfristig zu kontrollieren oder idealerweise zu heilen.« Nicht nur bei einigen, sondern bei vielen Tumorerkrankungen, auch im fortgeschrittenen Stadium. Sahin ist überzeugt, dass dieser Moment in greifbarer Nähe ist, erreichbar zum Ende des Jahrzehnts.

Noch vor gar nicht langer Zeit schien das undenkbar, bis weit in die 1990er Jahre gab es keine Behandlung außer Operation und dann Chemotherapie und Bestrahlung. »Die Chemo hat oft nur geholfen, dass die Patienten ein paar Monate Ruhe hatten, aber am Ende kam der Tumor wieder und war dann resistent«, sagt Sahin. »Im Grunde haben wir bei den meisten Erkrankungen die Patienten irgendwann verloren, wenn der Tumor nicht mehr operierbar war.«

Über die Pandemie konnte man schnell vergessen, dass Sahin eigentlich kein Impfstoffspezialist, sondern seit Jahrzehnten einer der führenden Krebsforscher in Deutschland ist. In den 1990er Jahren arbeitete er als Onkologe in den Universitätskliniken von Köln und Homburg. Nach seiner Habilitation wurde er Professor für experimentelle Onkologie in Mainz und forschte dort vor allem zu Krebsimmuntherapien. Er gehört noch immer zur Leitung des Universitären Centrums für Tumorerkrankungen in Mainz und des Helmholtz-Krebsforschungsinstituts HI-TRON.

Auch Türeci spezialisierte sich früh auf Krebsforschung als Heisenberg-Stipendiatin der Deutschen Forschungsgemeinschaft, später als Professorin an der Mainzer Universitätsmedizin sowie als Leiterin eines Forschungs-Spitzenclusters des Bundesforschungsministeriums.

Kurz gesagt: Bis zur Pandemie hatten beide ihr ganzes Wissenschaftlerleben an Krebs geforscht. Und nun haben sie fast alle der beträchtlichen Ressourcen von Biontech auf neue Krebstherapien ausgerichtet. 2024 liefen 30 klinische Studien zu über einem Dutzend verschiedener Tumorerkrankungen, darunter Hautkrebs, Gebärmutterkrebs, Prostatakrebs, Lungenkrebs, Darmkrebs. Es ist ein erstaunlich großes Forschungsprogramm, wie es sonst eher Pharmakonzerne betreiben, aufgestellt in kaum drei Jahren.

Seitdem sich abzeichnete, dass der Coronaimpfstoff sehr viel Geld einspielen würde, fast 25 Milliarden Euro, hat Sahin begonnen, alle möglichen Weichen zu stellen, damit Biontech eine der Speerspitzen im, wie er hofft, beginnenden Endkampf gegen den Krebs ist. Biontech baute im Eiltempo neue Produktionsstätten, übernahm Firmen, stellt jedes Jahr hunderte neue Mitarbeiter ein.

Sein Ziel: Personalisierte Medizin für jeden, basierend auf individuellen Krebsmerkmalen. Es wäre sicher die wirkungsvollste Behandlung, das wissen Mediziner schon lange, aber sie ist auch die komplizierteste, teuerste und aufwendigste. Und sie ist am schwersten zu industrialisieren: also wirklich zur Standardbehandlung für die meisten, für hunderttausende Patienten zu machen.

Aber genau dort will Sahin hin. Es ist der der einzige Weg, davon sind die allermeisten Onkologen überzeugt, um nicht nur einzelne Scharmützel gegen den Krebs zu gewinnen, sondern den ganzen Krieg. Für das Projekt Lebensverlängerung wäre es nicht nur ein wichtiger Schritt, sondern ein riesiger Sprung nach vorne.

Wer über Langlebigkeit redet, muss bei Krebs anfangen. 2022 starben 1 066 341 Menschen in Deutschland. 231 533 Menschen davon, mehr als ein Fünftel, an Krebs. Nur an Herz-Kreislauf-Erkrankungen sterben mehr Menschen, aber hier liegen die Dinge dennoch anders. Oft führen die Lebensumstände zu Herz-Kreislauf-Erkrankungen: Rauchen, Übergewicht, Diabetes, Bluthochdruck. Auslöser, auf die der einzelne Mensch oft Einfluss nehmen kann. Denen er – zumindest gefühlt – nicht ausgeliefert ist.

Krebs dagegen scheint schicksalhafter, unkontrollierbarer, brutaler. Deutlich zu spüren schon an den unterschiedlichen Reaktionen, wenn Freunde oder Familienangehörige eröffnen, woran sie erkrankt sind: »Ich habe ein Herzleiden« ist sicher schon schlimm genug. Aber wie anders fühlt es sich an, wenn die Nachricht lautet: »Ich habe Krebs.« Die Gründe liegen in der Natur der Krankheit, denn sie wird nicht verursacht durch fremde Eindringlinge, durch Viren, Bakterien, Pathogene, sondern ist uns von Geburt an in die Biologie geschrieben. Sie kommt zustande, wenn die erste aller biologischen Funktionen beschädigt wurde, die Zellteilung, die Grundlage des Lebens. In gesunden Zellen regeln strikte Anweisungen das Wachstum und den Zelltod, in Krebszellen sind diese Anweisungen unwirksam geworden, mutiert. Aber dennoch liegen das normale und das ungebremste, tumorige Wachstum so eng beieinander, sind biologisch so verwandt, dass es unfassbar schwer ist, beide Prozesse voneinander zu trennen.

Nicht umsonst gilt Krebs als »König aller Krankheiten«, wie der amerikanische Onkologe Siddhartha Mukherjee in seiner gleichnamigen, mehrfach preisgekrönten Geschichte des Krebses schreibt. Schon allein, weil Krebs nicht eine Krankheit ist, sondern viele. Leberkrebs lässt sich nicht mit Blutkrebs vergleichen und deswegen auch nicht gleich behandeln. Manche Tumore werden oft durch die gleichen Mutationen ausgelöst, andere scheinen tausend Ursachen zu haben. Manche lassen sich einfach behandeln, andere gar nicht. Einige sind früh zu entdecken, andere nur schwer.

Insgesamt gibt es rund 300 verschiedene Krebsarten, aber eine Handvoll sorgt für fast 90 Prozent der Fälle. Allen voran Brustkrebs, Prostatakrebs, Lungenkrebs, Darmkrebs, Hautkrebs. Sie treffen die Menschen vor allem im Alter, durchschnittlich mit 69 Jahren. Krebs ist eine Langlebigkeits-Erkrankung.

Die Tendenz ist schon seit Jahrzehnten zu beobachten: Die Lebenserwartung steigt und damit auch die Zahl der Krebserkrankungen. In Deutschland hat sich die Zahl der Krebsneuerkrankungen zwischen 1970 und 2012 fast verdoppelt. Für Demografen ist die weitere Entwicklung vorgezeichnet: Wo die Menschen immer älter werden, wird Krebs zur häufigsten Todesursache. Und umgekehrt: Krebs ist größte Hürde des Projekts Lebensverlängerung. 50 von 100 Männern und 44 von 100 Frauen erkranken im Laufe ihres Lebens an Krebs. Rund die Hälfte überlebt laut Robert Koch-Institut – über alle Krebsarten betrachtet. Wer es bis 100 ohne Krebs schaffen will, muss also genetischer Glückspilz sein. Oder es muss gelingen, die Überlebensraten drastisch zu steigern – und König Krebs zu kontrollieren.

Noch vor nicht allzu langer Zeit schien das aussichtlos. »Als wir in den 1990er Jahren noch behandelnde Ärzte waren, gab es eigentlich nur Chemotherapie und Bestrahlung«, sagt Ugur Sahin. Waffen, die damals schon jahrzehntealt waren. Die moderne Chemotherapie war bereits Ende der 1940er von Sidney Farber entwickelt worden, einem Arzt, der am Kinderkrankenhaus von

Boston die Leukämieforschung leitete. Die Sterblichkeitsrate lag damals bei 100 Prozent, denn operieren konnte man den Blutkrebs ja nicht. Deswegen konzentrierte sich Farber auf chemische Ansätze und fand tatsächlich erstmals einen wirksamen Weg: Das Vitamin Folsäure, so hatten Forschungen ergeben, trägt wesentlich zu Leukämie bei, also versuchte Farber die Folsäure in Patienten mit einem chemischen Gegenmittel zu blockieren. Zum Erstaunen aller medizinischen Experten war Farber damit erfolgreich. Farber glaubte sich daraufhin schon auf dem Weg, mit der Chemotherapie eine Allzweckwaffe gefunden zu haben, die, wenn weiterentwickelt, den Krebs irgendwann komplett besiegen könnte. Aber Farbers Träume von einer universalen Heiltherapie blieben unerfüllt, wie so oft in den folgenden Jahrzehnten.

Erst zur Jahrtausendwende schien sich etwas zu tun, als nach mehr als 25 Jahren des Experimentierens sogenannte monoklonale Antikörper im Labor hergestellt wurden. Antikörper werden vom Immunsystem eingesetzt, um sich gegen unerwünschte Feinde zu wehren, seien es Bakterien – oder mutierte Zellen. Die Labor-Antikörper können gezielt auf Tumore ausgerichtet werden. Darauf aufbauend folgten eine ganze Reihe Medikamente und abgeleitete Molekültherapien. Alle in der Hoffnung, Tumore nachhaltig kontrollieren zu können. »Es kristallisierte sich aber heraus«, erklärt Sahin, »dass der Effekt meist nur temporär ist, also eine Verlängerung des Überlebens erleichtert.« Vielleicht um ein Jahr, vielleicht ein wenig mehr.

Das führte im ersten Jahrzehnt des neuen Jahrtausends »zu einer gewissen Ernüchterung in der Medizin, verbunden mit der Annahme, dass man Krebs vermutlich einfach nicht heilen kann«, sagt Sahin, der damals an der Mainzer Uniklinik experimentelle Onkologie lehrte. Man sieht ihm an, dass er nicht sehr gerne an diese Zeiten des Stillstands zurückdenkt.

Sahin wie auch seine Frau Özlem Türeci hatten sich von Beginn ihrer Forscherkarriere an auf eine schon lange kursierende Idee konzentriert: Im Kampf gegen den Krebs vor allem das körpereigene Immunsystem zu nutzen. Das klingt logisch, denn schließlich hängt der Verlauf der allermeisten Erkrankungen irgendwie auch mit dem Immunsystem zusammen, also damit, wie der Köper mit Eindringlingen, Fremdköpern und allen möglichen Gefahren für die Gesundheit umgeht. Das Immunsystem gilt auch als Massenvernichtungswaffe der Natur: Es hat ein Gedächtnis, die Basis aller Impfstoffe, es kann zwischen Freund und Feind unterscheiden, und es verfügt über ein Arsenal von einem Dutzend Zelltypen, die jeweils ganz spezifische Aufgaben erfüllen. T-Zellen etwa sind höchst wirksame Soldaten, die den Feind fast immer vernichten, bevor er Schaden anrichten kann. Dazu gehört auch der Krebs: In rund 90 Prozent aller Fälle, schätzen Onkologen, erkennt unser eigenes Immunsystem entstehenden Krebs und eliminiert mutierte Zellen. Oft, aber eben nicht immer.

»Die Idee der Immuntherapie ist alt, man könnte sogar sagen über 100 Jahre«, betont Sahin. In den 1890er Jahre hatte der New Yorker Chirurg William Coley überrascht bemerkt, dass Krebs unter bestimmen Bedingungen nicht zurückkam, nachdem er Tumore herausgeschnitten hatte: Nämlich, wenn die Operationswunde sich infizierte. Coley schloss daraus, es müsse irgendetwas im Körper geben, das nicht nur die Infektionen bekämpft, sondern gleichzeitig auch Tumore. Coley injizierte deswegen Krebspatienten Streptokokken-Kulturen – und beobachtete daraufhin in einigen Fällen schrumpfende Tumore. Er publizierte seine Forschungen 1893 mit der Aussage, offensichtlich könne das Immunsystem Krebs bekämpfen. Aber wie? Darauf fand weder Coley eine Antwort noch Generationen von Experten nach ihm. Immer neue Versuche, das Immunsystem so zu manipulieren, dass es den Krebs effektiv bekämpft, blieben weitgehend erfolglos. Krebs-Immuntherapie galt für mehr als 100 Jahre als elegante, aber gescheiterte Idee.

Das hat sich radikal geändert. Weil endlich »nach mehr als 40 Jahren Forschung generell die Natur der Unterhaltung zwischen Tumorzellen und Immunsystem verstanden wird«, so der Medizin-Nobelpreisträger Philip Sharp. Weil Wissenschaftler dank neuer Rechenpower und Genomanalysen nach und nach das Netz der Moleküle identifizieren konnten, das verantwortet, wie unser Immunsystem auf Tumore reagiert. »Auf einmal hat es funktioniert«, sagt Sahin trocken. »Wir haben verstanden, wie wir Immunzellen aktivieren können, die Tumorzellen erkennen. Und dass Heilung tatsächlich möglich ist, auch im fortgeschrittenen Stadium.« Seit mehreren Durchbrüchen Mitte der 2010er Jahre gilt Immun-Onkologie als wichtigstes Feld der Krebsbehandlung. Es scheint, als hätten Sahin und Türeci doch auf das richtige Pferd gesetzt.

Die erste revolutionäre Klasse von Immuntherapien sorgt dafür, dass die Grenzkontrollen des Immunsystems richtig funktionieren. Denn manchmal erkennen die Wachmannschaften den Feind nicht. Die T-Zellen patrouillieren pausenlos im Körper auf der Suche nach Infektionen oder Fehlern. Treffen sie auf eine andere Zelle, testen sie, ob es sich um Freund oder Feind handelt: Auf der Oberfläche von Zellen sitzen spezielle Proteine, die wie ein Personalausweis Auskunft über die Identität der Zelle geben. Wenn die Proteine zeigen, dass die Zelle normal und gesund ist, zieht die Patrouille weiter. Wenn die Zelle Krebs hat oder infiziert ist, läuten die T-Zellen eine Attacke ein. Gleichzeitig sorgt das Immunsystem dafür, dass bei solch einer Attacke nicht gesundes Gewebe angegriffen wird, und richtet dafür mit speziellen Molekülen schützende Immun-Checkpoints ein. Manchmal aber gelingt den Krebszellen quasi ein Identitätsklau: Sie umgeben sich mit diesen Checkpoint-Proteinen und tun so, als wäre alles in Ordnung. Dadurch werden die Tumorzellen von den T-Zellen in Ruhe gelassen, und der Krebs kann sich ungestört ausbreiten.

Seitdem diese Tarnung der Tumorzellen bekannt wurde, haben

Immunologen nach Wegen gesucht, wie dem Immunsystem quasi die Augen geöffnet werden können. In den vergangenen Jahren entdeckten Wissenschaftler eine Reihe von Schaltern, die es im Immunsystem mit Medikamenten umzulegen gilt, um die T-Zellen zu aktivieren und die Checkpoints richtig funktionieren zu lassen.

Inzwischen sind einige solcher Immun-Checkpoints bekannt, der vielleicht wichtigste trägt den schönen Namen »Programmed Cell Death 1«, kurz PD-1. Viele Krebse können PD-1 nutzen, um sich zu maskieren und damit das Immunsystem auszutricksen. Forscher entwickelten daraufhin einen Antikörper, der sich an PD-1 andockt und den Checkpoint blockiert – und damit den Weg freiräumt für die T-Zellen. Es war eine der Sternstunden der Krebsforschung. Im Mai 2017 wurde dieser Checkpoint-Inhibitor unter dem Namen Keytruda als erstes Krebsmedikament gegen alle festen Tumorarten zugelassen – ohne dass der Ausgangspunkt des Tumors oder das Gewebe dabei eine Rolle spielt. Die Therapie kann damit für Krebs mit bestimmten genetischen Charakteristika eingesetzt werden, egal ob er in Brust oder Leber verortet ist. Keytruda sorgt dafür, dass sozusagen die Grenzkontrolle unbewacht ist, wenn das Immunsystem versucht, die Tumore hinauszuwerfen. Aber auch solche revolutionären Immuntherapien sind alleine kein Heilmittel. Bei den meisten Tumoren sprechen zunächst 20 bis 40 Prozent der Patienten an.

»Die wichtigste Erkenntnis ist, dass wir die Grundprinzipien der Immuntherapie immer wieder anwenden können, bei fast allen Tumoren«, sagt Sahin. »Das eröffnet uns den Weg, die Krebsmedikamente zu personalisieren.« Und im nächsten Schritt die große Mehrheit der Patienten zu erreichen.

Auf solche Fortschrittssprünge haben Sahin und Türeci über Jahrzehnte hingearbeitet. Dass sie zwischendrin unvermittelt zu globalen Wissenschaftsstars wurden mit einem Thema, das nichts mit Krebsforschung zu tun hat, scheint ihnen manchmal geradezu absurd. Diese seltsame Fügung hat sie reich gemacht und mehr als genug Ruhm für ein Wissenschaftlerleben eingebracht. Aber ihren Forscherdrang hat es nicht gestillt, nicht jetzt, da es gerade erst richtig loszugehen scheint. Nun vom Pool an einer Villa irgendwo am Mittelmeer aus anderen dabei zuzuschauen, wie sie die Krebsmedizin revolutionieren, wäre für die beiden eine ebenso verrückte Vorstellung, wie sich zum Spaß ein Bein amputieren zu lassen.

Türeci und Sahin haben schon einmal versucht, ihre Krebsforschung in konkrete Therapien zu übersetzen. 2001, lange vor Biontech, gründeten sie ihre erste Firma: Ganymed, als Spin-off der Mainzer Universitätsmedizin, die Rollen seitenverkehrt. Türeci war Vorstandschefin, Sahin Chefwissenschaftler. Es waren andere Zeiten. Ohne viel Kapital, ohne künstliche Intelligenz, ohne tausende Mitarbeiter. Und mit nur einem Therapiekandidaten: einer neuartigen Immunbehandlung gegen das Magenkarzinom, weltweit auf Platz vier aller krebsbedingten Todesursachen. Die durchschnittliche Fünf-Jahres-Überlebensrate beträgt in Europa 26 Prozent. Außer Operation und Chemotherapie gibt es bislang keine wirkliche Behandlung.

Und so war die Aufmerksamkeit in der Fachwelt groß, als der von Sahin und Türeci entwickelte Therapiekandidat mit dem Namen Zolbetuximab in den ersten beiden Phasen einer klinischen Studie vielversprechende Ergebnisse bei Patientinnen und Patienten zeigte. So groß, dass der japanische Pharmakonzern Astella schnurstracks das kleine Mainzer Biotech-Unternehmen aufkaufte, für fast eine halbe Milliarde Euro vorab. Wird die Therapie zugelassen und läuft gut, kommt noch einmal fast eine Milliarde Euro obendrauf.

Seither lief die dritte und entscheidende Phase der klinischen

Studie, fast sechs Jahre, denn es musste nicht nur getestet werden, ob die neue Behandlung sicher ist, sondern wie sie sich auf die mittelfristigen Überlebenschancen auswirkt. Die Patientinnen und Patienten werden mindestens fünf Jahre nachverfolgt. Vergangenen Sommer kamen nun die finalen Ergebnisse. Zolbetuximab senkt das Sterberisiko um fast 25 Prozent, es ist das erste Medikament, dem das gelingt.

Türeci und Sahin lächeln für einen Moment, wenn man sie darauf anspricht. Im Vergleich zu Biontech war Ganymed nur ein Testballon. Was nun kommen soll, skizziert Sahin an einen regnerischen Nachmittag in seinem Mainzer Büro. Das übrigens auch mehrere Impfstoff-Milliarden später immer noch aussieht wie das eines Hochschulprofessors: Schlichte Zweckschränke, Schreib- und Konferenztisch aus langlebigem weißem Kunststoff. Kein Vorzimmer mit Assistentinnen, nur ein Schildchen an der Tür, gleich gegenüber der Kantine. Meist kommt er von seiner nahen Altbauwohnung herübergeradelt, bei schlechtem Wetter mit wasserfestem Überzug auf dem Fahrradhelm und bunter Regenhose.

Sahin nimmt sich einen schwarzen Filzstift und malt Überlebenskurven für Krebspatienten an ein großes Whiteboard. Die Linie rutscht schon zu Beginn ab, im ersten Jahr sind noch 70 bis 80 Prozent am Leben. Mit voranschreitender Zeit beginnen die Kurven weiter zu fallen: 50 Prozent überleben, 40 Prozent, 30 Prozent nach fünf Jahren. So war es bei fast allen Krebserkrankungen noch bis zum Jahrtausendwechsel.

Dann folgten in immer kürzeren Schritten neue Behandlungen: Antikörper, Checkpoint-Inhibitoren, Immuntherapien. Die Kurven wurden in vielen Fällen immer flacher, weil immer mehr Patienten zumindest auf eine der immer neuen Möglichkeiten ansprachen. »Es gibt zunehmend Krebserkrankungen, bei denen die Kurve auch nach einigen Jahren recht stabil auf einem Niveau bleibt«, sagt Sahin. »Das bedeutet, dieser Anteil der Patienten hat mit großer Wahrscheinlichkeit keine Rückfälle mehr zu befürchten. Für manche Krebsarten liegt der Anteil aber bei 30 Prozent.« Und wo will Sahin nun hin? »Natürlich wie alle Onkologen nach hier ganz oben«, sagt Sahin und zeigt auf die Linie für 100 Prozent Überlebensrate. »Aber das ist bei den meisten Krebsarten momentan nicht zu schaffen.« Dann rutscht sein Zeigefinger etwas herunter und bleibt hängen zwischen 70 und 80 Prozent. »Das wird in bestimmten Tumoren bald erreichbar sein«, sagt Sahin. »Bei vielen Tumorerkrankungen werden Patienten dann auch im fortgeschrittenen Stadium auf die Therapie ansprechen.«

Ist das vor allem die Hoffnung des Firmenchefs eines börsennotierten Unternehmens, dessen Aktienkurs schon mal bessere Zeiten gesehen hat? Ein eher finanziell motivierter Zweckoptimismus? »Nein«, sagt Sahin. »Die Revolution in der Krebsmedizin ist für viele Forscher zu sehen.« Und sie führt dazu, dass nicht wie in den Jahrzehnten zuvor immer mühselig eine Stufe nach der anderen genommen wird, um voranzukommen. Sondern, dass es nun mit dem Aufzug gleich ganze Stockwerke nach oben geht.

Immer wieder gab es in den vergangenen Jahren solche Szenen wie beim Krebskongress der European Society for Medical Oncology (ESMO) im Oktober 2023 in Madrid: Krebsforscherinnen aus aller Welt feierten eine neue Therapie für Blasenkrebs mit anhaltenden stehenden Ovationen, weil sie das Sterberisiko für die sonst extrem tödliche Krankheit halbiert. Oder ein paar Monate zuvor, als bei der Tagung der American Society of Clinical Oncology ebenso laut Applaus aufbrandete für eine neue Therapie, die fortgeschrittenen Brustkrebs endlich auch bei Patientinnen stoppen konnte, bei denen andere Therapien nicht anschlugen. Die Studie war fokussiert auf eine bekannte Mutation namens HER2, die für rund 15 bis 20 Prozent aller Brustkrebsfälle verantwortlich ist. Behandlungen, die dieses auslösende Protein ausschalten, haben sich bereits als sehr effektiv erwiesen und senken das Sterberisiko deutlich. Wenn aber nur wenige HER2-Zellen den Tumor antreiben, funktionieren die Behandlungen nicht. Auch die Therapie mit dem komplizierten Namen Trastuzumab Deruxtecan stoppt den äußerst aggressiven Krebs nicht auf Dauer. Aber sie kann ihn für eine Weile aufhalten und den Patientinnen zumindest einige Lebensjahre retten. »Das ist ein echter Durchbruch«, sagt Eric Winer, Brustkrebsspezialist und Direktor des Yale Cancer Center. »Das wird zu einem neuen Behandlungsstandard und sehr vielen Patientinnen helfen.«

Auch Michael Baumann lächelt, wenn er über die Chancen neuer Krebstherapien spricht. »Ich bin wirklich sehr optimistisch. Wir haben viel erreicht.« Baumann ist so etwas wie Deutschlands oberster Krebsforscher. Seit acht Jahren leitet er das Deutsche Krebsforschungszentrum (DKFZ) in Heidelberg, eines der bedeutendsten Institute der Welt. Hier arbeiten über 3300 Menschen in Dutzenden Forschungsgruppen daran, den Krebs zu besiegen: Wie lassen sich Tumore früher entdecken? Taugen Stammzellen als Therapie? Kann Sport das Sterberisiko senken?

»Es ist tatsächlich der Beginn einer neuen Ära«, hatte Baumann gesagt, als wir uns das erste Mal in seinem Büro trafen, oben im siebten Stock, die großen Fenster mit Blick über die angrenzenden Hügel des Odenwaldes. 2016 war das, als er seinen Job gerade angetreten hatte. Damals hatte die Datenrevolution in der Forschung gerade erst richtig begonnen, war die Genom-Sequenzierung auf dem Weg, Standard zu werden, waren Immuntherapien noch neu.

Baumann, ein gelassener Typ, der nur schwer aus der Ruhe zu bringen scheint, war damals überzeugt, dass es von nun an schnell vorangehen würde auf dem Weg zu neuen Waffen gegen den Krebs, zu einer personalisierten Kriegführung: »In zehn Jahren werden wir weit mehr Methoden haben.« Die nicht nur in der Forschung zum Tragen kommen, »sondern im Patientenalltag«.

Nun ist die Dekade fast voll, ging es so schnell wie erwartet? Besser sogar. »Es gab einige epochale Entdeckungen«, sagt Baumann. »Krebs ist eine wahnsinnig dynamische und sehr heterogene Erkrankung, aber wir entwickeln immer mehr Verständnis und entschlüsseln immer mehr Grundlagen.« Und was nun als Nächstes alles aus der Forschung komme, werde auch nicht mehr im großen Stil scheitern. Während sich noch zur Jahrtausendwende unter Krebsforschern nach etlichen Rückschlägen ein gewisser Pessimismus breitgemacht hatte, »wird der Optimismus dieses Mal nicht gedämpft«. Bei welchen Tumorarten ist der Fortschritt besonders auffällig? »Etwa bei vielen Lymphomen und Leukämien, mittlerweile auch bei vielen kolorektalen Tumoren, bei Bronchialkarzinomen, Prostatakarzinomen und Mammakarzinomen. Hier hat die Überlebenszeit bei guter Lebensqualität selbst in späten Stadien zugenommen«, sagt Baumann. Macht sich das in den Überlebensraten bemerkbar? Sehr deutlich sogar. Vor 20 Jahren starben bei vielen Krebserkrankungen weit über die Hälfte der Patientinnen und Patienten. Bis 2023 kletterte die Überlebensrate bereits auf insgesamt bei 62 Prozent für Männer und 66 Prozent für Frauen. Tendenz weiter schnell steigend.

»Heute kann in vielen Fällen Krebs zu einer chronischen Erkrankung gemacht werden«, sagt Baumann. »Auch wenn er nicht heilbar ist, sind heute doch viele Jahre bei guter Lebensqualität möglich.«

Eine dieser immer wieder Jubel auslösenden neuen Ansätze ist die punktgenaue, präzise Chemotherapie. Bislang war Chemotherapie so eine Art große Schrotflinte: Sie schoss breit und nicht sehr genau. Die Wirkstoffe wurden quasi im ganzen Körper freigesetzt, was dazu führt, dass trotz hoher Dosen viel danebengeht. Anders machen das die neuen sogenannten Antikörper-Wirkstoff-Konjugate, kurz ADC. Ein spezieller Antikörper navigiert die Wirkstoffe direkt zum Tumor. Eine Entdeckung, die »transformativ für die Krebsmedizin« sei, findet Sahin. Denn die präzise Chemotherapie eröffne die langersehnte Möglichkeit, auch schnell wachsende Tumore gezielt und mit großem Geschütz anzugreifen. Vorher war das nicht möglich, die Tumore wuchsen zu schnell, waren zu groß für normale Chemo- und Immuntherapie. Jetzt aber lassen sich auch diese aggressiven Tumore erwischen, mit Ansprechraten von bis zu 70 Prozent.

»Der generelle Vorteil der klassischen Chemotherapie ist, dass sie sehr breit wirkt und wir im Zweifel auch eine Krebszelle erwischen, von der wir gar nicht wissen, dass sie da ist«, sagt Baumann. »Doch die breite Wirkung auf den gesamten Körper ist zugleich auch die Ursache für die vielen Nebenwirkungen der Chemotherapie. Je breiter die Therapie, desto mehr wird auch gesundes Gewebe angegriffen. Deswegen ist es ein überzeugendes Konzept, Chemotherapeutika gezielt zum Tumor zu bringen.«

Sahin ist sogar sicher: »In den nächsten fünf, sechs Jahren werden ADC die Chemotherapie bei vielen Indikationen ersetzen.« Weit über 100 klinische Studien wurden weltweit in kürzester Zeit angeschoben, um die zielsichere Chemotherapie in allen möglichen Tumoren und Kombinationen zu testen.

Sahin hat in den vergangenen Jahren nicht gezögert, alles hinzuzukaufen, was Biontech nicht selbst oder nur über viele Jahre entwickeln kann. ADCs stehen dabei ganz oben auf seiner Liste als essenzielle Grundlage von Kombinationstherapien. Zwei Milliarden Euro alleine steckte Biontech in eine Partnerschaft mit dem chinesischen ADC-Spezialisten DualityBio. Viel für ein deutsches Biotech-Unternehmen, Peanuts für globale Pharmakonzerne, die alle zum gleichen Schluss gekommen sind wie Sahin: ADCs werden die Krebsbehandlung grundlegend verändern. 22 Milliarden

Dollar zahlte etwa der US-Konzern Merck, damit er drei ADC-Therapien eines japanischen Forschungsunternehmens nutzen darf. Und dem Pharmariesen Pfizer war das auf ADC-Therapie spezialisierte Biotech-Unternehmen Seagen gleich 43 Milliarden Dollar wert. Immer noch ein Schnäppchen, fand Pfizer-Chef Albert Bourla, wenn absehbar Millionen Menschen jedes Jahr mit der präzisen Chemotherapie behandelt werden. Pfizer habe deswegen nicht nur »goldene Eier« kaufen wollen, also Nutzungsrechte für ADC-Therapien. »Wir haben gleich die Gans gekauft, die die goldenen Eier legt«, so Bourla.

Das mag etwas krude klingen, aber vieles deutet darauf hin, dass Bourla recht hat, zum Glück sehr vieler Krebspatienten.

Eine der neuen Therapien, die Pfizer und Seagen zusammen in die Krebskliniken bringen, ist die Blasentumorbehandlung, die stehende Ovationen erhielt. Warum sie so gut funktioniert? Weil es eigentlich nicht eine Therapie ist, sondern mehrere, aufeinander abgestimmt und kombiniert. Klingt logisch, ist aber längst kein Standard in der Praxis. Meist wird erst die eine oder andere Behandlung versucht, und je nachdem, was dann passiert, die nächste Runde. Die dann oft zu spät kommt oder zumindest nicht so effektiv wie möglich ist.

Die neue Blasenkrebstherapie ist ein Paradebeispiel, wie das gezielte Kombinieren von Therapien zu durchschlagenden Ergebnissen führen kann. Die Patienten wurden erst mit der neuen präzisen Chemotherapie behandelt und direkt im Anschluss mit Keytruda, dem bewährten Checkpoint-Inhibitor. Mit dem Ergebnis, dass die Überlebensraten sich fast verdoppelten. Eigentlich ein »einfaches Konzept«, sagt Sahin. »Die ADCs töten Tumorzellen im großen Stil, danach kümmert sich die Immuntherapie um die verbleibenden Zellen.« Eine Idee, die sich grundlegend und vielfach reproduzieren lassen sollte.

Solche Zuversicht ist überall zu spüren in Wissenschaft und

Medizin, aber nirgends ist sie so sehr mit den Händen zu greifen wie bei den Krebsforschern. Sie stützt sich darauf, dass so grundlegende Therapiesprünge wie die Entwicklung präziser Chemotherapie früher 25 Jahre benötigt haben. Und heute in fünf Jahren gelingen können. Im Wesentlichen aus einem Grund: Moderne Medizinforschung ist vor allem Datenverarbeitung. Gene werden von Computern ausgelesen, Algorithmen berechnen Proteinsequenzen, künstliche Intelligenz bestimmt molekulare Bestandteile neuer Therapien. Unglaubliche Mengen von Informationen einzusammeln und auszuwerten, wird jeden Tag leichter. Mathematische Modelle berechnen die menschliche Biologie zunehmend bis ins kleinste Detail.

Diese neue Datenpower, die unter anderem die Erbgutanalyse von Tumoren in kurzer Zeit zum Standardinstrument in den meisten Kliniken gemacht hat, veränderte im vergangenen Jahrzehnt schon viel. Aber die Algorithmen werden seit einiger Zeit rasant besser, denn sie werden nun mit künstlicher Intelligenz angetrieben. »Auch die klassischen Behandlungsmethoden machen riesige Fortschritte«, betont DKFZ-Chef Baumann. »Die Chirurgie wird schon in wenigen Jahren völlig anders aussehen, der Arzt wird zunehmend durch intelligente Systeme und Datenwissenschaft bei der Operation unterstützt. Gleiches gilt für die Strahlentherapie, die durch KI-Systeme und präzisere Technik immer genauer an den Patienten angepasst wird.«

All das eröffnet Forschern ungeahnte Möglichkeiten.

Solche etwa: Der Google-Ableger Deepmind hat ein KI-System entwickelt, das erstmals berechnen kann, wie Proteine »gefaltet« sind, also wie ihre dreidimensionale Struktur aussieht. Das klingt erst einmal banal, aber tatsächlich wussten wir die längste Zeit nur von wenigen menschlichen Proteinen, wie sie genau aussehen. Dabei ist das für die Medikamentenentwicklung von allergrößter Bedeutung. »Wenn wir Antikörper für ein Medikament designen wollen, dann müssen wir genau verstehen, wie und wo diese an unser ausgewähltes Ziel andocken können«, sagt Özlem Türeci. Also zum Beispiel an einem bestimmten Bereich einer Krebszelle. Erkennungsmerkmale und Proteinstrukturen einer Krebszelle zu finden, die sie von all den anderen Zellen im Körper unterscheiden, sagt Türeci, sei für Immunologen so etwas wie der Heilige Gral. Der Coronaimpfstoff etwa ließ sich nur so zügig entwickeln, weil bereits durch jahrelange vorhergehende Forschung an ähnlichen Viren bekannt war, wie das Spike-Protein, der Kernbestandteil des Virus, genau aussieht.

Bislang war es extrem mühselige Arbeit, die Form von Proteinen zu bestimmen. Große Gruppen von Wissenschaftlern arbeiteten teils Jahre mit komplizierten und dennoch ungenauen Instrumenten wie Kryoelektronenmikroskopen oder Röntgenkristallographen, um auch nur ein einziges Protein zu analysieren. Ein teures Unterfangen noch dazu. Es musste also wohl überlegt sein, welches Protein es sich zu untersuchen lohnte.

Entsprechend groß war der Aufruhr, als 2018 erstmals die KI-Spezialisten von Google bei der größten Konferenz der Proteinforscher auftauchten und erklärten, sie könnten das einfach eine Maschine machen lassen, und zwar schnell und massenhaft. Die Wissenschaftler, viele von den besten Universitäten der Welt, waren gleichermaßen vor den Kopf gestoßen und pikiert: Was sollten eine Handvoll Informatiker ohne jegliche Ahnung von menschlicher Biologie besser machen als sie, die teils seit Jahrzehnten an diesem Problem knobelten? Was die medizinisch unbeleckten Informatiker aber präsentierten, verschlug den Biologen die Sprache: Das KI-System namens Alphafold konnte die Struktur von Proteinen bis auf ein Atom genau vorhersagen. Nur indem die künstliche Intelligenz mit der DNA-Sequenz gefüttert wurde.

Alphafold ist vielleicht das prägnanteste Beispiel für das wahnsinnige Tempo der digital getriebenen Wissensrevolution. Und für die unglaublichen Sprünge, in denen unser Verständnis der Biologie zunimmt. In mehr als 50 Jahren gelang es unzähligen Forschern nur, einen Bruchteil der menschlichen Proteinstrukturen zu kartografieren. Am 22. Juli 2021, drei Jahre nach Start von Alphafold, veröffentlichte Google Deepmind die genauen Formen des gesamten menschlichen Proteoms, also die Struktur aller menschlichen Proteine. Am 28. Juli 2022, ein Jahr später, folgte eine Datenbank mit 200 Millionen Proteinstrukturen. Nahezu alle bekannten Proteine der Welt, inklusive der Proteome aller Tiere und Pflanzen, von der Fruchtfliege bis zur Hefe.

Die Möglichkeiten, die sich alleine daraus für die Entwicklung neuer Medikamente ergeben, sind schier endlos. Und doch erst der Anfang einer neuen KI-gestützten Medikamentenentwicklung. Google Deepmind stellte bereits ein neues Modell vor, das nicht nur Proteine beschreiben kann, sondern auch, wie sie aussehen, wenn sie sich mit anderen Molekülen wie Antikörpern verbinden. Solche sonst nur extrem aufwendig zu testenden Modelle sind elementar für neue Therapeutika.

Google ist zudem längst nicht mehr alleine damit, die menschliche Biologie mithilfe von künstlicher Intelligenz zu durchdringen. Universitäten und Pharmafirmen haben in kürzester Zeit eigene Modelle entwickelt. Microsoft betreibt große Forschungslabore. Allen voran aber spielt ein bis vor wenigen Jahren der breiten Öffentlichkeit noch weitgehend unbekanntes Unternehmen eine zentrale Rolle auf dem Weg in das Zeitalter der digitalen Biologie: Der kalifornische Chiphersteller Nvidia, ohne den der AI-Boom nicht möglich gewesen wäre. Die speziellen Chips und Supercomputer von Nvidia treiben viele KI-Systeme an. Im Sommer 2024 überholte der Konzern Google und Apple im Börsenwert und wurde mit über drei Billionen Dollar Marktkapitalisierung zum zweitwertvollsten Unternehmen der Welt knapp hinter Microsoft.

Auch, weil der Mann, der das Unternehmen 1993 gegründet hat, die KI-Revolution früh hat kommen sehen. Wir haben uns 2015 das erste Mal im Silicon Valley getroffen, wo Nvidia seinen Firmensitz hat. Künstliche Intelligenz war damals selbst für die Technologiekonzerne ein neues Thema mit unklaren Zukunftsperspektiven. Jen-Hsun Huang aber schwärmte schon von der »Magie der künstlichen Intelligenz«, weil sie in alle Anwendungen integrierbar sei. Wie eine Art »Turbolader«, mit dem Computer Dinge leisten könnten, die erst in einigen Jahrzehnten für möglich gehalten wurden. »Ich bin sicher, dass die Leistungsfähigkeit von Computern noch steiler ansteigen wird als bislang«, so Huang damals. Er werde deswegen seine ganze Firma auf eine, wie er glaubte, bevorstehende technologische Zeitenwende ausrichten. Im Gegensatz zu Konkurrenten wie Intel, die abwinkten und Huangs KI-Optimismus für verfehlt oder zumindest verfrüht hielten.

Als wir uns im Sommer 2023 wiedersehen, sind Huangs optimistische Prognosen sogar noch übertroffen worden. Und haben ihn auch selbst etwas kalt erwischt. Die Nachfrage nach KI-Chips war so angeschwollen, dass sie nahezu ausverkauft sind. »Ganz sicher haben wir das unterschätzt. Und zwar erheblich«, so Huang. Wir treffen uns dieses Mal in Berlin, in einer Suite des Luxushotels Adlon am Brandenburger Tor. Der KI-Boom hat ihn zu einem der 25 reichsten Menschen der Welt gemacht, mit einen geschätzten Vermögen von fast 70 Milliarden Dollar. Er trägt wieder sein Markenzeichen, eine schwarze Lederjacke, schwarze Jeans, Turnschuhe. Huang wirkt erstaunlich entspannt für den Vorstandschef eines der fünf wertvollsten Unternehmen der Welt, in einer Liga mit Amazon, Google und Apple. Sein Handy bleibt für mehrere Stunden aus, während wir darüber sprechen, wie sich die künstliche Intelligenz nun weiter entwickelt.

Ist es vielleicht doch ein bisschen viel Hype um KI? »Im Gegenteil«, sagt Huang. »Tatsächlich beginnt ein neues Computerzeitalter.« So eine Chance habe es vielleicht noch nie gegeben: »Bei der künstlichen Intelligenz handelt es sich um das größte Instrument zur Datenverarbeitung, das die Welt je gesehen hat.« Der wichtigste Punkt sei: »Man kann jetzt einen Computer bitten, einen Computer zu programmieren. Und das auch noch super einfach.« Alle könnten künftig mit KI ihre Arbeit verbessern und produktiver werden. »Es ist das erste Mal in der Geschichte, dass ein Onkologe ein Programm schreiben kann.«

Gerade in der Medizin sieht Huang, wie viele Technologieexperten, die größte Beschleunigung. »Biologie kann nun Ingenieurwesen sein statt Naturwissenschaft.« Die Folge seien »exponentielle Verbesserungen«. Huang glaubt, dass digitale, KI-gestützte Biologie die Arzneimittelentwicklung revolutionieren wird.

Nvidia hat deswegen – wie auch eine Reihe weitere Firmen – eine KI-Plattform für die Wirkstoffforschung entwickelt, die sie Biotech- und Pharmafirmen zur Verfügung stellt. Alle Pharmakonzerne lassen bereits Computermodelle nach neuen Therapien suchen. Huang geht noch einen Schritt weiter. Für den Biotech-Konzern Amgen hat er einen Supercomputer bauen lassen: 248 Hochleistungsprozessoren, die Millionen Datensätze mit genetischen Daten analysieren sollen. Die KI-Plattform läuft im isländischen Genetikzentrum in Reykjavik unter dem Codenamen Freya: Die nordische Göttin hat in der Sagenwelt die Fähigkeit, die Zukunft vorherzusagen. Die Maschinen-Freya soll nun in dem riesigen Datenwust Biomarker für Krankheiten finden. »Seit mehr als einem Jahrzehnt haben wir uns auf diesen Schlüsselmoment vorbereitet, in dem Technologie und Biotechnologie zusammenwachsen«, sagt David Reese, der Vorstandschef von Amgen.

Auch Sahin und Türeci hatten sich schon vor der Pandemie einen auf künstliche Intelligenz spezialisierten Partner gesucht, die britische Firma Instadeep. 2023 übernahm Biontech das Londoner

Unternehmen samt 240 Mitarbeitern für über eine halbe Milliarde Euro. Die KI-Modelle vereinfachen und beschleunigen heute schon viele Aufgaben, sagt Sahin. Zum Beispiel wenn es darum geht, aus hunderten Kandidaten die am besten passenden Moleküle vorzufiltern, die sich vermutlich für ein Medikament eignen.

Zuvor hatte Biontech die für einen individualisierten Krebsimpfstoff benötigten Antigene für alle Patientinnen und Patienten noch per Hand auswählen müssen. Monatelange Arbeit selbst bei wenigen Fällen. »Wir könnten keine individualisierte Therapie entwickeln, wenn es nicht diese Algorithmen gäbe«, sagt Sahin. Das scheitere schon an der vorab benötigten DNA-Sequenzierung, bei der die genaue Zusammensetzung der Tumore bestimmt wird. »Da werden pro Tumorprobe vier Terabyte an Daten generiert, das kann kein Mensch mehr analysieren.« Sahin kann stundenlang über künstliche Intelligenz reden, es wird schnell klar, dass er sich tief eingearbeitet hat. Schon vor Jahren begann er selbst zu programmieren, eigene Algorithmen zu entwickeln. Immer wieder fliegt er nach London, um sich mit Instadeep-Gründer Karim Beguor zu treffen, einem drahtigen Tunesier, genauso zielstrebig und detailorientiert wie Sahin. »Unser Ziel ist, Algorithmen zu entwickeln, um biologische Zusammenhänge zu entschlüsseln«, sagt Sahin. Durch die Instadeep-Übernahme glaubt er das heute mit Biontech schon besser zu können als Google und Proteinstrukturen bis zu zwanzigmal effizienter zu bestimmen als Alphafold. Kann das sein, eine Mainzer Biotechfirma kann KI besser als der Silicon-Valley-Riese?

Die Betonung, sagt Sahin, liege auf effizienter und besser speziell »für unsere Fragestellungen«, das heißt optimiert für die Entwicklung von Krebstherapien. »Wir fragen uns ständig: Welche Rechenwege muss ich überhaupt machen, wie können wir das abkürzen?« Es dauere eben sehr lange, wenn man 10 000 Varianten eines Proteins durchprobiert. Sahin geht es darum, die neuen KI-Instrumente direkt in die Therapieentwicklung einzubinden, »und wenn man die Aufgabe durch einfachere Algorithmen zwanzigmal schneller und zwanzigmal billiger machen kann, zahlt sich das aus.«

KI hilft den Forschern vor allem, Informationen zu sortieren und schneller Entscheidungen zu treffen. »Wenn ich zum Beispiel 500 Antikörper habe und 500 DNA-Sequenzen, kann mir die KI sortieren, welche davon vermutlich zusammenpassen«, sagt Sahin. Richtig interessant wird es aber bei den nächsten anstehenden Schritten. Etwa am Computer einen Antikörper zu designen.

»Wir sind nun in der Lage, sehr grundsätzliche Fragestellungen anzugehen«, sagt Sahin. »Wie werden von den Zellen Entscheidungen getroffen? Was treibt die Biologie an?« Und wenn solche Fragen gelöst werden, ließe sich der nächste Schritt gehen: Das Immunsystem eines Patienten detailliert zu analysieren, die Diagnose zu stellen und eine individuell passende Therapie zu entwickeln.

Wie lange es dauert, bis das perfekt funktioniert, kann Sahin nicht sagen, aber es wird erfahrungsgemäß eher früher als später sein. Jedes Jahr werden die Algorithmen besser, die Rechenkraft größer.

Es ist diese anhaltende digitale Grundbeschleunigung, die die Menschheit auch vor der Coronapandemie gerettet hat. Ohne künstliche Intelligenz und ultraschnelle Algorithmen hätte es die hinter der Impfstoffentwicklung stehende Kerntechnologie nicht geben können: die Fähigkeit, Zellen direkt zu programmieren, sie anzuweisen, Proteine herzustellen und Krankheiten zu bekämpfen. Den Körper quasi zur Medikamentenfabrik zu machen. Selbst heute klingt das noch wie Science-Fiction. Im Zentrum dieser Technologie steht die Boten-Ribonukleinsäure, kurz mRNA. Biontech forschte schon lange daran, ebenso das amerikanische

Biotech-Unternehmen Moderna. Das Molekül ist ein wesentlicher Bestandteil der menschlichen Biologie, es dient als Bote, der Bauanleitungen zwischen dem Erbgut der Zellen und den Proteinfabriken der Zellen transportiert. Wer mRNA synthetisieren und in die Zellen transportieren kann, hat direkten Einfluss auf das, was im Körper passiert. Wenn man einmal herausgefunden hat, wie diese Zellboten zu programmieren sind, lassen sich theoretisch mit dem gleichen System alle möglichen Anweisungen erteilen: sei es, T-Zellen zu befehlen, einen bestimmten Tumor anzugreifen. Oder das Immunsystem gegen Viren in Marsch zu setzen.

Zu schön, um wahr zu sein, befanden lange nicht nur Mediziner, sondern vor allem auch Geldgeber. Biontech wurde lange nur von zwei Investoren finanziert: den Brüdern Thomas und Andreas Strüngmann, Gründer des Arzneimittelherstellers Hexal. Sie stimmten dem Grundgedanken der mRNA-Pioniere zu: Wenn es gelänge, den Botenstoff zu kontrollieren und den Zellen Anweisungen zu geben, wäre das ein sehr mächtiges Instrument. Es würde nicht nur ein paar Behandlungen in speziellen Krankheitsfeldern möglich machen. Sondern eine ganze neue Medikamentenklasse hervorbringen.

So hatte es auch Stéphane Bancel, der Chef von Moderna, prognostiziert, als er mich 2016 das erste Mal durch die Labore der Firma im amerikanischen Cambridge führte: »Entweder das hier wird weltbewegend oder ein Desaster.« Und Chief Medical Officer Tal Zaks, zuvor Leiter der Krebsforschung des Pharmariesen Sanofi, hatte betont: Virus-Impfstoffe wären das erste Ziel für mRNA, »tief hängende Früchte« mit »niedrigem biologischem Risiko«. Ein erster relativ simpler Anwendungsbereich, der im Erfolgsfall aber die Tür aufstößt: »Wenn wir direkt das Innere der Zelle erreichen können, eröffnet das ganz neue Welten für Therapien von nahezu jeder Krankheit«, so Zaks.

Viele Biologinnen und Mediziner rollten damals, gewöhnt an eher schleichende Entwicklungen, noch mit den Augen angesichts solch gewagter Prognosen. Nun scheint es, als hätten Bancel und Zaks und all die anderen optimistischen mRNA-Pioniere recht behalten. Seitdem die Technologie mit dem Covid-Impfstoff auf größtmögliche Art und Weise bewiesen hat, dass sie funktioniert, sind weltweit hunderte mRNA-Therapien in der Entwicklung. 2022 ging der Medizin-Nobelpreis an die Ungarn geborene Forscherin Katalin Karikó und den US-Amerikaner Drew Weissman für ihre Grundlagenforschung zu mRNA, die bis in die 1990er Jahre zurückgeht.

Aus der Grundlagenforschung ist mittlerweile eine Hightech-Medizin geworden, die solche Behandlungen möglich macht: Herzpatienten etwa soll geholfen werden, indem der Körper per mRNA die Anweisung bekommt, gezielt ein Protein namens VEGF-A zu produzieren. VEGF-A ist schon lange bekannt als das wichtigste Protein, um neue Blutgefäße wachsen zu lassen. Es spielt unter anderem eine wesentliche Rolle bei der Wundheilung. Und bei Herzinfarkten, das zeigte einer der Mitgründer von Moderna, Kenneth Chien, als er noch Professor für Molekularbiologie an der Harvard Medical School war: Mäuse überlebten nach Herzinfarkten länger und hatten stärkere Herzen, wenn man ihnen eine mRNA-Medizin injizierte, die die Mäuse veranlasste, VEGF-A zu produzieren.

Nun entwickelt Moderna eine Therapie, die Patienten nach Bypass-Operationen schneller gesunden lässt, weil die Wundheilung beschleunigt wird. Dem Körper quasi auf Knopfdruck zu befehlen, neue Blutgefäße oder Gewebe wachsen zu lassen, das klingt nach Zauberei – und das wäre es vor zehn Jahren auch noch gewesen. Erst seitdem Gensequenzierungen kaum hundert Euro kosten, die Immunologie jedes Jahr neue Entdeckungen macht und Bioinformatiker mit lernenden Maschinen in der Cloud an

Formeln feilen, wird es möglich, so tief in die menschliche Biologie einzugreifen, dass ein Grundbaustein unseres Körpers wie die mRNA beeinflussbar wird.

Hoffnung bietet die mRNA-Technologie insbesondere auch Menschen mit Autoimmunerkrankungen wie rheumatoider Arthritis oder Multipler Sklerose: Dabei greift ein fehlgesteuertes Immunsystem den eigenen Körper an. Derzeit sind diverse Therapien in Entwicklung, die mittels mRNA die Überreaktion des Immunsystems unterdrücken sollen.

Und nicht zuletzt bietet die mRNA-Technik eine gute Chance, die saisonale Influenza in den Griff zu kriegen, die jedes Jahr weltweit bis zu 650 000 Menschen dahinrafft. Für bisher übliche Impfstoffe müssen die Erreger in hunderten Millionen Hühnereiern vermehrt und über Monate aufbereitet werden. Derweil bringen die Grippeviren immer neue Stämme hervor. Deshalb ist der Impfstoff bislang nicht treffsicher, mRNA dagegen sehr.

Sahin hält es für möglich, dass bis Ende der 2030er Jahre rund ein Viertel aller neuen Therapien auf mRNA basieren könnten. Die ersten und wichtigsten sind Krebsimpfstoffe.

Die mRNA-Impfung funktioniert gegen Krebs ähnlich wie gegen Corona. Dem Immunsystem des Patienten wird mit der mRNA quasi ein Wegweiser eingeimpft, wie es die Krebszellen finden kann. Ein bisschen, als würde man einen blinkenden Neonpfeil auf den Tumor richten: Hallo Immunabwehr, hier drüben bitte. Die eigentliche Arbeit, die mutierten Zellen zu erledigen, übernimmt der Körper selbst. »Heilung ist ja immer eine Sache der Definition«, sagt Sahin. »Aber ich denke, dass so viele Tumore langfristig zu kontrollieren sein werden.«

Seine Idee, das Ziel: sofort, nachdem der Tumor vom Chirurgen herausgeschnitten wurde, die Patienten mit Biontechs Kerntechnologie zu behandeln, »denn auch wenn die Medikamente den Tumor zurückdrängen, verbleiben oft Tumorzellen«. Sahin will auch den letzten Rest vernichten, »gar nicht auf neue Metastasen warten«.

Biontechs vielleicht wichtigster Therapiekandidat läuft unter der Abkürzung BNT 122 und wird gemeinsam mit dem Pharmakonzern Roche entwickelt. Er soll verhindern, dass Darmkrebs wenige Jahre nach der Operation zurückkehrt.

Derzeit ist der Behandlungsstandard so: Operieren, Chemo und dann abwarten und hoffen. »Watchful Waiting« nennen es die Onkologen. Wenn der Tumor zurückkommt, sterben die meisten Patienten.

Vieles deutet darauf hin, dass es anders geht. »Wir zielen mit dieser Behandlung darauf, das krankheitsfreie Überleben auch bei den Risikopatienten deutlich zu verlängern, denen ein Rückfall droht«, sagt Liane Preußner, eine fröhliche Medizinerin, die in Kölner Singsang spricht. Sie leitet die klinische Forschung für Biontech und überwacht derzeit zehn laufende Studien mit mRNA-Impfstoffen. Besonderes Augenmerk hat sie auf mehreren hundert Darmkrebspatientinnen und -patienten, die durch einen Bluttest als stark gefährdet identifiziert wurden. Bei ihnen wurden versteckte Tumorspuren gefunden – obwohl eine Computertomografie zuvor keine Krebsanzeichen entdecken konnte. Sie werden nun versuchsweise mit BNT 122 behandelt.

Die individuellen Krebszellen wurden dazu im Labor genau analysiert, ein komplizierter Vorgang, der viel Rechenkraft benötigt und vor wenigen Jahren noch nicht möglich war. Heute lässt sich so bestimmen, aus welchen Proteinen genau ein bestimmter Tumor besteht und wie sich die Krebszellen von den gesunden Zellen des Patienten unterscheiden. Bis zu 20 solcher tumorspezifischen Erkennungsmerkmale, genannt Neoantigene, werden dann dem Biontech-Vakzin mitgegeben, um das Immunsystem des Patienten zu warnen. Das heißt: »Wir müssen für jeden Patienten einen eigenen, individuellen Impfstoff herstellen, um diese herumschwirrenden Tumorzellen anzugreifen«, sagt Preußner.

Die Patienten sprachen so gut darauf an, dass BNT 122 nun gleich noch im Einsatz gegen weitere Tumorarten untersucht wird. Unter anderem auch gegen besonders bösartigen Bauchspeicheldrüsenkrebs, der bei fast 90 Prozent der Patienten zum Tod führt. »Pankreastumore unterdrücken das Immunsystem sehr effektiv, an die kam bislang nichts ran«, sagt Preußner.

Die Biontech-Forscher hätten sich vermutlich lieber ein leichteres Ziel ausgesucht, aber Türeci und Sahin drängten darauf, das Impfstoffprinzip gerade dort zu testen, wo sonst bislang nichts hilft. Funktioniert es, wäre es ein Lichtblick für weitgehend hoffnungslose Patienten. Aber auch finanziell besonders lohnend, wenn es die erste und einzige Therapie ist.

Vergangenes Jahr veröffentlichten Onkologen des New Yorker Krebskrankenhauses Memorial Sloan Kettering erste Studienergebnisse. Die Hälfte der mit BNT 122 geimpften Bauchspeicheldrüsenkrebspatienten konnten ihre Immunabwehr gegen den Tumor aktivieren. Auch nach 18 Monaten waren sie krebsfrei. Ein Novum. Normalerweise erkranken 90 Prozent der Patienten nach kaum mehr als einem halben Jahr erneut. »Das hat ziemlich eingeschlagen«, sagt Preußner. »Niemand hatte gedacht, dass das bei Pankreaskarzinom überhaupt funktionieren würde.« Sie selbst eingeschlossen.

Ist es dennoch nicht zu früh, um optimistisch zu sein? »Auch schon in frühen Phasen lässt sich sehen, ob es Chancen auf eine hohe Wirksamkeit gibt«, sagt Preußner.

Die Biontech-Studie sei tatsächlich »vielversprechend«, findet auch DKFZ-Chef Baumann. So wie der Impfansatz insgesamt: »Das Prinzip, Impfstoffe in der Krebstherapie einzusetzen, hat wirklich Potenzial. Wir sehen ja bereits Ergebnisse. Deshalb sind alle so begeistert.« Die neue Therapierichtung müsse allerdings nicht zwingend auf mRNA basieren: »Hier am DKFZ forschen wir auch an Impfungen mit Peptiden, also kleinen Proteinfragmenten.« Auf jeden Fall sei es wichtig, verschiedene Richtungen weiterzuverfolgen.

Deswegen arbeiten neben Biontech auch viele Pharmariesen und andere Biotech-Spezialisten an den neuen Tumorvakzinen. Allen voran Moderna. Die mRNA-Pioniere sind schon weit auf dem Weg zur Zulassung erster Krebsimpfstoffe, vor allem mit einer Kombinationstherapie: Ein gemeinsam mit dem US-Pharmariesen Merck entwickeltes mRNA-Vakzin senkte bei Hautkrebspatienten das Rückfall- und Sterberisiko um fast 50 Prozent, so das Zwischenergebnis einer klinischen Studie, die unter Onkologen für Begeisterung sorgte.

Das Besondere am erfolgreichen Ansatz von Moderna ist, die neuen Tumorvakzine mit einem anderen der großen neuen Stars der Krebstherapie zu kombinieren: der Immuntherapie Keytruda, die auf den berüchtigten Checkpoint »Programmed Cell Death 1« zielt. Die erst Ende des vergangenen Jahrzehnts entwickelten Checkpoint-Therapien werden inzwischen erfolgreich gegen viele Tumore insbesondere in frühen Stadien eingesetzt, von Nierenkarzinom bis Hautkrebs.

Die Entdeckung der Immun-Checkpoint-Inhibitoren sei einer »der wichtigsten Durchbrüche« des vergangenen Jahrzehnts, betont DKFZ-Chef Baumann. Nun scheint die gezielte Kombination solcher Immuntherapien mit personalisierten Vakzinen die Wirkung noch einmal deutlich zu verstärken, genau wie von Sahin erhofft. Knapp 80 Prozent der Hautkrebspatienten, die mit der neuen Moderna-Therapie behandelt wurden, waren nach eineinhalb Jahren tumorfrei. Obwohl der Krebs bei Beginn der Behandlung schon sehr weit fortgeschritten war.

Türeci und Sahin sind beide keine überschwänglichen Menschen, sie sprechen nüchtern und bedächtig, fast nie heben sie aufgeregt die Stimme. Zum einen liegt das in ihrem Naturell, zum anderen haben 30 Jahre Forschung mit etlichen Rückschlägen sie vorsichtig gemacht.

Und doch sind beide so überzeugt, am Beginn einer neuen Ära der Krebsmedizin zu stehen, dass sie neben dem Firmenhauptquartier für hunderte Millionen Euro eine erste Produktionsanlage für personalisierte Krebsmedikamente bauen lassen. Ohne, dass eine einzige Biontech-Krebstherapie zugelassen wäre.

Der Rohbau steht schon, 2026 soll die Pilotanlage betriebsbereit sein. Dann soll auch die Medikamentenproduktion losgehen, vermutlich mit BNT 122 gegen Darm- und Bauchspeicheldrüsenkrebs. Sahin hat wenig Zweifel, dass erste Krebsimpfstoffe und Kombinationstherapien es durch alle klinischen Studien schaffen: »Bis 2030 wollen wir ein großes Portfolio an Krebstherapien auf dem Markt haben.«

Dass Biontech bis dahin über ausreichend Produktionskapazitäten verfügt, soll Valeska Schilling sicherstellen. Die Biologin leitete bereits für den Pharmakonzern Novartis eine Arzneimittelfabrik und baute dann im Eiltempo die Impfstoffproduktion von Biontech in Marburg auf. Schilling glaubt, nun auch genauso zügig Krebsmedikamente im großen Stil herstellen zu können: »Was wir bei der Herstellung des mRNA-Impfstoffes gegen Covid-19 gelernt haben, können wir nun zurückfließen lassen in die individuellen Krebstherapien.«

Allerdings lässt sich nur begrenzt von bestehenden Medikamentenproduktionen lernen. Individuelle Therapeutika sind viel komplizierter. Heute lässt sich der ganze Prozess von der Probeentnahme bis zum fertigen Medikament in vier bis sechs Wochen schaffen, sagt Schilling.

Rund 700 Mitarbeiter bauen bereits die Pilotanlage auf, die zum Start einige tausend, später mehr als zehntausend Chargen personalisierter Krebstherapien pro Jahr herstellen soll. Eine vergleichbare Produktion gibt es bislang nirgends auf der Welt. Die Biontech-Anlage soll die erste sein für eine neue Welt der personalisierten Krebsmedizin.

Ist das noch Wagemut oder eher schon Übermut? Eine ganze Firma erfolgstrunken durch den sensationellen, aber nicht wiederholbaren Erfolg des Corona-Vakzins?

Sahin weist das von sich. Vorausgegangen seien Jahrzehnte der Forschung »voller kleiner, tastender Schritte«. Nun erst, da alle wissen, wo es langgeht, sei es Zeit loszurennen. Dann aber richtig. »Ich sehe prinzipiell keinen Grund, warum nicht viele Krebsarten früher erkennbar und besser heilbar sein sollten«, sagt Sahin. »Natürlich gibt es Tumorerkrankungen, da sind wir noch weit davon entfernt.« Aber genauso sei Lymphdrüsenkrebs vor 40 Jahren eine Todesdiagnose gewesen, heute würden mehr als 90 Prozent der Patienten geheilt.

Die KI-gestützte Medizin soll immer öfter spektakuläre Behandlungsansätze möglich machen, so wie bereits Mitte des vergangenen Jahrzehnts, als Immunologen ein großer Durchbruch gelang: Sie entnahmen Abwehrzellen von Krebspatienten, rüsteten sie gentechnisch im Labor mit besseren Waffen gegen den Tumor auf und injizierten die neuen Superzellen zurück in die Patienten. Die Behandlung nennt sich CAR-T-Zelltherapie – für »Chimeric Antigen Receptor«-T-Zellen –, und sie hat die Blutkrebsbehandlung revolutioniert. Bei bestimmten Leukämieformen wurden bis zu 90 Prozent der behandelten Patienten – alle im Endstadium – vom Krebs befreit. Dauerhaft. Erste Patienten, die vor zehn Jahren mit CAR-T behandelt wurden und seither krebsfrei blieben, gelten mittlerweile offiziell als geheilt.

Dahinter steckt eine enorme technologische Leistung: T-Zellen so zu modifizieren, dass sie Tumorzellen quasi aus der Deckung locken. Sie zwingen den Krebs, sich zu demaskieren, indem sie ihm ein Molekül präsentieren, an das die Tumorzellen andocken – um dann vom Immunsystem vernichtet zu werden.

Bislang funktionierte die Therapie jedoch nur bei Blut- und Lymphdrüsenkrebs. Forscher versuchen schon lange erfolglos, die durchschlagenden Behandlungserfolge auch auf Tumore anzuwenden, die fest in den Organen sitzen. Diese soliden Tumore sind meist zu groß und zu komplex für die wenigen künstlichen CAR-T-Zellen, die noch dazu nicht sonderlich lange halten. Biontech hofft nun einen Weg gefunden zu haben.

»Die Lösung liegt eigentlich auf der Hand«, sagt Türeci. »Ich würde es eher Intuition nennen«, sagt Sahin. Für einen Moment tauchen beide zusammen ab in eine Fachdiskussion untereinander, allerlei Spezialbegriffe fliegen, am Ende fasst Sahin es so zusammen: »Die Grundidee ist, CAR-T und Krebsimpfstoff zu kombinieren.« Das Vakzin soll die Lebensdauer der künstlichen Killerzellen verlängern und sie stark genug machen, um auch gegen solide Tumore erfolgreich zu sein.

Offenbar könnte das klappen. Darauf deuten die beim Europäischen Krebskongress in Madrid vorgestellten Zwischenergebnisse der klinischen Studie hin, die Onkologen mit dieser Kombinationswaffe namens BNT 211 durchführten. Bei knapp der Hälfte von 38 Hodenkrebspatienten schrumpften die Tumoren oder verschwanden ganz.

»Das ist einfach so schön zu sehen«, sagt Biontechs Studienleiterin Preußner. Sie ist seit 20 Jahren in der Forschung und daran gewöhnt, dass viele vermeintlich brillante Ideen im Menschen am Ende doch nicht so gut funktionieren wie im Labor oder in Tiermodellen. »Es ist faszinierend, wie diese speziell ausgestatteten Zellen sich den Tumor schnappen, und wenn sie müde werden, mit der Vakzine wieder geboostert werden.«

Einmal pro Woche besprechen sich Preußner und ihr Team mit den behandelnden Ärzten der Studienteilnehmerinnen aus

Deutschland, Schweden, den Niederlanden und Australien. »Wenn wir hören, dass Patienten wieder zur Arbeit gehen, in den Urlaub fahren können, das ist schon sehr, sehr motivierend für uns«, sagt Preußner.

Auch die Fachwelt ist angetan. Die für die Arzneimittelzulassung in Europa zuständige Behörde EMA hat BNT 211 als »Priority Medicine« deklariert, um die Entwicklung der Therapie unbürokratisch zu beschleunigen. Aber der Weg zu einer Zulassung ist trotzdem noch weit und mit dem sensationellen Tempo des Covid-Impfstoffs nicht zu vergleichen. Studien scheitern oft noch in der dritten und letzten Phase, wenn viel mehr Patienten dabei sind. Der Teufel liege im Detail, natürlich, betont Türeci. Und je komplizierter die Therapie, umso mehr kann im Schlussspurt noch schiefgehen. Selbst wenn die Idee die richtige ist, die Technologie funktioniert. Aber wenn die Puzzleteile falsch zusammengesetzt werden, kommt nichts dabei heraus. Die möglichen Fehlerquellen sind endlos: Falsche Dosierung, zu viele Nebenwirkungen. Siehe auch CureVac: den Tübinger mRNA-Forschern ist es bis heute nicht gelungen einen wirksamen Coronaimpfstoff zugelassen zu bekommen.

Deswegen gilt Biotechnologie auch als so schwieriges Pflaster. Nur wenige Investoren wollen Geld zur Verfügung stellen, vor allem in Deutschland. Viele Forscher hofften, das würde sich nach dem Erfolg des in Mainz entwickelten Covid-Impfstoffs ändern. Dass Banken und Geldgeber darauf setzen würden, dass Deutschland nicht nur Grundlagenforschung kann, sondern auch Unternehmen gründen. Die Hoffnung verpuffte.

Und so ist Biontech nicht zum Vorreiter einer neuen deutschen Biotech-Industrie geworden, sondern ein einsames Einhorn geblieben. Die Konkurrenz kommt fast ausschließlich aus dem Ausland: große Pharmakonzerne wie Roche und Bristol-Meyers. Und insbesondere die amerikanische Biotech-Firma Moderna, die auch schon lange an der mRNA-Technologie forscht.

Sorgen bereiten Sahin die Fortschritte der Amerikaner nicht, im Gegenteil. Je mehr Studien belegen, dass mRNA-Impfstoffe und Kombinationstherapien funktionieren, desto näher rückt das Ziel, die personalisierte Krebsbehandlung zum neuen Standard zu machen. Im kommenden Jahr will Biontech noch viel mehr Studien starten. Sahin hat dafür eine ungewöhnliche Partnerschaft mit Großbritannien geschlossen: Bis 2030 sollen 10 000 Patienten mit personalisierten Therapien versorgt werden, dafür beschleunigen die britischen Behörden die klinischen Studien.

Eine ähnliche Partnerschaft hatte das Mainzer Unternehmen mit der Londoner Regierung schon für die Entwicklung des Covid-Impfstoffes geschlossen. »Das würden wir gerne auch in Deutschland machen«, sagt Sahin. Damals wie heute ließ sich so eine Forschungspartnerschaft zur schnelleren Therapieentwicklung hierzulande aber nicht realisieren. Wenn es um den Standort Deutschland geht, wird der sonst so verbindliche Firmenchef schmallippig.

Vielleicht später dann, hofft Sahin, wenn mehr und mehr positive Ergebnisse aus den laufenden Versuchen eintrudeln sollten.

Und wenn die positiven Ergebnisse ausbleiben, die Idee vom kontrollierbaren Krebs doch nur eine Schimäre war? Sahin lächelt. Er sagt: »Natürlich kann es passieren, dass in der Forschung der erste Schuss nicht ganz sitzt, und wenn es ganz schlecht läuft, auch der zweite nicht.« Aber er ist sicher, nach 30 Jahren Forschung das Problem endlich durchdrungen zu haben. Und es lösen zu können. Früher oder später.

Vor allem ein Faktor trägt wesentlich dazu bei, ob wir die Oberhand im Kampf gegen den Krebs gewinnen: Ob die Erkrankung früh genug erkannt wird. Schon heute sind viele Tumore gut in den Griff zu bekommen, teils sogar heilbar, solange sie nur früh genug entdeckt werden. Erst wenn die Tumore den Ärzten zu lange entgehen und die Patienten erst im dritten oder vierten Stadium der Krankheit in die Klinik kommen, steigt die Sterblichkeitsrate rasant. Eindrucksvoll zeigt sich das in der Statistik der American Cancer Society, die Millionen Krankheitsverläufe beinhaltet. Beispiel Brustkrebs: Wird der Tumor im ersten Stadium entdeckt – also ohne Lymphknotenbefall und im Körper verteilte Metastasen –, beträgt die Überlebensrate beeindruckende 99 Prozent. Wird der Krebs aber erst im vierten Stadium mit Lymphknotenbefall und Metastasen festgestellt, überleben nur noch 28 Prozent der Patientinnen (Stand 2021).

Genauso beim Darmkrebs: Früh entdeckt kann der Krebs bei 91 Prozent der Patienten besiegt werden. Mit späterer Entdeckung steigt die Anzahl der Todesfälle radikal. Bei im vierten Stadium entdeckten Darmkrebs überleben nur noch 14 Prozent. Gleiches gilt für die insgesamt tödlichsten und aggressivsten Krebsformen: Bauchspeicheldrüsenkrebspatienten haben anfangs zumindest noch eine Chance, 40 Prozent sprechen auf Behandlungen an. Bei spät entdeckten, schon weiterentwickelten Tumoren sterben nahezu alle Patienten.

Was zu tun ist, liegt auf der Hand: Das Gesundheitssystem muss darauf ausgerichtet sein, Tumore prinzipiell so früh wie möglich zu entdecken. Darauf zielen die teils umfangreichen Vorsorgeprogramme: regelmäßige Kontrollen vor allem für ältere Menschen und solche mit bekannten Risikofaktoren. Die bekanntesten sind Mammografien und Darmspiegelungen. Solche teils gesetzlichen Früherkennungsprogramme haben bereits viele Leben gerettet. In der Altersgruppe der Fünfzig- bis Siebzigjährigen reduzieren Mammografien schätzungsweise die Zahl der an Brustkrebs sterbenden Frauen um 20 bis 30 Prozent. Dennoch, trotz einer Überlebensrate von 99 Prozent bei früher Entdeckung, sterben jedes Jahr fast 20 000 Frauen in Deutschland an Brustkrebs. Wie bei den meisten der über 200 000 Krebstoten in Deutschland wird die Erkrankung zu spät diagnostiziert. Kein Wunder: Bei vielen Krebsformen zeigen sich Symptome nicht gleich zu Beginn der Erkrankung.

Das Problem ist nur, dass es Früherkennungsprogramme nur für eine Handvoll der rund 200 Krebsarten gibt. Und dass die Vorsorge bislang oft entweder aufwendig oder nur begrenzt genau ist.

Beispiel Darmkrebs, hier gibt es zumindest Früherkennungsmodelle. Und die empfohlene regelmäßige Darmspiegelung ist sogar sehr genau. Aber wer mag eine so unangenehme Untersuchung gerne machen, noch dazu gefühlt ohne Not? Offenbar nicht allzu viele Menschen. Aus den USA gibt es dazu genaue Zahlen: Drei von vier Darmkrebstoten hatten keine Vorsorge. Und sechs von zehn Darmtumoren werden erst so spät entdeckt, dass die Behandlungen nicht mehr so gut anschlagen.

Was also, wenn sich Krebs schon in seiner frühesten Anfangsphase mit einem einfachen Bluttest erkennen ließe?

Tatsächlich wissen wir schon lange, dass sich Krebs im Blut früher feststellen lässt als durch andere körperliche Anzeichen. Mitunter lassen sich im Blut schon Spuren einer Erkrankung finden, wenn der Patient sich noch kerngesund fühlt.

Schon im Jahr 1869 stellte der australische Arzt Thomas Ashworth beim Blick durchs Mikroskop fest, dass im Blut eines an zahlreichen Tumoren gestorbenen Patienten auffällige Zellen schwammen: Sie sahen genauso aus wie die Krebszellen der Tumore, die Ashworth vorher untersucht hatte. Es sollte fast 100 Jahre dauern, bis Wissenschaftler erkannten, dass statt ganzer Zellen auch nur kleinere DNA-Teile von Tumoren ins Blut abgesondert werden.

Daraus einen sicheren Indikator für eine Krebserkrankung zu entwickeln, wurde aber erst mit der modernen DNA-Analyse möglich: In Hochdurchsatz-Verfahren lesen Maschinen rasend schnell Erbgut aus, hunderte Gene können parallel gelesen werden und kleineste Veränderungen sichtbar machen. So lassen sich auch die zellulären Bestandteile herausfiltern, die Tumore ins Blut abgeben. Und aus der genetischen Zusammensetzung kann das Tumorgewebe bestimmt werden, aus dem sie stammen – also ob es sich etwa um Magenkrebs oder Leberkrebs handelt.

In der Klinik werden heute schon solche flüssigen Gewebeproben eingesetzt. Sie kommen aber nur als ergänzendes Verfahren zum Einsatz. Das Tumorboard, bestehend aus Fachärzten verschiedener Abteilungen, das über die Behandlung von Patienten entscheidet, kann auch eine flüssige Gewebeprobe verordnen. Der Bluttest wird im Einzelfall eingesetzt – etwa um eine Nadelbiopsie zu vermeiden oder einzuschätzen, wie hoch das Risiko für Metastasen ist.

Was aber, wenn solche Krebs-Bluttests auf ganz andere Art eingesetzt würden, als breites bevölkerungsweites Frühwarnsystem? Einmal im Jahr einfach beim Hausarzt Blut abnehmen wie bei einem großen Blutbild, ein Labor scannt dann auf alle möglichen Krebserkrankungen. Klingt verrückt? Daran arbeiten aber reihenweise akademische Forscher genauso wie Unternehmen, von Pharmariesen wie Roche bis zu einem Dutzend Hightechfirmen im Silicon Valley. Und diese Massenuntersuchungen funktionieren schon erstaunlich gut. Nicht nur für eine Tumorindikation, sondern für viele. Am Ende, man ahnt es bereits, ist die Blutanalyse vor allem eins: eine riesige Rechenaufgabe. 1000 Gigabyte an Daten aus einer einzigen Blutprobe. Die dann durch Supercomputer gejagt werden müssen, wo KI-Algorithmen nach bekannten Mustern suchen. Die führende Firma auf dem Gebiet ist deswegen auch eher Softwareunternehmen als Pharmafirma. Ihr Hauptquartier liegt an der Bucht von San Francisco, nur einen Steinwurf entfernt von Facebook. Draußen schwirren Möwen umher, drinnen, in leuchtend weißen Laboretagen, pipettieren nicht

Laboranten an Pröbchen, sondern riesige Server summen neben endlosen Reihen von Hochdurchsatz-DNA-Sequenzierern. Die Firma heißt Grail, benannt nach dem Heiligen Gral, den man hier sinngemäß suchen will. Grail arbeitet bereits seit 2015 an einem massenfähigen Krebs-Bluttest. »Wir schauen auf eine Zukunft, in der mehr Tumore gefunden werden, und zwar bevor Symptome auftreten«, sagt Grail-Chef Bob Ragusa, ein studierter Medizin-ingenieur.

Die Schwierigkeit ist zweierlei: Erstens muss die Tumor-DNA zielsicher bestimmt werden. Nicht jedes Fitzelchen muss gefunden werden, aber Falschmeldungen darf es nicht geben. Der Test wäre unbrauchbar, würden ständig Menschen mit vermeintlichen Krebsdiagnosen konfrontiert. Und zweitens braucht es sehr, sehr viel Rechenkapazität, wenn jeden Tag hunderte, tausende Datensätze von der Größe einer ganzen Computerfestplatte analysiert werden müssen.

Grail glaubt diese Probleme weitgehend gelöst zu haben. Dabei geholfen haben mehrere Milliarden Dollar Forschungskapital, die in das Unternehmen gepumpt wurden. Unter anderem von Amazon-Gründer Jeff Bezos, Google, Bill Gates, dem Konzernmulti Johnson & Johnson sowie Illumina, dem führenden Hersteller von DNA-Sequenzierern. 2021 hat Grail seinen ersten Test namens Galleri auf den Markt gebracht. Er ist in den USA und Europa noch nicht offiziell als erstattungsfähige Früherkennung zugelassen. Aber in den USA können ihn Patienten bei ihrem Arzt machen lassen, für 949 Dollar. Aus eigener Tasche zu zahlen. Der Ablauf ist einfach: In der Arztpraxis wird Blut abgenommen und dann an ein Grail-Labor geschickt, wo die KI-Algorithmen alle DNA-Fragmente nach Krebs-Erbgut durchsuchen. Wenn Tumorteilchen gefunden werden, sucht die Maschine nach den genetischen Informationen, die das Ursprungsgewebe preisgeben. Galleri kann über 50 verschiedene Tumore identifizieren. In den meisten Fällen treffsicher. Das zeigen jedenfalls die positiven Fälle unter den hunderttausenden Patienten, die den Test bereits genutzt haben. So wie bei den über 6000 britischen Patienten in einer Vergleichsstudie der Oxford University: Bei allen hatte der Hausarzt einen Anfangsverdacht festgestellt und eine weitere Untersuchung angeordnet. Die Patienten wurden dann von Fachärzten untersucht und machten gleichzeitig eine *Liquid Biopsy*, eine flüssige Gewebeprobe, wie der Tumor-Bluttest auch genannt wird. Die Ärzte diagnostizierten bei 368 Patienten Krebs. Der Bluttest entdeckte parallel in 324 Fällen Tumorbestandteile, wovon 244 bestätigt wurden. »Der Test stellte in 85 Prozent der Fälle akkurat den Ursprung des Krebses fest«, so Professor Mark Middleton, Oxford-Onkologe und Leiter der Studie. Meist handelte es sich um Darm- oder Lungenkrebs. Die schnelle Bestimmung könne sehr hilfreich sein, sagt Middleton. Wenn Patienten dem Arzt gegenübersitzen, sei oft nicht gleich klar, »welcher Test nötig ist, um festzustellen, ob die Symptome tatsächlich Krebs als Ursache haben«. Durch die Bluttest-Vorhersage könnte dann direkt der passende CT-Scan oder eine Nadelbiopsie veranlasst werden.

In bisherigen Studien finden die Multikrebs-Bluttests allerdings meist nur schon weiter vorangeschrittene Tumore. Im Falle der Oxford-Studie wurden 95,3 Prozent der Tumore entdeckt, die im vierten Stadium waren. Tumore, die noch im ersten und am besten behandelbaren Stadium waren, wurden nur zu einem Viertel von den Analysemaschinen gefunden.

Die Grail-Forscher sind sicher, die Früherkennung aber noch deutlich verbessern zu können. Ihre Ziele sind höchst ambitioniert: Wenn ein jährlicher Bluttest die bestehenden Vorsorgeangebote ergänzen würde und dadurch Tumore öfter in früheren Stadien erkannt würden, könnte die Zahl der jährlichen Krebstoten um 26 Prozent zurückgehen. Das wären sehr viele gerettete

Menschenleben. Jedenfalls nach den umfangreichen Modellrechnungen, die die Statistiker von Grail angestellt haben.

Kritiker halten das für utopisch. Die britische Regierung probiert nun über mehrere Jahre aus, ob sich solche hochgesteckten Ziele wenigstens annähernd erreichen lassen. Ähnlich wie mit Biontech haben die britischen Gesundheitsbehörden dafür eine Partnerschaft mit Grail abgeschlossen. Mehr als 140 000 Briten nehmen an einer Studie über die Treffsicherheit des Galleri-Tests teil. Bestätigt sich weiter, dass mit der einfachen Blutprobe viele Tumorerkrankungen herausgefischt werden können, sollen bis zu einer Million Patienten in England mit der Flüssigbiopsie getestet werden.

Ähnliche Hoffnungen hegen auch die vielen anderen Testentwickler, die ebenfalls mit milliardenschwerer Unterstützung unterwegs sind. Zum Beispiel der amerikanische Onkologe Bert Vogelstein, der einst das Screeningverfahren für Darmkrebs revolutionierte und lange einer der meistzitierten medizinischen Forscher der Welt war. In den vergangenen Jahren warf er nun alle Kräfte auf Liquid Biopsies. Der von ihm mit Kollegen von der Johns Hopkins University entwickelte Multi-Krebstest »Cancerseek« wurde 2020 in einer der ersten großen klinischen Studien bei 9911 Frauen eingesetzt, die zuvor nie mit Krebs diagnostiziert worden waren. Der Test fand in 26 Fällen einen bis dahin unentdeckten Tumor. Wenig später übernahm eine große Testlaborfirma Vogelsteins Firma für über zwei Milliarden Dollar.

Andere Forscher und Firmen konzentrieren sich darauf, einen genauen Bluttest für nur eine einzelne Krebsindikation zu entwickeln – in der Hoffnung, durch die Spezialisierung noch früher in symptomfreien Patienten die Tumore zu erwischen. Freenome aus San Francisco überprüfte in einer Studie mit 40 000 Patienten, ob ihre KI-Algorithmen die typischen Biomarker von Darmkrebs treffsicher finden würden.

Dem Schweizer Pharmariesen Roche waren alleine die Aussicht auf das frühe Erkennen der zweithäufigsten Krebserkrankung schon die 300 Millionen Dollar wert, mit dem sich der Konzern an den KI-Spezialisten aus Kalifornien beteiligte. »Wir glauben, dass blutbasierte Screenings und neue datengetriebene medizinische Erkenntnisse dazu beitragen, die Medizin zu personalisieren«, sagt Thomas Schinecker, Chef von Roche.

Die Schweizer Pharmaforscher haben bereits eine eigene Liquid Biopsy entwickelt, die eine einzige Blutprobe auf über 300 Gene untersuchen kann, die mit Krebs assoziiert sind. Solche Tests werden inzwischen häufig von Onkologen herangezogen, um schon früh nach speziellen Mutationen bei Patienten zu suchen. Und darauf basierend zu entscheiden, welche passenden Immuntherapien es geben könnte.

Auch im Deutschen Krebsforschungszentrum wird an Bluttests geforscht. »So etwas wird kommen«, betont Baumann. »Man wird vielleicht sogar identifizieren können, in welchem Organ der Tumor sitzt, dank bestimmter genetischer Kennzeichen.« An die Tests müssten jedoch hohe Anforderungen gestellt werden: Es dürften nicht Unmengen von falschen Ergebnissen entstehen und verängstigte Menschen die Arztpraxen stürmen.

Flüssigbiopsien könnten sich zu einem mächtigen und vielleicht durchschlagenden Frühwarninstrument entwickeln. Aber längst nicht zum einzigen. Diagnostik verändert sich durch Datenanalyse und KI radikal. Denn Maschinen fällt es oft leichter als dem Menschen, Muster zu erkennen. Vor allem visuelle. Was das heißt, kann besonders gut Sebastian Thrun erklären. Er ist Professor für Informatik und Robotik an der Stanford University, Google-Forscher und seit 25 Jahren einer der klügsten Köpfe des Silicon Valley. In Stanford leitete er das Artificial Intelligence Laboratory. Für Google entwickelte er das selbstfahrende Auto und baute das Geheimlabor »X« für neue Technologien auf. Vor ein paar Jahren zierte eines seiner Forschungsprojekte das Cover des wohl weltweit wichtigsten Wissenschaftsjournals *Nature*: »Artificial Intelligence Powers Detection of Skin Cancer from Images«. Thrun, eigentlich aus Solingen stammend, aber seit 1995 in den USA lebend, ist kein Onkologe. Er bringt Maschinen bei, zu lernen. Und im Grunde, das wollte er zeigen, funktioniert das nach den immer gleichen Grundprinzipien. Ob man nun einem Computer beibringt, Auto zu fahren oder die Charakteristika von Hautkrebs auf klinischen Bildaufnahmen zu erkennen. Thrun und seine Kollegen »trainierten« die Software dazu mit 129 450 Aufnahmen von Hautveränderungen. Die Aufgabe der Maschine: Gutartige von bösartigen Hautauffälligkeiten zu unterscheiden und Karzinome und Melanome zu diagnostizieren. Zum Vergleich wurden 21 Hautärzte herangezogen. Die Maschine diagnostizierte genauso treffend wie die Ärzte. Das war 2017. Und damals eine Sensation. Nur ein paar Jahre später gibt es hunderte solche KI-Systeme, die von Ärzten zur Diagnose eingesetzt werden. Thrun erklärt es so: »Früher musste ein Programmierer tausende Regeln aufstellen und endlose Zeilen Code schreiben, um eine Maschine dazu zu bringen, einen Hund zu erkennen: Er muss eine Schnauze haben, aber keinen Rüssel, Ohren und Schwanz, aber keine Flügel.« Extrem aufwendig und fehlerhaft. Ein Kind dagegen lerne ganz anders, einen Hund zu erkennen: Es sieht einen Hund und bekommt von den Eltern erklärt, was ein Hund ist. Das Kind hält anfangs vielleicht auch einen Wolf für einen Hund, lernt aber schnell, die Unterschiede und die Tiere zuzuordnen. Deep-Learning-Algorithmen funktionieren ähnlich: Sie werden mit klassifizierten Bildern und Informationen trainiert. So sieht ein Hund aus, so ein Wolf. Der Algorithmus vergleicht die Unterschiede und lernt anhand von hunderttausenden Beispielen, sie selbst zu erkennen.

Nach demselben Prinzip braucht die Maschine auch nicht alles

Wissen und alle Regeln zu kennen, die eine Hautärztin in ihrem Studium lernt, sondern man füttert sie lediglich mit Bildern von Melanomen und ihrer diagnostischen Klassifizierung. »Ich gebe dem Computer Beispiele, und so wird er quasi wie ein Baby großgezogen«, sagt Thrun.

Thrun verfolgt mittlerweile wieder andere Ziele. AI-Diagnostik zum Patienten zu bringen, haben sich inzwischen vor allem junge Mediziner wie Titus Brinker vorgenommen. Der Hautarzt ist Nachwuchsgruppenleiter »Digitale Biomarker« am DKFZ. Seine Gruppe hat gemeinsam mit 116 Hautärzten aus aller Welt ein KI-Assistenzsystem entwickelt, das schwarzen Hautkrebs am digitalen Bild genauer diagnostizieren kann als erfahrene Ärzte. Schwarzer Hautkrebs ist oft schwer unterscheidbar von gutartigen Muttermalen. Die KI stellt aber nicht nur die Diagnose, sie geht noch einen entscheidenden Schritt weiter: Sie begründet sie auch, indem sie die relevanten Strukturmerkmale der Hautveränderung in Fachsprache nennt, beschreibt und präzise in die Bildaufnahmen einzeichnet. Der behandelnde Arzt kann die KI-Analyse dadurch leichter nachvollziehen – und nachprüfen. Brinker und sein Team wurden dafür von der Landesregierung als »KI-Champions Baden-Württemberg 2023« ausgezeichnet.

Fast überall ist KI auf dem Weg, zu einem neuen, mächtigen Diagnoseinstrument zu werden. Sei es, um auf CT-Scans gefundenes abnormales Gewebewachstum schon im Entstehungsstadium als Tumor zu identifizieren. Oder um auf MRT-Aufnahmen gleich farbig zu markieren, wenn die Prostata nach Krebs aussieht. Auch DKFZ-Chef Baumann kann einiges zum revolutionären Potential der KI-Diagnostik sagen, von Haus aus ist er Radioonkologe, er leitete unter anderem die Klinik für Strahlentherapie und Radioonkologie am Dresdner Universitätsklinikum: »Es können sehr, sehr viel mehr Bilder in sehr, sehr kurzer Zeit mit sehr, sehr guten Ergebnissen ausgewertet werden.« Gerade Radioonkologen wird die Arbeit daher ungemein erleichtert. Und sie können besser diagnostizieren.

Die Lernfähigkeit der KI-Modelle nimmt dabei ständig zu und liegt längst in ganz anderen Sphären als Sebastian Thruns frühes Diagnostikinstrument, das noch mit nur knapp 100 000 Bildern trainierte. Das weltweit größte bildbasierte KI-Modell zur Erkennung von Krebs wird von Microsoft zusammen mit dem Pathologie-Unternehmen Paige entwickelt. Es trainiert mit einem Datensatz von rund einer Milliarde Bildern. Und alleine vier Millionen digitalisierten Mikroskop-Objektträgern für verschiedene Krebsarten aus einem Archiv klinischer Daten. Die Supercomputer von Microsoft fräsen sich so schnell durch die enormen Informationsmengen, dass die KI Tumore in 17 verschiedenen Gewebearten erkennen kann, darunter in Haut, Lunge und Magen-Darm-Trakt. Das Instrument soll quasi wie Windows und Word vertrieben werden: Kliniken nutzen es über das Internet und die Microsoft-Cloud.

Wir wissen also, dass Krebs umso besser zu kontrollieren ist, je früher er entdeckt wird, und gleichzeitig die Diagnostik immer besser wird. Müsste also nicht viel mehr Kraft in die Früherkennung investiert werden? »In den meisten Ländern gehen gerade einmal rund zehn Prozent des Forschungsbudgets in Prävention und Früherkennung. Das ist ein großes Missverhältnis«, sagt Baumann. »Wir wissen inzwischen, dass in Deutschland zwischen 55 und 60 Prozent aller Krebstodesfälle durch Prävention und Früherkennung verhindert werden könnten.« Was für eine enorme Zahl: Mehr als die Hälfte aller Todesfälle wäre zu verhindern. Das DKFZ und die Deutsche Krebshilfe haben sich deswegen auch zu einem Neustart der Krebsprävention entschieden: In Heidelberg entsteht das erste Nationale Krebspräventionszentrum, später sollen Standorte überall im Land entstehen. Ärztinnen, Informatiker, Biologinnen, Datenexperten, Psychologinnen und Sozialwissenschaftler sollen dabei zusammenarbeiten. Und die Bürger können ihre individuellen Risiken testen lassen und an Studien teilnehmen. Gleichzeitig sollen bestehende Vorsorgeprogramme an den Stand der Wissenschaft angepasst werden. »Nicht alles, was angeboten wird, ist richtig«, betont Baumann. »Etwa die Tastuntersuchung der Prostata. Die reicht nicht aus, denn damit werden nur große Tumore gefunden.« Und der Antigen-Test schlage oft falsch aus. Was also wäre besser? »Wir testen gerade in großen Studien, wie MRT-Untersuchungen helfen könnten«, so Baumann. Er ist sicher: »Das wird in absehbarer Zeit Standard werden.«

Mindestens ebenso wichtig: Selbst aktiv Krebs vorzubeugen. Die größten Krebsrisiken sind lange bekannt, werden aber zu oft von vielen Menschen verdrängt oder immer noch unterschätzt: Rauchen. Übergewicht. Mangelnde Bewegung. Alkohol. Die Statistiken sind eindeutig: Zusammen führen diese Faktoren zu über einem Drittel der Krebsfälle. »Rauchen ist in Deutschland leider immer noch ein großes Problem«, sagt Baumann. Und ein so großes Todesrisiko, dass es in der epigenetischen Uhr von Steve Horvath ein eigener Berechnungsfaktor ist, der das biologische Alter bei Rauchern dramatisch hochschraubt. »Dann kommt die Ernährung: zu viel oder zu ungesundes Essen«, so der DKFZ-Chef weiter. »Das sind zwei verschiedene Dinge. Es gibt auch schlanke Leute, die sich schlecht ernähren und ihr Risiko deutlich steigern. Gleiches gilt für Bewegung: Übergewichtige Menschen, die viel Sport machen, können ein deutlich geringeres Krebsrisiko haben als schlanke Menschen, die nur rumsitzen.«

Bei einigen Krebsarten sind die Zusammenhänge besonders gut belegt: So lässt sich die Wahrscheinlichkeit, an Dickdarmkrebs zu erkranken, durch körperliche Aktivität um 20 bis 30 Prozent reduzieren. Darauf weist auch die Deutsche Krebshilfe explizit hin: »Regelmäßiges Training reduziert den Glukose- und Insulinspiegel und vermindert die Menge an Fettgewebshormonen im Blut. Beide

Faktoren wirken einer Tumorbildung im Dickdarm entgegen. Dies geschieht vermutlich durch verschiedene Einflüsse: Sport und körperliche Aktivität senken chronische Entzündungsprozesse im Körper, stärken das Immunsystem und unterstützen Prozesse, durch die der Körper Schäden im Erbgut reparieren kann.«

Hinzu kommt: Bewegungsmangel und Übergewicht summieren sich mit der Zeit zu noch höherem Risiko. Das stellten die DKFZ-Forscher unter anderem bei einer Studie mit mehr als 5600 Menschen mit Darmkrebs fest. Nicht nur, dass die übergewichtigen Patienten ein größeres Risiko hatten als normalgewichtige. Das Risiko stieg mit dem Ausmaß des Übergewichts und erhöhte sich noch einmal deutlich, wenn das Übergewicht über Jahre anhielt. Langfristig Übergewichtige erkrankten demnach zweieinhalbmal so oft an Darmkrebs wie dauerhaft schlanke Menschen. Warum ist das so? Onkologen sehen mehrere Gründe: Übergewicht macht den Darm träge, und der Stuhl samt eventuellen krebsauslösenden Geweben bleibt länger im System. Zugleich kann sich Fettgewebe chronisch entzünden, was Tumore begünstigt.

Ähnliche Daten zeigen sich bei Brustkrebs: Viele Studien haben in den vergangenen Jahrzehnten nachgewiesen, dass schon ein paar Stunden Sport das Brustkrebsrisiko um bis zu 40 Prozent senken können. Ein Grund: Zu viel Östrogen begünstigt Tumorwachstum. Und Östrogen wird auch in Fettgewebe hergestellt. Sprich: Schlanke Frauen haben einen deutlich niedrigeren Östrogenspiegel als übergewichtige. Und damit offenbar besseren Schutz vor Krebs.

Aber Sport hilft nicht nur vorbeugend: »Wer sich nach oder während einer Krebstherapie mehr bewegt, hat höhere Überlebenschancen«, betont Baumann. Der Einfluss könne größer sein als die Wirkung von Medikamenten. Dabei spielen verschiedene Faktoren zusammen, wie der Onkologe erklärt: »Während Krebs das Immunsystem schwächt, fördert Sport die Zirkulation von Immunzellen, die Krebszellen angreifen. Außerdem sind sportliche Menschen besser durchblutet, was wichtig für die Wirksamkeit von Medikamenten ist. Und Chemotherapie wird oft besser vertragen, weil ein trainierter Körper besser mit Giftstoffen umgehen kann.« Kurzum: Ein gesunder Lebensstil kann nachweislich zahlreiche Krebserkrankungen verhindern – und Patienten helfen, sie besser zu überwinden.

Es lässt sich schwer einschätzen, wie schnell genau die mit KI hochgerüstete Krebsmedizin weiter voranschreitet. Wenn die Entwicklung der vergangenen Jahre ein Indikator ist, wird es sehr, sehr schnell sein. Denn die Kraft der Dateninstrumente steigt exponentiell. Am Horizont zeichnet sich schon ab, was kommt.

Die Umrisse sind zu erkennen zum Beispiel in Redwood City, Kalifornien, in blitzblanken Laboren eines Quaders aus Glas und Stahl. »Was wäre denn, wenn wir den Krebs nicht erst mühselig suchen müssten?«, fragt Cyriac Roeding. »Was wäre, wenn wir den Krebs zwingen können, sich selbst zu erkennen zu geben?« Roeding ist Mitgründer des Biotech-Unternehmens Earli, so benannt, weil sie den Krebs hier möglichst früh finden wollen. Es passt aber auch, weil es noch sehr früh ist für solche Ideen der nächsten Generation.

Roeding ist kein Naturwissenschaftler, sondern Serienunternehmer. Er kommt eigentlich aus der Nähe von Frankfurt am Main, ging früh ins Silicon Valley, baute einige Firmen erfolgreich auf, verkaufte sie und hatte auf einmal viel Geld, das er in neue Firmen stecken wollte. So machen es viele hier: Immer auf der Suche nach dem *next big thing*. Roeding glaubte es bei Sanjiv Gambhir gefunden zu haben, dem damaligen Chef der Radiologie der Stanford School of Medicine. Gambhir hatte täglich mit dem gleichen Problem zu tun: Auf Bildern ist es oft schwer zu erkennen, ob abnormales Gewebe Krebs oder doch harmlos ist. Bei in der Lunge sichtbaren Knötchen zum Beispiel sind über 90 Prozent harmlos. Der Rest aber nicht. »Im Moment schicken sie dich dann meistens nach Hause und schauen, ob was passiert«, sagt Roeding. Das sogenannte »Watchful Waiting«. Oder es wird eine Nadelbiopsie gemacht. Gambhir hatte eine Idee: Vielleicht ließe sich ja im Labor ein Molekül bauen, das im menschlichen Körper nach Krebszellen sucht und bei diesen dann ein genetisches Programm auslöst, das sie sichtbar macht. »Als würde jemand einen Lichtschalter drücken«, sagt Roeding. »Die Krebszelle wird zu einer Fabrik umfunktioniert, die etwas herstellen muss, was wir dann erkennen können.« Inzwischen gelingt Earli das in Tieren. Auf einem großen Monitor zeigt Roeding CT-Scans von einem Schwein, auf dem farbige Punkte aufleuchten: Krebszellen, die sich zu erkennen gaben. Earli nennt das »Genetic Imaging«. Gambhir kann diese ersten Erfolge aber nicht mehr selber präsentieren. Er starb an Krebs. Diese bittere Ironie treibt die Earli-Forscher nun erst recht an, sagt Roeding. Die Fachexpertise liefern dafür nun reihenweise bekannte Krebsforscher im wissenschaftlichen Beirat von Earli. Darunter auch Medizin-Nobelpreisträger Leland Hartwell. Er sagt: »Niemand hat bislang so etwas versucht, aber es hat enormes Potenzial.«

Vieles deutet also darauf hin, dass die optimistische Vision von Ugur Sahin, Özlem Türeci und vielen anderen Forschern Wirklichkeit werden könnte: schon in der kommenden Dekade immer mehr Krebsarten zu kontrollieren. Den König aller Krankheiten mit so vielen neuen Therapien und Diagnostikinstrumenten zu umzingeln, dass er seine Übermacht verliert. Und zu einer Krankheit wird, mit der man künftig leben kann, gut und länger. Vor allem für die jetzt geborenen Generationen wird der Risikofaktor Krebs eine deutlich schrumpfende Rolle für die Lebenserwartung spielen. Wie viele Lebensjahre genau zu gewinnen sind, darüber streiten sich die Experten. Manche der komplizierten Modellrechnungen sagen: Selbst wenn der Krebs komplett ausgerottet wäre, würde die durchschnittliche Lebenserwartung nur um rund drei Jahre steigen. Andere sagen: Solche bevölkerungsweiten Modellrechnungen sind Quatsch, denn für viele anderweitig gesunde Menschen wird ohne den Faktor Krebs der Weg frei zu Jahrzehnten längerem Leben. An diesem Detail hängt die Debatte: anderweitig gesund. Manche Forscher, auch die Longevity-Koryphäe David Sinclair, sagen: Nimmt man den Krebs raus, sterben die Menschen eben an einer anderen Alterserkrankung. Richtig bewegen könne man nur etwas, wenn alle Altersrisiken eliminiert oder wenigstens verringert würden. Mag sein. Gleichzeitig aber ist offensichtlich: Ob man auch in fortgeschrittenen Lebensdekaden noch vital ist, hängt wesentlich mit den großen Volkskrankheiten zusammen. Auf dem Weg zu den gesunden 100 muss der Krebs aus dem Weg geräumt werden.

# 4

# GENE, ZELLEN, SUPERAGER

## Warum manche Menschen mit 100 noch topfit sind

Sein erstes kleines Vermögen machte Irving Kahn beim großen Börsencrash von 1929. Kahn, damals 23, arbeitete an der Columbia Business School in New York für den Wirtschaftswissenschaftler Benjamin Graham, der ihm eine brandneue Methode der Wertpapieranalyse beibrachte. Offensichtlich hatte Kahn gut zugehört: Er lieh sich Geld von seinem Schwager, investierte es kurz vor dem Crash und verdoppelte seinen Einsatz. 80 Jahre später kam Kahn wieder gut durch die nächste große Finanzkrise: Die von 2008. Kahn saß damals immer noch an seinem Schreibtisch mit Blick über Manhattan, fünf Tage die Woche. Im Alter von 102. Nur sein Vermögen war beträchtlich größer geworden, nach acht Jahrzehnten als Investor. Er hatte in den 1970er Jahren seine eigene Firma gegründet, zusammen mit seinen Söhnen, inzwischen selbst im Rentenalter. Auch der Enkel arbeitete mittlerweile mit. Als Kahn schließlich 2015 starb, mit 109, verwaltete seine Firma knapp eine Milliarde Dollar – fast bis zum Schluss unter seiner Aufsicht. »Das Wichtigste ist, das Gehirn am Laufen zu halten«, hatte Kahn wenige Jahre vorher noch gesagt. Ein kurzes Video zeigt den über Hundertjährigen vor dem Computer, wie er mit Kunden telefoniert und seinem Enkel Anweisungen für Investments gibt – etwas buckelig, geschrumpft und mit dicker Brille, aber sonst höchst alert.

Gefilmt wurden die Aufnahmen von Wissenschaftlern des Albert Einstein College of Medicine, die einen besonderen Forschungsschwerpunkt haben: SuperAger. Seit Ende der 1990er Jahre bereits beobachten die Wissenschaftler der New Yorker Universität über 1500 Menschen, die auch im Alter von mittlerweile über 95 Jahren noch vital sind. Physisch wie kognitiv. Und sie versuchen herauszufinden, was diese SuperAger biologisch und insbesondere genetisch verbindet. Sie sind dabei inzwischen weit gekommen.

Die biologischen Merkmale von Irving Kahn waren »sehr aufschlussreich«, sagt Nir Barzilai, Professor für Genetik und Leiter des Institute for Aging Research am Albert Einstein College of Medicine. Oder besser: die Merkmale der ganzen Familie Kahn. Irvings Schwester Helen starb ebenfalls mit 109. Sein Bruder Peter starb mit 103. Seine Schwester Lee mit 101. Alle waren fidel bis kurz vor ihren Tod. Offenbar dank einem besonderen Genotyp, der sie vor so ziemlich allen Alterskrankheiten von Krebs über Demenz bis Herzinfarkt schützte.

Ähnlich läuft es auch bei den anderen SuperAgern, die das Forscherteam um Barzilai untersucht: Für sie ist das hohe Alter kein langes Leiden, sie kränkeln nicht über Jahre oder Jahrzehnte. »Sie leben und leben und leben und sterben dann eines Tages«, sagt Barzilai. Oft von einem Moment auf den anderen. Oder vielleicht nach einigen Wochen Krankheit am Schluss. Während ihre gleichaltrigen Schulfreunde schon mit 70 an Krebs sterben, haben die fitten SuperAger auch mit 100 noch keinen Tumor. In wissenschaftlichem Ton lässt es sich so zusammenfassen: »In Kohorten mit außergewöhnlicher Langlebigkeit wird eine Kompression der Morbidität beobachtet«, so die Einstein-Wissenschaftler in einer vielzitierten Studie. »Langlebige Personen erkrankten später an Krebs, Herz-Kreislauf-Erkrankungen, Diabetes mellitus, Bluthochdruck und Osteoporose als ihre jeweiligen jüngeren Referenzgruppen. Das Risiko der Gesamtmorbidität war bei Teilnehmern mit außergewöhnlicher Langlebigkeit geringer als bei jüngeren Teilnehmern.« Und zwar deutlich: »Das Alter, in dem jeweils 20 Prozent der Gruppen mit außergewöhnlicher Langlebigkeit an spezifischen Krankheiten erkrankten, lag 18 bis 24 Jahre höher als in den Referenzgruppen.« Dazu muss man sagen: Nicht alle Hundertjährigen auf der Welt sind prinzipiell fit und gesund. In die Studie aufgenommen wurden nur vitale SuperAger, um herauszufinden, was bei ihnen besonders ist.

Barzilai hat bereits 1998 die erste Studie zu SuperAgern begonnen, das noch immer laufende Longevity Genes Project mit über 600 Familien von gesunden, eigenständig lebenden über Fünfundneunzigjährigen und ihren Kindern. Heute zählt Barzilai zu den führenden Langlebigkeitsforschern der Welt. Seine zahlreichen Auszeichnungen pflastern die Wand hinter seinem Schreibtisch, aufgelockert nur von Porträtzeichnungen von Albert Einstein, dem Namensgeber der Medizinhochschule. Als wir uns zum Gespräch treffen, steht am nächsten Tag Einsteins Geburtstag an, der auf dem Campus im New Yorker Stadtteil Bronx immer groß gefeiert wird. Barzilai spricht rasend schnell, gestikuliert lebhaft und sieht, wie die Mehrheit der namhaften Alternsforscher, deutlich jünger aus: Mit fast 70 wirkt er allenfalls wie Mitte 50. Vielleicht kein Zufall, er forscht am potenziellen Verjüngungsmittel Metformin. Deswegen werden wir Barzilai auch später noch einmal wiedertreffen, im Kapitel zu Anti-Aging-Medikamenten.

Bekannt geworden ist Barzilai jedoch zunächst mit einer anderen wegweisenden Entdeckung: dass Gene in besonders langlebigen Menschen eine weit größere Rolle spielen als gedacht. Und dass es tatsächlich einige spezifische Longevity-Gene gibt.

Als Barzilai und sein Team begannen, SuperAger zu erforschen, hatten sie eine Hypothese: »Wahrscheinlich werden diese Menschen vorbildlich gelebt und immer alles gemacht haben, was die Ärzte ihnen rieten.« Aber das stellte sich schnell als falsch heraus: »Zum Beispiel rauchen 60 Prozent der Männer oder haben lange geraucht.« Auch die Ernährung ist meist nicht vorbildlich, sondern genauso wie die ihrer Alterskohorten: jede Menge Fleisch und Kartoffeln. Nicht wenige sind übergewichtig. So viel war schnell klar: Am Lebensstil allein kann es nicht liegen. »Stattdessen weist vieles deutlich darauf hin, dass die gesunden Hundertjährigen besondere genetische Merkmale besitzen, die sie langsamer altern lassen und resistent gegen Krankheiten machen«, sagt Barzilai. Und noch dazu weisen Geschwister und Kinder der SuperAger, die in einer separaten Studie mit über 1000 Teilnehmern ebenfalls untersucht werden, die gleiche gesunde Langlebigkeit auf: Das Phänomen scheint also erblich.

Barzilai warnt indes: Das ist kein Freibrief zum Rauchen und Trinken. Wie auch gerne das Argument vorgetragen wird: So wichtig kann das mit dem gesunden Lebenswandel alles nicht sein, bekannte Kettenraucher wie Helmut Schmidt und Winston Churchill hätten es doch auch bis in die hundertste Lebensdekade geschafft. Die Forschung zeigt jedoch: Sie sind Ausnahmen. Die anderen Menschen in ihrer Alterskohorte mit gleichem Lebenswandel starben Jahrzehnte vor ihnen.

Doch das perfekte Erbgut haben auch die SuperAger nicht. Das war die zweite anfängliche Hypothese der Einstein-Forscher: Vielleicht hätten die gesunden Hundertjährigen das Glück, keine der recht vielen als große Risikofaktoren für Krankheiten oder frühen Tod bekannten Genvarianten zu besitzen. So wie die Mutation BRCA, die mit hoher Wahrscheinlichkeit Brustkrebs auslöst. Oder das PARK1-Gen, das zu Parkinson beiträgt. Aber auch diese Hypothese wurde schnell widerlegt. Die Forscher fanden allerlei schlechte Gene bei den SuperAgern. Zum Beispiel die Variante ApoE4: Sie verzehnfacht das Alzheimerrisiko und führt in aller Regel spätestens ab dem 80. Lebensjahr zur Erkrankung. Und trotzdem hatten die betroffenen SuperAger keine Demenzerscheinungen.

Am Ende blieb nur eine wahrscheinliche Erklärung für die enorme gesunde Langlebigkeit: Die SuperAger müssen einige besonders gute Erbmerkmale haben, die sie nicht nur vom Durchschnitt der Bevölkerung abheben, sondern sogar die schlechten Gene übertrumpfen. So wie Harald Laufman, pensionierter Chirurg, der mit 98 noch mit so beeindruckend flinken Fingern Violine spielte, als hätte er nie von Alterssteifheit, geschweige denn Arthritis gehört. Zu beobachten in einer weiteren der kleinen begleitenden Filmaufnahmen, die die Einstein-Forscher von Studienteilnehmern machten. »Ich wache jeden Morgen mit einem Plan für den Tag auf«, sagt er. Was interessiert ihn heutzutage noch? »Alles.«

Das sind mutmachende Erkenntnisse: Sie beweisen, dass Menschen in unterschiedlichem Tempo altern, gesteuert von identifizierbaren Faktoren. Vor allem aber: Sie beweisen, dass auch bei einem sehr langen Leben die letzten Jahrzehnte keine quälenden, von Krankheit und Siechtum bestimmten sein müssen. Sondern im Gegenteil, dass es aktive und gesunde sein können.

Das zeigt sich auch in anderen großen SuperAger-Studien wie der New England Centenarian Study: 20 Prozent der Hundertjährigen bekamen Kinder nach dem 40. Lebensjahr, verglichen mit sonst fünf Prozent ihrer Geburtsjahrgänge. Die Ergebnisse legen nahe, dass Frauen, die nach dem 40. Lebensjahr Kinder bekamen, eine viermal höhere Chance hätten, 100 Jahre oder älter zu werden.

Zugleich hatten Kinder von Hundertjährigen ein um etwa 60 Prozent geringeres Risiko, an Herzkrankheiten, Schlaganfällen, Diabetes und Bluthochdruck zu sterben. Und eine um 80 Prozent geringere Gesamtsterblichkeit in ihren frühen Siebzigern im Vergleich zum Durchschnitt ihrer Geburtskohorte. Über ein Drittel der untersuchten Hundertjährigen lebt mehr als 20 Jahre lang mit altersbedingten Krankheiten, die normalerweise mit einer hohen Sterblichkeit einhergehen. Eine gleich große Gruppe hat solche Krankheiten dagegen erst nach dem 80. Lebensjahr. Und schließlich hatten 15 Prozent der Studienteilnehmer im Alter von 100 Jahren keine dieser Krankheiten.

Eines gilt aber für fast alle SuperAger: Sie leben nicht im Heim oder mit ständiger Betreuung der Familie, sondern unabhängig.

Aber muss man für ein so hohes und gleichzeitig auch gesundes Alter in der genetischen Lotterie gewonnen haben? Zunächst offenbar ja. Oder besser: bislang noch. Denn Gene sind kein Selbstzweck: Sie steuern körperliche Funktionen, lösen biologische Prozesse aus. Die Forscher identifizieren nach und nach immer mehr Merkmale und Mechanismen, die für die Resilienz der SuperAger verantwortlich sind. Diese Erkenntnisse sind bereits wesentlich in die zwölf Kennzeichen des Alters mit eingeflossen. Die nächste Aufgabe: darauf basierend therapeutische Eingriffe und Medikamente zu entwickeln. »Wir sind mit Vollgas dabei«, sagt Barzilai.

Zum Beispiel haben sehr viele der über Hundertjährigen sehr hohe Werte des sogenannten »guten« Cholesterins HDL. Sehr hoch heißt: hundertmal höher als normal. HDL sorgt dafür, dass das »schlechte« Cholesterin, das zum Beispiel zu Herzerkrankungen führt, abtransportiert wird. Die Einstein-Forscher fanden zudem zwei verschiedene Genotypen (genannt CETP und APOC3), die mit dem Fettstoffwechsel und Cholesterin-Metabolismus zusammenhängen und unter anderem das Demenzrisiko senken sowie die kognitive Funktion bewahren.

Den »wichtigsten genetischen Beitrag« für die gesunde Langlebigkeit sieht Barzilai aber in einer anderen Besonderheit: Viele SuperAger haben eine »verminderte Aktivierung ihres Wachstumshormon-Systems«. Warum ist das wichtig? Barzilai macht zunächst einen kleinen Schlenker und erklärt, dass viele Zwergorganismen im Vergleich zu verwandten größeren Organismen in der Natur länger leben: Ponys leben meist länger als große Pferde, kleine Hunde länger als große. Auch für Menschen gilt jedenfalls: »Ab einem gewissen Alter wechselt der Körper von Wachstum zu Zusammenfall«, so Barzilai. »Und es ergibt keinen Sinn, dass wir unsere Energie für Wachstum aufwenden.«

Im Zentrum der Forschung steht das Hormon IGF-1, kurz für insulinähnlicher Wachstumsfaktor. Es spielt eine wesentliche Rolle beim Zellwachstum und wird durch das gleichnamige Gen IGF-1 gesteuert. Wachsende Kinder haben hohe IGF-1 Werte. Für Erwachsene aber kann das Hormon zum Problem werden: »Ab ungefähr 50 trägt es zur Entwicklung von Krankheiten bei«, sagt Barzilai. Fast zwei Drittel der SuperAger haben auffallend niedrige IGF-1-Werte.

Die Einstein-Wissenschaftler haben zum Vergleich die Hormonwerte bei Fünfundsechzig- bis Siebzigjährigen gemessen und die Testgruppe über viele Jahre beobachtet. »Wenn sie zu Beginn der Studie niedrigere IGF-1-Werte aufwiesen, sagte dies tatsächlich eine niedrigere Sterblichkeitsrate und eine geringere Wahrscheinlichkeit von Herz-Kreislauf-Erkrankungen und anderen altersbedingten Krankheiten voraus«, betont Sofiya Milman, Medizin-Professorin und Director of Human Longevity Studies an der Einstein-Uni. Sie konzentriert ihre Forschung inzwischen stark auf alles rund um das System IGF-1. Unter anderem hat sie dazu die nationale Biobank von Großbritannien herangezogen, in der auswertbare Blutproben von 440 000 Briten hinterlegt sind. Auch in den großen Datengruppen bestätigten sich die Studien der SuperAger-Forscher: »Speziell bei älteren Menschen, die einen höheren IGF-Wert aufwiesen, bestand im Laufe der Zeit ein höheres Sterberisiko und ein höheres Risiko für alle möglichen altersbedingten Krankheiten«, sagt Milman. Auf jüngere Menschen traf das nicht zu. »Wir glauben also, dass es eine Wechselwirkung zwischen Alter und IGF-1 gibt.« Normalerweise erreichen die Wachstumshormonspiegel etwa im zweiten Lebensjahrzehnt ihren Höhepunkt. Und dann fallen sie rapide ab. »Wenn man älter wird, ist es also viel wichtiger, sich auf Reparatur und Wartung zu konzentrieren und das Wachstumshormon IGF zu reduzieren«, sagt Milman. Die zelluläre Energie sollte etwa in die Zellreinigung Autophagie gehen. Aber wenn man älter werde und das gleiche Niveau wie in jungen Jahren beibehalte, gebe es Probleme: zum Beispiel Krebs. Paradoxerweise hatten manche Wissenschaftler zeitweilig genau auf das Gegenteil gesetzt: Ältere Menschen mit Wachstumshormonen zu versorgen, um sie zu kräftigen. So wie Bodybuilder sich auch schon mal damit dopen.

Keine gute Idee, sagt Milman. Stattdessen suchen die Forscher nun nach einem therapeutischen Weg, den IGF-1-Signalweg zu beeinflussen – und das Hormon herunterzuregulieren. Im Labor geht das gut, betont Barzilai. Alten Mäusen wurden Antikörper für IGF-1 gegeben, um die Hormonwerte zu senken. »Die alten Mäuse leben dann viel länger und sind deutlich gesünder«, sagt Barzilai.

Ähnlich vielversprechende Ergebnisse gebe es zumindest in Tiermodellen mittlerweile in vielen Bereichen. Die Frage sei, wie sie auf den Menschen übertragen werden könnten. Barzilai ist jedoch sicher, früher oder später erfolgreich zu sein: »Die Longevity-Forschung beschleunigt sich exponentiell«, sagt Barzilai. »Aus Hoffnung wurde Versprechen, und nun beginnen wir das Versprechen einzulösen.«

Die gute Nachricht sei schon einmal, dass es »viele Wege gibt, 100 Jahre zu erreichen«, betont der Alternsforscher. Bei den über hundertjährigen SuperAgern würden gute Gene eine große Rolle spielen, wahrscheinlich 80 Prozent zu ihrer besonderen Langlebigkeit beitragen. Diese besondere Veranlagung mache aber erst ab ungefähr dem 90. Lebensjahr einen Unterschied. Vorher spielten die Gene nur eine untergeordnete Rolle und beeinflussten die Lebenserwartung zu höchstens 25 Prozent. Wie früh sich die zwölf Kennzeichen des Alterns beim einzelnen Menschen bemerkbar machen, hängt also wesentlich davon ab, wie die Gene mit Lebenswandel, Umwelteinflüssen und Medizin interagieren.

Das soll nun anhand einer noch viel größeren Gruppe von 10 000 über Hundertjährigen erforscht werden. Da so viele Super-Ager an der Studie teilnähmen, sagt deren Leiterin Milman, könnten hoffentlich noch mehr genetische Varianten gefunden werden, um »den genauen Einfluss der Gene auf außerordentliche Langlebigkeit zu entschlüsseln«. Und vielleicht sogar den genauen »biologischen Bauplan für gesundes Altern und Langlebigkeit aufdecken, der möglicherweise in Strategien und therapeutische Wirkstoffe umgesetzt werden kann, die die gesunde Lebensspanne verlängern.«

Dabei soll wie bisher auch schon das gesamte Erbgut der Super-Ager sequenziert und nach besonderen Varianten gescannt werden, die schon aus der Forschung bekannt sind – entweder aus Tiermodellen oder weil sie mit den zwölf Kennzeichen des Alterns assoziiert sind. Genetiker verschiedener US-Universitäten haben gemeinsam auf diesem Weg bereits 15 auffällige Longevity-Genvarianten entdeckt, die mittelfristig zu Medikamenten führen könnten. Etwa im Fall des Gens SIRT6 aus der Gruppe der Sirtuine. Es veranlasst den Bau des gleichnamigen Proteins und damit von Enzymen, die das Erbgut reparieren – und so wesentlich gegen das erste Kennzeichen des Alterns wirken, die genetische Instabilität. Bei Alzheimerpatienten zum Beispiel funktioniert SIRT6 nicht mehr richtig. Und im Gegenzug finden sich bei SuperAgern die Reparaturproteine sehr viel häufiger. Solche Erkenntnisfortschritte kommen nicht von ungefähr, ihnen wurde über Jahrzehnte der Weg bereitet, nun schlägt der exponentielle Fortschritt spürbar durch.

Der erste zentrale Schritt zur inzwischen in der Medizin allgegenwärtigen, fast schon banalen molekularen Genomanalyse geht immerhin auf das Jahr 1953 zurück, als die DNA-Struktur entdeckt wurde, das berühmte Bild der Doppelhelix. In den 1970er Jahren entwickelte der britische Biochemiker Frederick Sanger die DNA-Sequenzierung, er erhielt dafür seinen zweiten Nobelpreis innerhalb weniger Jahre. In den 1980ern nutzten Genetiker die Technik erstmals, um Gene zu identifizieren, die mit Krankheiten in Verbindung stehen, zum Beispiel Mukoviszidose.

Erste Erfolge beflügelten die Wissenschaft 1990 dann zu einem der größten Forschungsprojekte aller Zeiten, bis heute das leuchtende Symbol für den Geist internationaler Kooperation und beeindruckendes Beispiel für das, was der Mensch leisten kann, wenn alle an einem Strang ziehen. Das Humangenomprojekt (HGP) hatte zum Ziel, erstmals ein komplettes menschliches Genom zu kartografieren: die Sequenz aller rund drei Milliarden Basenpaare des Menschen zu bestimmen. In 20 Universitäten und Forschungszentren in den USA, Deutschland, Japan, Frankreich, Großbritannien und China arbeiteten Forscher 13 Jahre lang daran, alle Gene des Menschen zu entschlüsseln. 2003 schließlich war die Arbeit am ersten Referenz-Genom abgeschlossen: Es repräsentiert kein Individuum, sondern wurde zusammengefügt aus den Sequenzen mehrerer Menschen. Rund drei Milliarden Dollar verschlang das Projekt, finanziert als öffentlicher Forschungsverbund von Regierungen und Forschungsorganisationen.

Und heute? Fräsen sich Hochdurchsatz-Maschinen in Minuten durch Genome. Hunderte Gene können parallel auf Mutationen analysiert, einzelne Zellen in ihre kleinsten chemischen Bestandteile zerlegt werden. Alles mit Geräten, die so groß sind wie ein Laserdrucker. Und für wenige hundert Euro. Noch vor 15 Jahren war die Analyse eines einzigen Proteins Gegenstand einer ganzen Doktorarbeit. Heute erfolgt eine Sequenzierung im Handumdrehen.

Die Informatik wurde in wenigen Jahrzehnten zum Massenwerkzeug, der Computer allgegenwärtig, weil die Rechenkraft sich alle zwei Jahre verdoppelte, während sich die Preise für Chips halbierten. Aber die DNA-Analyse rast in Verfünffachungssprüngen voran.

Deshalb können es sich Forschungsprojekte wie die SuperAger-Studien heute leisten, die Genome aller Teilnehmenden zu analysieren. Und dazu Biodatenbanken mit molekularen Informationen von hunderttausenden Menschen zu durchforsten. Die Wissenschaftler der New England Centenarian Study sequenzierten mal eben einzelne Zellen von Hundertjährigen, um immunspezifische Muster des Alterns zu finden. Dann verglichen Algorithmen die Zellzusammensetzung der Hundertjährigen mit jüngeren Senioren.

Gensequenzierung ist längst nicht mehr nur in der Forschung Standard, sondern auch in Kliniken und Arztpraxen allgegenwärtig. Etwa, um bei Krebserkrankungen das Tumorerbgut zu bestimmen. Oder um Patienten auf genetische Risikofaktoren für Erkrankungen zu testen. Der technische Fortschritt und der gleichzeitige Preisverfall sind aber so groß, dass die individuelle Analyse aller Erbanlagen nun auch ohne konkrete Krankheitsdiagnose oder akutes Risiko möglich ist. Manche Ärzte bieten die Whole-Genome-Sequenzierung als Teil umfangreicher Gesundheitschecks an. Man kann sie aber auch selbst von Testlaboren durchführen lassen.

Sollte eine solche Analyse des Genoms jetzt schon Bestandteil jedes individuellen Gesundheits-Check-ups sein? Nein, dafür ist der direkte medizinische Nutzen nicht klar genug. Und die konkrete Risikoanalyse sollte natürlich dem Arzt überlassen werden. Aber allein die Möglichkeit, sich für relativ wenig Geld mal eben selbst die gesamte eigene Biologie offenzulegen, zeigt, dass wir schon mittendrin sind im Zeitalter der Genomik. Und es öffnet den Blick für das, was noch kommt.

Einige Begegnungen im Leben hallen noch lange nach, der Moment bleibt so glasklar abrufbar, als wäre er gestern gewesen. Ein solcher Moment ist für mich ein herbstlicher Vormittag im Oktober 2017 in den Hügeln von Berkeley, der Morgennebel verzieht sich gerade, und der Blick wird frei auf die gegenüberliegende Innenstadt von San Francisco. In manchen Ecken hat Berkeley immer noch einen Hauch von Hippiestädtchen, herübergerettet aus den 1960er Jahren, als die kalifornische Kulturrevolution und der Summer of Love von 1969 sich wesentlich hier abspielten, befeuert von tausenden Studenten, die es an die führende öffentliche Universität der USA geschafft hatten. Während ich auf dem Campus einen Parkplatz suche, bricht die Sonne durch, und ich muss an das Motto der Uni denken: »Es werde Licht«. Ich bin auf dem Weg zum Department of Molecular & Cell Biology. Im siebten Stock hat Jennifer Doudna, Professorin für Molekularbiologie, ihr Büro, gut geschützt von mehreren Vorzimmerdamen. Auch damals, vor dem Nobelpreis, ist Doudna schon einer der großen Stars der Wissenschaft. Die Regale in ihrem Büro sind voll mit Trophäen: der mit drei Millionen Dollar dotierte »Breakthrough«-Preis, daneben der Japan-Preis für herausragende Erfolge in Wissenschaft und Technik, den sie mit einem Samuraischwert drapiert hat.

Wenige Jahre zuvor hatte Doudna eine Entdeckung gemacht,

die schnell als ein in der Wissenschaftsgeschichte nicht alle Tage vorkommender revolutionärer Durchbruch erkannt worden war. Obwohl es sich im ersten Moment gar nicht danach anhört: Doudna hatte herausgefunden, dass spezielle Mikroben über eine Art Schneidwerkzeug verfügen, mit denen sie in Zellen kleinste DNA-Teile herausschnippeln können. Die Technik dient Bakterien, um sich gegen eindringende Viren zu verteidigen. Sie kopieren kurze DNA-Sequenzen feindlicher Organismen und speichern sie im eigenen Erbgut. Wenn die Viren wieder angreifen, dient die Kopie als Blaupause, um die feindliche DNA zu finden und mit einer Molekülschere zu zerschneiden. Eine Art Suchen-und-Zerstören-Funktion.

Der eigentliche Clou aber ist der: Die Technik lässt sich von Medizinern und Biologen ziemlich einfach nutzbar machen, um gezielt das Erbgut von quasi allen Lebewesen zu verändern, egal ob Tomate oder Maus. Oder Mensch. Ein mächtiges, fast unglaubliches Instrument, das alle lebenden Wesen in ihrem Innersten verändern, in die Evolution eingreifen kann. Denn CRISPR-Cas9, so der Fachbegriff für die Genscherentechnik, schneidet nicht nur biologische Informationen heraus, sondern setzt auch neue ein, schaltet Gene an und aus und programmiert um: wie der Steuerungsbefehl »Suchen und Ersetzen« in einem Textverarbeitungsprogramm am Computer. CRISPR ist so präzise, dass sich einzelne Buchstaben des Erbguts umschreiben lassen, sich ein A zu einem G umwandeln lässt inmitten der endlosen Abfolge von Informationen in unseren Zellen.

Kurzum: »Ein Instrument, um den Code des Lebens zu ändern.« So sagt es Doudna damals bei unserer ersten, so eindrücklichen Begegnung, bei der sie auch viel darüber nachdenkt, was es bedeuten wird, nun »unsere genetische Zukunft zu kontrollieren«. Doudna, aufgewachsen in einem abgelegenen Dorf in Hawaii, war schon als Kind verliebt in Mathe und Chemie. Wie wenige andere kann Doudna flüssig hin- und herspringen zwischen Cutting-Edge-Wissenschaft, Philosophie und nüchterner Selbstreflexion. »Durch CRISPR werden Dinge vorstellbar, die es in der Natur nie gab, aber jetzt möglich sind, weil wir die DNA nach Belieben verändern können. Das ist eine tiefgreifende Sache«, sagt Doudna.

Bei unserer jüngsten Begegnung im November 2023 überwiegt indes ganz klar der Optimismus. Thanksgiving steht an, der höchste amerikanische Feiertag neben Weihnachten. Normalerweise eine ruhige Woche, in der das halbe Land nicht arbeitet. Für Doudna sind es jedoch alles andere als ruhige Tage. Ihre freudige Aufregung ist deutlich spürbar, unter einem schwarzen Blazer trägt sie ein T-Shirt mit dem Logo ihres Forschungslabors, dem Innovative Genomics Institute. Die kinnlangen blonden Haare wippen, wenn sie beim Sprechen gestikuliert: »Es ist wahnsinnig aufregend, einfach fantastisch.« Wenige Tage zuvor war erstmals eine auf CRISPR basierende Gentherapie zugelassen worden (inzwischen sind weitere dazugekommen). Jahre früher, als es Experten und auch Doudna selbst ursprünglich erwartet hatten. Und obwohl sich die Berkeley-Professorin der allgemeinen Fortschrittsbeschleunigung, des immer größeren Wissenschaftstempos bewusst ist: »Ich bin seit Jahrzehnten Wissenschaftlerin, aber auch mir kommt es so vor, als erlebten wir gerade einen ganz besonderen Moment. Diese außergewöhnliche Überschneidung von Entdeckungen und Technologie beschleunigt das Tempo der Wissenschaft viel, viel stärker, als ich es je zuvor erlebt habe.«

Die erste zugelassene Therapie zielt auf zwei Bluterkrankungen, Sichelzellenanämie und Beta-Thalassämie. Wegen eines fehlerhaften Gens kann der Organismus der betroffenen Patienten den Blutfarbstoff Hämoglobin nicht richtig herstellen. Bei der Sichelzellenanämie beeinträchtigen Mutationen in einem Gen namens HBB die Struktur des Proteins, so dass es die normalerweise runden roten Blutkörperchen in eine gekrümmte Sichelform verdreht.

Das führt zu starken Schmerzen, Anämien, Verstopfungen der Blutgefäße und Organschäden.

»Es ist furchtbar. Wenn man nicht mehr gehen oder den Löffel heben kann, um sich selbst zu ernähren, wird es richtig hart«, so berichtete die Patientin Victoria Gray über ihr Leben mit der Krankheit. Eine der schlimmsten Auswirkungen der Sichelzellenanämie sind unvorhersehbare Anfälle von unerträglichen Schmerzen. Bisher konnten Patientinnen nur nachhaltig mit einer Stammzelltransplantation behandelt werden. Mit CRISPR kann der Fehler dagegen dauerhaft direkt im Erbgut korrigiert werden. Gray war einer der ersten Menschen, die mit der CRISPR-Therapie behandelt wurden. Nach der Behandlung berichtete sie, dass sie wieder ein normales Leben führen konnte. »Es ist ein Wunder«, sagte Gray zu Jennifer Doudna, als sie sich trafen. »Das berührt mich sehr«, sagt Doudna. »Ich glaube, alle Wissenschaftler wünschen sich, dass ihre Arbeit etwas in der Welt bewegen und sie besser machen kann.«

Sichelzellenanämie ist keine seltene Erkrankung, allein in den USA leiden darunter 100 000 Menschen. Aber wenn CRISPR so mächtig ist, warum nicht gleich auf eine der großen Volkskrankheiten zielen? Schließlich haben sie alle auch genetische Komponenten. »Die Sichelzellerkrankung ist ein Paradefall: Wir wissen bereits viel über diese Erkrankung, und sie geht nur auf eine einzelne Mutation in einem Gen zurück«, sagt Doudna. Und es gibt viele Patienten, die bereit sind, sich auf diese neue Technologie einzulassen. Der Leidensdruck ist groß, das Versprechen enorm, mit einer Einmaltherapie nicht nur zu helfen, sondern zu heilen. Der richtige Anfang also, findet Doudna, um erst einmal zu zeigen: Es funktioniert.

Viele weitere solcher Gentherapien sind schon in der Entwicklung, 2024 liefen bislang fast 100 klinische Studien für weitere CRISPR-Medikamente, viele sind auf dem Weg zur Zulassung. »Das verändert grundsätzlich, wie wir über Medizin denken«, sagt Doudna. Sie hat mittlerweile selbst mehrere Biotech-Unternehmen mitgegründet, die Gentherapien entwickeln. Würde sie sich selbst oder Familienangehörige mit einer der kommenden neuen Therapien behandeln lassen? »Das würde ich! Inzwischen gibt es einige klinische Studien mit CRISPR-Therapie, und die Technologie scheint sicher zu sein. Aber ich muss den Patientinnen und Patienten höchsten Respekt zollen, die sich freiwillig für diese ersten Studien gemeldet haben. Dazu gehört schon eine gehörige Portion Mut.« Nun könne es weitergehen, »und ich kann mir gut vorstellen, dass Gentherapien künftig bei bestimmten Erkrankungen zum Standard werden.«

Im nächsten Schritt werden die Ziele jedenfalls größer. Forscher versuchen zum Beispiel, Patienten dauerhaft von HIV zu heilen. In klinischen Studien wird untersucht, ob die Genschere dazu eingesetzt werden kann, das Virus im Körper zu identifizieren und dann einfach zu zerschnippeln – und somit mittelfristig Aids auszurotten.

Viele Medizinerinnen aus den unterschiedlichsten Bereichen denken nun darüber nach: Wie lässt sich die Biologie umprogrammieren, um eine Krankheit an der Wurzel zu bekämpfen? Wenn zum Beispiel in der DNA eine problematische Erbinformation steckt, die Herzkrankheiten verursacht: warum nicht einfach weg damit? So hat es sich einer der führenden Kardiologen der USA gedacht, der Harvard-Professor Sekar Kathiresan. Lange war er auch Direktor des Massachusetts General Hospital Center for Genomic Medicine. Unter anderem hat Kathiresan dazu beigetragen, neue biologische Mechanismen aufzuzeigen, die dem Herzinfarkt zugrunde liegen, sowie einen Gentest für die personalisierte Herzinfarktprävention zu entwickeln. Inzwischen hat er mit anderen Herzexpertinnen und Genetikern zusammen ein Biotech-Unternehmen gegründet, um mittels CRISPR direkt in die biologischen Ursachen bestimmter Herzerkrankungen einzugreifen. »Wir glauben, dass wir eine lebenslängliche Resistenz gegen Herzattacken erreichen können«, sagte Kathiresan zur Unternehmensgründung von Verve Therapeutics. Viele Geldgeber glauben der Expertise des Kardiologen: Mehr als eine halbe Milliarde Euro sammelte Kathiresan bei Investoren zum Börsengang ein.

Die Gentherapie wird bereits in klinischen Studien am Menschen untersucht, erste Ergebnisse sind vielversprechend: Sie behandelt Hypercholesterinämie, eine relativ häufige Form hohen Cholesterinspiegels, die auftritt, wenn durch einen genetischen Fehler das schädliche LDL-Cholesterin nicht aus dem Blut entfernt wird. Dies erhöht das Risiko von Herzinfarkten und Schlaganfällen. Durch die mit der Gentherapie vorgenommene Veränderung wird ein Gen namens PCSK9 dauerhaft deaktiviert, wodurch der LDL-Spiegel sinkt. Die einmalige Therapie zielt darauf ab, Leberzellen genetisch zu verändern.

Verlaufen solche Eingriffe erfolgreich, hätten Kardiologen eine neue, sehr potente Waffe gegen die Todesursache Nummer 1 in der Welt. Das Potenzial für die Lebenserwartung durch solche vorbeugenden Eingriffe in das Erbgut scheint jedenfalls enorm: Manche Krankheiten würden gar nicht erst entstehen.

»Auf jeden Fall ist es ein sehr vielversprechender Gedanke«, sagt auch Doudna. Andererseits: Gegen zu hohe Cholesterinwerte zum Beispiel gibt es wirksame und lange erprobte Mittel. Man muss sie nur dauerhaft einnehmen. Würde eine neue genbasierte Präventivmedizin einen so großen Unterschied machen? »Genau dadurch zeichnet sich diese beginnende neue Ära aus: Statt andauernd Medikamente zu schlucken, um Krankheiten zu bekämpfen, wird es immer mehr Einmaltherapien geben«, erklärt die Nobelpreisträgerin. »Auch vollständige Heilung wie bei der Sichelzellenanämie ist möglich.«

Nur: Kann aus dieser komplizierten und teuren Gentherapie wirklich eine bezahlbare Standardbehandlung werden? Kathiresan hält das für gut möglich: Vorstellbar sei, dass Gentherapien vergleichbar seien mit »einmaligen Eingriffen in der Herz-Kreislauf-Medizin, wie etwa einer Bypassoperation oder einem Stent«. So sehe er die neue CRISPR-Medizin: »Weniger als ein Medikament und eher als ein molekulares chirurgisches Verfahren.«

Ähnliche Visionen einer neuen personalisierten, genbasierten Zukunftsmedizin gibt es auch an Doudnas Innovative Genomics Institute in Berkeley: Etwa in Form eines Netzwerks von Medizinzentren, in denen Ärztinnen und Ärzte eine Mutation diagnostizieren und schnell eine personalisierte CRISPR-Behandlung entwickeln können. Doudnas Institut arbeitet dazu bereits mit einem Medizintechnikkonzern zusammen, um eine Plattform zu entwickeln, mit der »hunderte von Krankheiten« durch CRISPR-Genbearbeitung geheilt werden können. Dadurch sollen CRISPR-Behandlungen auch deutlich günstiger werden. »Das ist eine große Herausforderung und einer der Schwerpunkte meiner Arbeit«, sagt Doudna. »Wir müssen die Kosten von CRISPR als Therapie und als Anwendung auch in anderen Bereichen senken. Dafür müssen wir mit Regulierungsbehörden, Non-Profit-Organisationen und Interessenvertretern für bestimmte Krankheiten zusammenarbeiten, um zu klären, wohin sich die Technologie entwickelt und wie es günstiger gehen kann. Aber es wird sicher einige Zeit dauern, bis CRISPR breit verfügbar ist.«

Und noch immer stehen grundsätzliche ethische Fragen im Raum. Etwa, ob genetische Veränderungen auch die Keimbahnen betreffen, also vererbbar sind. Das würde die Menschheit in ihrer Natur grundsätzlich verändern. Und die lange nur theoretisch geführte Debatte möglicher »Designerbabys«, die schon vor

Geburt genetisch optimiert werden, wird nun zur realen Frage. »Wir müssen sicher äußerst vorsichtig sein, wenn es um sogenannte CRISPR-Babys geht: also Kinder, die mit Genomveränderungen geboren werden, weil schon im Embryonalstadium ihr Erbgut verändert wurde«, sagt Doudna. »Das hat profunde Auswirkungen auf das Leben, denn die genetischen Veränderungen sind dann vererbbar und werden an künftige Generationen weitergegeben, also in der menschlichen Biologie verankert.«

Solche Veränderungen der menschlichen Keimbahn sind bislang ein großes Tabu. Einen Fall gab es bereits in China. Dort wurden im Jahr 2018 Zwillingsmädchen geboren, die mittels einer Genomveränderung immun gegen Aids werden sollten. Die Manipulation sollte die Bildung eines bestimmten Eiweißstoffs hemmen, der als Einfallstor für HIV gilt. Der verantwortliche Forscher kam ins Gefängnis. »Ich empfand das zum damaligen Zeitpunkt als zutiefst unethisch. Diese Technologie muss sehr transparent und mit großer Sorgfalt eingesetzt werden«, betont Doudna. Sie sagt aber auch: »Irgendwann ist die Zeit dann vielleicht auch reif für diese Art von Genomveränderung.« Bedeutet das, die ethischen Maßstäbe müssen sich dem Fortschritt anpassen, wenn sich die Technologie weiterentwickelt? »Ja«, antwortet Doudna. »Wenn die Methode absolut sicher ist, könnte ich mir auch vorstellen, dass es in Zukunft Fälle gibt, bei denen eine Anwendung von CRISPR in menschlichen Embryonen angemessen sein könnte.«

Es stehen jedenfalls komplexe ethische Fragen an. Was, wenn sich nur die Reichsten die Optimierung ihrer Kinder leisten können? Wenn alle, die sich genetisch nicht optimieren lassen, deswegen doppelte Krankenkassenbeiträge zahlen müssen? Also lieber nicht?

Es gebe einen »moralischen Imperativ«, unsere Gene zu modifizieren, so gut wir können, sagt dagegen der Oxford-Professor

Julian Savulescu. Es sei unethisch, über die Technologie zu verfügen, mit der man die nächste Generation verbessern könne, sie aber nicht einzusetzen.

Doudna versucht sich zunächst an einem Mittelweg: Es gelte, kontinuierlich die Chancen und Risiken abzuwägen.

Zumindest wird es schon ziemlich bald möglich sein, bestimmte Zivilisationskrankheiten aus dem Erbgut heraus zu operieren. »Viele Familien leben mit einem erblichen Risiko für Alzheimer und andere neurodegenerative Erkrankungen, für die wir nicht mal in der Nähe einer Heilung sind«, sagt Doudna. »Wenn wir auf genetischer Ebene verhindern könnten, dass so eine Krankheit entsteht, sollten wir das in Betracht ziehen.«

In jedem Fall zeigt CRISPR, wie weit wir gekommen sind in unserem Verständnis der menschlichen Biologie. Und dass wir zunehmend fähig sind, in sie einzugreifen. Es gibt noch ein zweites hervorstechendes Beispiel, einen ebenso großen Durchbruch, der ebenfalls mit dem Nobelpreis ausgezeichnet wurde. Erhalten hat ihn 2013 Shinya Yamanaka, Professor für Medizin an der Universität von Kyoto. Yamanaka ist Stammzellforscher. Dem Feld kommt immer mehr Aufmerksamkeit zu, denn zweifellos sind Stammzellen zentral für die menschliche Biologie: Sie sind ein Schlüssel, um zu verstehen, wie unser Körper funktioniert und wie er sich repariert. Aus Stammzellen können sich zu Beginn des Lebens und beim Wachsen viele verschiedene Zellarten entwickeln. Und sie sind eine Art Instandsetzungssystem des Körpers, denn sie können sich quasi endlos teilen und dadurch Ersatz für andere Zellen bereitstellen.

Yamanaka hat eine Methode entwickelt, um bereits erwachsene Zellen wieder in Stammzellen zurückzuverwandeln. Eine wegweisende Technologie, die das Fundament sein könnte für die seit Jahrzehnten angestrebte regenerative Medizin auf Stammzellenbasis:

Der Mensch könnte seinen Körper mit Gewebe reparieren, das aus seinen eigenen Zellen nachwächst.

Yamanaka leitete in Kyoto diverse medizinische Institute, bis er 2022 emeritierte. Man muss aber nicht eigens nach Japan fliegen, um ihm zu begegnen. Viel Zeit verbringt er bis heute in Kalifornien. Nach seiner Promotion forschte er in den 1990er Jahren mehrere Jahre an der University of California in San Francisco und übernahm dort später eine Professur für Anatomie. Bis heute leitet er dort ein Forschungslabor am Gladstone Institut für Herz-Kreislauf-Erkrankungen.

Yamanaka, dürr und mit randloser Brille, ist ein lakonischer Mensch, der auf Fragen knapp und präzise antwortet und lieber tiefstapelt, eine Art, die in San Francisco zwischen all den euphorischen und ausschweifenden Tech-Unternehmern heraussticht. Vielleicht hängt es auch mit dem Thema zusammen, das lange hoch umstritten war und dem eine nüchterne Betrachtung guttut.

Embryonale Stammzellen stehen schon lange im Fokus der Forschung, vor allem wegen einer besonderen Eigenschaft: Sie sind quasi Super-Stammzellen, denn sie können sich nicht nur wie normale Stammzellen in eine bestimmte Zellart weiterentwickeln, also zur Hautzelle oder Leberzelle. Sondern zu jeder Form von Zellen. Diese Eigenschaft nennt sich »pluripotent« (lateinisch *plus* »mehr« und *potentia* »Vermögen«). Um an solchen pluripotenten Stammzellen zu forschen, benötigte man ursprünglich aber Embryonen. Yamanaka entdeckte einen Weg, normale Zellen so umzuwandeln, dass sie wie embryonale Stammzellen funktionieren. Also pluripotente Stammzellen ohne die Verwendung von Embryonen herzustellen.

Yamanaka begann seine Karriere ursprünglich als Chirurg, aber nur ein Jahr, nachdem er seine Arztausbildung abgeschlossen hatte, starb sein Vater an Hepatitis C nach einer Bluttransfusion. »Ich konnte damals nichts für ihn tun«, so Yamanaka. »Das ist der Hauptgrund, warum ich Forscher wurde, der Krankheiten besiegen will.« So erzählt es Yamanaka im Dezember 2016 auf dem damals brandneuen Campus des Universitätsklinikums von San Francisco. (Ein besonderer Ort für mich persönlich: Ein paar Monate später wird in der dazugehörigen Kinderklinik mein Sohn geboren werden.)

Für Hepatitis C gibt es mittlerweile eine Behandlung. Für viele schwere Krankheiten aber nicht, betont Yamanaka, und das sei »furchtbar«. Oft hätten schwere Krankheiten aber nur eine Ursache: »Funktionsverlust von einer oder zwei Zellarten«. Zum Beispiel bei Parkinson, wenn neuronale Zellen nicht mehr funktionierten. Oder kaputte Herzmuskelzellen, die zum Herzinfarkt führten. »Wenn wir diese Zellen nun in großer Qualität herstellen könnten, sollten wir Wissenschaftler in der Lage sein, Patienten zu helfen«, so Yamanaka. »Funktionelle Wiederherstellung« nennt er das. Und betont: »Wir haben nun eine Methode dafür.«

Künstlich hergestellte, wandelbare Super-Stammzellen sollen viele Krankheiten heilen, sie nennen sich »induced pluripotent stemcells«, kurz iPS. Wie sie funktionieren? »Das ist ganz einfach«, sagt er und meint das ernst. Für Wissenschaftler von Weltrang mag das gelten, mir schwirrt ziemlich schnell der Kopf. Tatsächlich aber sind vor allem die Details kompliziert, das Konzept lässt sich verkürzt so erklären: Bestimmte Proteine regeln, ob Abschnitte des Erbguts aktiviert werden. Sie heißen Transkriptionsfaktoren. Yamanaka fand heraus, dass es nur vier bestimmte Transkriptionsfaktoren braucht, um eine menschliche Haut- oder Blutzelle zu einer pluripotenten Stammzelle zu verwandeln. Fast wie »magische Faktoren«, sagt der Nobelpreisträger. Sie machen es möglich, Zellen de facto umzuprogrammieren. Und sie anzuweisen, neue Zellen herzustellen, egal ob Leberzellen oder Neuronen. »Und zwar in großen Mengen«, sagt Yamanaka.

Diese vier Faktoren sind mittlerweile in Forscherkreisen bekannt als Yamanaka-Cocktail. Der potenzielle Verjüngungsdrink, wenn man so will. Er eröffnet die verlockende Möglichkeit, aus Stammzellen funktionierenden Ersatz für beschädigtes Gewebe zu züchten. Insbesondere, wenn man die Entdeckungen der beiden Nobelpreisträger Doudna und Yamanaka nun kombiniert. Bevor es CRISPR gab, sagt der Japaner, habe sein Labor bis zu zwei Jahre daran gearbeitet, in Stammzellen auch nur ein einziges Gen auszuschalten. »Nun dauert es höchstens einen Tag.«

Am Gladstone Institut der University of California können sich Yamanakas Kollegen heute die nicht mehr ferne Zukunft der Medizin so vorstellen: Eine Ärztin entnimmt ihrem kranken Patienten eine Blutprobe. Im Labor am Ende des Flurs wandeln Wissenschaftler die Blutzellen des Patienten mit einem Yamanaka-Cocktail in pluripotente Stammzellen um. Dann fügen sie eine Kombination winziger CRISPR-Moleküle hinzu, die die DNA der Zellen verändern. Vielleicht repariert dieser Bearbeitungsprozess eine krankheitsverursachende Mutation – oder verleiht den Zellen eine neue Fähigkeit zur Abwehr von Infektionen, Entzündungen oder Krebs. Schließlich werden die embryonalen Stammzellen zu gesunden, erwachsenen Zellen gezüchtet – Herzzellen zur Bekämpfung von Herzkrankheiten, Gehirnzellen zur Behandlung von Alzheimer oder Immunzellen zur Bekämpfung eines Tumors. Und letztlich wieder in den Körper des Patienten injiziert.

Hunderte Wissenschaftler arbeiten weltweit daran, diese Zukunft Wirklichkeit werden zu lassen. Etwa am Zentrum für Stammzellbiologie des Memorial Sloan Kettering Cancer Center in New York, das eine Zelltherapie gegen Parkinson entwickeln will, indem aus iPS neue Dopamin-Neuronen gemacht werden.

Ob es genau so kommt? Noch sind keine bahnbrechenden Stammzelltherapien gegen die großen Volkskrankheiten zugelassen. Yamanaka ist jedenfalls sicher: »Die aussichtsreichste medizinische Anwendung für diese Technologie ist Zelltherapie.« Bis wann wird sie einsatzbereit sein? »Hoffentlich können wir sie in der kommenden Dekade so entwickeln, dass wir viele Krankheiten damit bekämpfen können.« So sagt er es Ende 2016.

Inzwischen ist ein großer Teil des Jahrzehnts vergangen, seitdem Yamanaka diese Hoffnung anlässlich eines Symposiums des Breakthrough Prize in San Francisco äußerte. Der Stammzellbiologe war einer der ersten Preisträger der mit drei Millionen Dollar dotierten Auszeichnung, die von einer illustren Ansammlung von Silicon-Valley-Größen ins Leben gerufen wurde. Darunter Google-Gründer Sergey Brin, Facebook-Gründer Mark Zuckerberg und der Milliardär Juri Milner – nicht zufällig sind sie alle auch in der Longevity-Forschung aktiv. Der Preis soll wissenschaftliche Forschung mehr ins Rampenlicht rücken. Buchstäblich. Die Verleihung wird alljährlich als große Gala samt TV-Übertragung gefeiert. Moderiert von Hollywoodstars wie Morgan Freeman. Lange fanden die selbsternannten »Oscars der Wissenschaft« in einer 300 000 Quadratmeter großen ehemaligen Zeppelinhalle statt: »Hangar One« gleich um die Ecke des Google-Hauptquartiers ist eines der Wahrzeichen des Silicon Valley. Und zu den jährlichen Preisverleihungen mischen sich hier dann Wissenschaftsstars mit den Führungskräften von Techkonzernen und Hollywood, was mitunter sehr lustig wirken kann. Im Dezember 2016 sah man Mark Zuckerberg auf der Bühne angestrengten Smalltalk mit dem Actionfilm-Helden Vin Diesel machen. Am Ende zeigt der millionenschwere Breakthrough Prize vor allem die große Kunst des Silicon Valley, Forschung, Kapital und Technologie zu einem dichten Netzwerk zu verknüpfen.

Besonders gut zu beobachten ist das anhand von Altos Labs, wo auch Steve Horvath seine epigenetischen Uhren weiterentwickelt. Das Silicon Valley pumpte Milliarden in das wohl bestfinanzierte

Start-up der Geschichte und lockt damit Spitzenwissenschaftler aus aller Welt. Das größte Ziel von Altos Labs: aus Yamanakas Stammzellentechnologie eine übergreifende Anti-Aging-Technologie zu entwickeln. Mit Unterstützung des Nobelpreisträgers: Er ist »Senior Scientific Advisor« von Altos Labs – unentgeltlich.

»Aus der Arbeit von Shinya Yamanaka und vielen anderen geht hervor, dass Zellen die Fähigkeit haben, sich zu verjüngen, ihre epigenetischen Uhren neu zu stellen und Schäden durch eine Vielzahl von Stressfaktoren zu beseitigen«, sagt Hal Barron, der CEO von Altos Labs. »Diese Erkenntnisse in Verbindung mit bedeutenden Fortschritten bei einer Reihe von transformativen Technologien haben uns dazu inspiriert, Altos mit der Mission zu gründen, Krankheiten zu heilen.«

Beigetragen hat dazu auch Steve Horvath, der schon 2013 anmerkte: Das Alter einer iPS-Zelle müsse faktisch null sein, da die Yamanaka-Faktoren nicht nur die Funktion einer Zelle löschen, sondern auch ihr biologisches Alter auf null setzen. Sprich: Mit Yamanakas Technik könnten sich möglicherweise die Kennzeichen des Alterns zumindest reduzieren lassen. So die Idee. »Für mich war das das zweitwichtigste Ergebnis meiner Arbeit: Ich konnte zeigen, dass die Yamanaka-Faktoren das epigenetische Alter in ein negatives Alter umkehren«, sagt Horvath. »Das wissen wir nun seit fast zehn Jahren. Seither versuchen wir, die große Frage zu beantworten: Wie können wir die Yamanaka-Faktoren im Menschen sicher anwenden?« Um das zu beantworten, so der Genetiker, brauche es nun klinische Studien.

Der spanische Biochemiker und Entwicklungsbiologe Juan Carlos Izpisua Belmonte knüpfte an die Erkenntnisse seiner Altos-Kollegen Yamanaka und Horvath an. Er hat sie inzwischen weiterentwickelt: Zellen lassen sich demnach mit den »magischen Faktoren« auch nur teilweise umprogrammieren. Dadurch werden sie zwar nicht zu Stammzellen – aber verjüngt. Sie erweisen sich als widerstandsfähiger gegenüber Stressfaktoren. Sie behalten also ihre Rolle als spezifische Zelle – sei es Blutzelle oder Herzzelle –, weisen aber die verbesserte Funktionsfähigkeit auf, die sonst nur junge, frische Zellen haben. »Partielle Umprogrammierung löscht zelluläre Marker des Alterns in Maus- und menschlichen Zellen«, schlussfolgerten Belmonte und seine Forscherkollegen in einer wegweisenden Studie, veröffentlicht Ende 2016 im Journal *Cell*. Der Haken: Die Forscher hatten die Zellverjüngung damals nur in Mäusen getestet, die durch eine besondere Erbkrankheit vorzeitig alterten. Seitdem arbeitet Belmonte daran, die gleichen Ergebnisse auch in Menschen hinzubekommen: In den alten Mäusen hatte der Yamanaka-Cocktail dazu geführt, »dass sich die zellulären und physiologischen Merkmale des Alterns verbessern und die Lebensspanne verlängert«. Das klingt schon ziemlich nah dran am verjüngenden Wundertrunk. Aber eben nur, wenn man eine Maus ist.

Belmonte ist indes sicher, dass auch für den Menschen der Schlüssel für ein langes gesundes Leben in einer Technologie liegt, mit deren Hilfe Zellen einfach zurückprogrammiert werden in einen Zustand, der den jungen, gesunden Stadien des Lebens entspricht. »Die Ursache vieler Krankheiten, auch der altersbedingten, liegt in der Verschlechterung der Zellgesundheit«, so Belmonte. »Die Wiederherstellung und Erhaltung der zellulären Gesundheit ist eine der ehrgeizigsten und wichtigsten Herausforderungen unserer Zeit.« Das ambitionierte Ziel: Eine Art »universelle Gesundheitstherapeutika« zur Überwindung von Krankheit und Alterung des Menschen zu entwickeln.

Und wie nah sind sie dran bei Altos Lab an diesem »zellulären Reset«? Darüber wird geschwiegen. Bis Mitte 2024 waren noch keine klinischen Studien angemeldet. Aber drei Milliarden Dollar Startkapital bekommen auch die berühmtesten Forscher der Welt nicht nur für ein paar heiße Ideen, die keine Chance auf Umsetzung haben.

Altos Labs ist derzeit das spannendste Unternehmen, aber längst nicht das einzige, das an Zellverjüngungstherapien forscht. Ähnliche Ansätze verfolgt zum Beispiel Genentech. Der Biotechnologie-Riese entwickelte in den vergangenen Jahrzehnten viele erfolgreiche Krebsmedikamente und gehört heute zum Schweizer Pharmariesen Roche. Das kalifornische Biotech-Unternehmen Rejuvenate Bio injizierte älteren Mäusen drei der Yamanaka-Faktoren. Diese Tiere lebten im Durchschnitt weitere 18 Wochen, verglichen mit neun Wochen bei einer Kontrollgruppe. Und insbesondere für Bayer gehört die Zelltherapie zu den Hoffnungsträgern: Der deutsche Pharmakonzern will mit iPS ein Medikament gegen Parkinson entwickeln (siehe Kapitel 5).

»Wir haben inzwischen verstanden, dass Longevity ein programmierter, aktiver Prozess ist, der es Zellen erlaubt, robust zu bleiben«, sagt Adam Antebi, der Direktor des Max-Planck-Instituts für die Biologie des Alterns. »Die Idee der Umkehrbarkeit der Zellalterung erreicht inzwischen ganz neue Dimensionen.« Nur wie genau die Zellenfrischkur im Menschen ohne Nebenwirkungen möglich wird, ist noch eine Debatte unter den Experten.

Das Labor von David Sinclair an der Harvard Medical School nutzt zum Beispiel ebenfalls Yamanakas bahnbrechende Erkenntnisse, setzt aber nicht auf Stammzellen, sondern eher auf die Epigenetik. Sinclair sieht seinen Ansatz als »Information Theory of Aging«, also gleich ein ganzes neues Modell des Alterns, voller komplexer molekularbiologischer Details. Wenn man ihn fragt, kann er seine Informationstheorie aber auch kurz zusammenfassen: »Die Idee ist, dass wir altern, weil die Zellen im Laufe der Zeit Informationen verlieren, und dass es eine Sicherungskopie der jugendlichen Informationen gibt, mit der das System zurückgesetzt werden kann. Wir nutzen die epigenetische Neuprogrammierung, um den Schalter umzulegen und das Alter der Zellen umzukehren.« Und, genauso kurz erklärt, warum beschleunigt der Verlust epigenetischer Informationen offenbar die Kennzeichen des Alterns? »Wenn Zellen ihre Fähigkeit verlieren, Gene richtig abzulesen, kommt es zu Fehlfunktionen und damit zu Krankheiten.«

2020 haben Sinclair und einige der führenden Alternsmediziner und Molekularbiologen ihre Theorie des Alterns zusammengefasst, beteiligt waren unter anderem auch Steve Horvath und der Harvard-Genetiker George Church. Das Leben basiert demnach auf dem komplexen Zusammenspiel zwischen der zellulären Maschinerie und den in Genom und Epigenom gespeicherten Informationen, die man sich als biologische Hard- und Software vorstellen kann. Ob die Alterung durch eine Störung der Hardware, der Software oder beider verursacht wird, sei noch nicht bekannt. Ein Hauptgrund für das Altern sei aber wohl, dass den Zellen mit der Zeit viele epigenetische Informationen verloren gingen und sie zugleich mit kontraproduktiven Informationen zugeschüttet würden. Durch dieses lärmende »epigenetische Hintergrundrauschen« würden die Zellen verwirrt und könnten nicht mehr richtig arbeiten. »Das führt zu einer Beeinträchtigung der Gewebefunktion und der Regenerationsfähigkeit«, schlussfolgern Sinclair und Kollegen. »Mit der Zeit verliert das zentrale Nervensystem an Funktion.«

In den folgenden Jahren versuchte Sinclair in allerlei Experimenten, dieses Hintergrundrauschen abzustellen, damit die alten Zellen wieder so klar und frisch kommunizieren wie junge. 2023 glaubte er eine eindeutige Antwort gefunden zu haben: Der Informationsverlust sei »durch epigenetische Umprogrammierung umkehrbar«. Und durch die Manipulation des Epigenoms könne die Alterung »vorwärts und rückwärts gedreht« werden. Und wie? Mit chemischen Cocktails, die ähnlich funktionieren wie der Yamanaka-Cocktail.

Andere Forscher sehen die Versuche kritisch: »Die Annahme, dass Altern ein Programm ist, das rückwärts abgespult werden kann, wird durch die Forschung nicht gerechtfertigt«, sagt etwa Jan Vijg, Genetiker an der Einstein-Uni und enger Kollege von Nir Barzilai. Sinclair stört das nicht. Sein Labor verfährt nach der Devise: »Wenn die DNA die digitale Information auf einer Compact Disc ist, dann ist die Alterung auf Kratzer zurückzuführen. Wir sind auf der Suche nach der Politur.« Getestet wird sie bereits in Affen mit Augenerkrankungen, die durch die Verjüngungscocktails geheilt werden sollen. Funktioniert das bei Affen, will Sinclairs Team umgehend Studien an Menschen beantragen.

Zellen frisch und jung zu halten, ist zweifellos ein zentrales Feld der sich entwickelnden Longevity-Medizin. Man kann sich aber auch von der anderen Seite nähern. Statt neue, junge Zellen zu produzieren, einfach die alten loswerden. Mehrere Dutzend Unternehmen und zahlreiche Forschungslabore arbeiten bereits daran.

Bereits 1961 hatte der amerikanische Gerontologe Leonard Hayflick eine erstaunliche Beobachtung gemacht: Menschliche Zellen teilten sich bei Laborversuchen nur rund fünfzigmal, dann stoppte der Wachstumsprozess plötzlich. Stattdessen wechselten die Zellen in eine Art halbtoten Zustand, der sich Seneszenz nennt.

Normalerweise entledigt sich der Körper dieser seneszenten Zellen dann möglichst schnell: Entweder indem er eine genetische Selbstzerstörungssequenz aktiviert. Oder indem das Immunsystem eingeschaltet wird, um sie zu beseitigen. Je älter der Mensch wird, desto schlampiger werden allerdings diese Aufräumarbeiten. Die seneszenten Zellen verharren als Zombies an Ort und Stelle, behindern wichtige physiologische Prozesse und erschweren noch dazu den gesunden Zellen um sie herum die Arbeit. Max-Planck-Direktor Antebi erklärt es so: »Seneszente Zellen hören auf, sich zu teilen, verlieren ihre ursprüngliche Funktion und beginnen, schädliche Moleküle freizusetzen, darunter entzündliche Stoffe und Wachstumsfaktoren.«

Weil ziemlich schnell klar wurde, dass seneszente Zellen immer im Spiel sind, wenn Altersbeschwerden auftreten, hat sich die Forschung in den vergangenen Jahrzehnten sehr viel mit ihnen beschäftigt. Und eine lange Liste von Problemen zusammengetragen, zu denen die Zombiezellen beitragen: Allen voran chronische Entzündungen sowie Schäden an der DNA und den Mitochondrien. Sie sind offenbar beteiligt am Entstehen von Alzheimer, Osteoporose, Arthritis, Diabetes und Lungenfibrose. Unter anderem. Sie sind vielleicht nicht Staatsfeind Nummer 1 der Alternsforscher, aber sicher sehr weit oben auf der Liste. Und auch ganz vorne dabei bei den *Hallmarks of Aging*: In Menschen über 65 finden sich in bestimmten Geweben bis zu zwanzigmal mehr seneszente Zellen als in Menschen unter 35.

Ausgelöst wird die Seneszenz unter anderem durch die mit dem Alter dahinschmelzenden Kappen der Chromosomen: Jedes Mal, wenn sich eine Zelle teilt, schrumpfen ihre Telomere, bis sie eine kritische Länge erreichen, die die Zelle an der Vermehrung hindert. Auch mit dem Alter vermehrt auftretende DNA-Schäden spielen eine Rolle.

Aber wozu entwickelt die Evolution dann überhaupt so einen offenbar schädlichen Prozess? Eine Antwort lieferte die im Januar 2024 verstorbene Biogerontologin Judith Campisi, damals Professorin am kalifornischen Buck Institute for Research on Aging, vor einem Jahrzehnt. Die Antwort steckt schon im Titel ihrer bis heute tausendfach von anderen Wissenschaftlern aufgegriffenen Studie »Altern, zelluläre Seneszenz und Krebs«: Seneszenz dient als Mechanismus, um Tumore zu unterdrücken. Also eigentlich eine gute Sache. Aber wie so oft laufen mit zunehmendem Alter einst nützliche Prozesse gern mal aus dem Ruder. Wie bei den Wachstumshormonen, an denen unter anderem die Mediziner der Einstein-Hochschule forschen. Auch bei den Zombiezellen lassen die natürlichen körperlichen Reparaturmechanismen mit der Zeit nach.

Die logische Idee: dem Körper mit Medikamenten zu helfen, die seneszenten Zellen loszuwerden.

Inzwischen haben das viele Wissenschaftler an Mäusen ausprobiert, mit erstaunlich klaren Ergebnissen. Wurden den Tieren die seneszenten Zellen entfernt, waren sie etwa in bemerkenswerter Weise vor mehreren altersbedingten Krankheiten geschützt, darunter Augenerkrankungen wie grauer Star oder Muskelschwund. Und andersherum: Wurde jungen Mäusen eine sogar relativ geringe Anzahl seneszenter Zellen transplantiert, zeigten diese anhaltende körperliche Funktionsstörungen. Bei älteren Mäusen ging die Transplantation zusätzlich mit einer verringerten Überlebensrate einher. Sprich: Seneszente Zellen haben offenbar einen deutlichen Einfluss sowohl auf die Gesundheits- als auch auf die Lebensspanne.

Entsprechend groß sind die Hoffnungen auf eine neue, eigene Medikamentenklasse: Künftig sollen sogenannte Senolytika die seneszenten Zombiezellen beseitigen. Früher noch als erste verjüngende Zelltherapien? Vielleicht. Es verspricht jedenfalls ein spannendes Rennen zu werden. Und zumindest dabei sind die Forscherinnen und Forscher sicher: Einer wird es am Ende durchs Ziel schaffen.

# 5 GEHIRNGESUNDHEIT

## Wie gute Freunde das Leben verlängern und warum Alzheimer nicht mehr unbesiegbar ist

Mein Großvater ist 93 geworden, ein kleines Wunder nach drei Herzinfarkten. Am Ende war es schwierig mit dem Laufen, aber noch mehr nervte ihn, dass die Sehkraft stark nachgelassen hatte. Er las jeden Tag die Zeitung mit der Lupe. Und machte Kreuzworträtsel, solange er noch schreiben konnte. Wenn ich ihn in seinem betreuten Wohnen besuchte, diskutierte er gerne über die neuesten Wirrungen der Berliner Politik. Auch wenn viele Körperfunktionen schwächelten: Sein Gehirn blieb im hohen Alter fit.

Andere Bekannte und Verwandte fangen dagegen bereits mit 70 an, vieles zu vergessen. Oft wird Alzheimer schon mit Mitte 70 diagnostiziert.

Warum erwischt es die einen und andere nicht? Liegt es am Lebenswandel? An den Genen? Das ist die bittere Erkenntnis aus jahrzehntelanger schleppender Forschung: Ans Gehirn kommen wir nur schwer heran. Während die Medizin überall voranraste, blieben neurodegenerative Erkrankungen die längste Zeit eine kaum zu erobernde Bastion. Diese Erfahrung müssen viele Familien in unserer alternden Gesellschaft machen.

2021 waren 1,8 Millionen Menschen in Deutschland an Demenz erkrankt. Rund zwei Drittel von ihnen an Alzheimer, der mit Abstand häufigsten Demenzerkrankung. Tendenz stark zunehmend. 2040 werden es Prognosen zufolge schon 2,4 Millionen sein. Fast alle Erkrankten sind über 65. Nach Berechnung des Deutschen Zentrums für Neurodegenerative Erkrankungen (DZNE) könnten die gesellschaftlichen Kosten für die Pflege Demenzkranker (inklusive unbezahlter Betreuung durch Angehörige) auf rund 141 Milliarden Euro im Jahr 2040 wachsen.

Es ist eine der ganz zentralen Fragen der kommenden Gesellschaft der Hundertjährigen und des Projekts Lebensverlängerung: Was bringen all die zusätzlichen Lebensjahre, wenn der Kopf nicht mitmacht? Was ist gewonnen, wenn wir den Krebs in den Griff bekommen und das Herz in Schwung halten, nur damit am Ende das Gedächtnis versagt? Vor allem die Gehirngesundheit wird entscheiden, ob die nun erwartbaren 30, 40 Rentenjahre gute Jahre werden. Mit 90 noch auf den Berg kraxeln zu können, wäre schön, aber wichtiger ist es, die Enkelkinder noch zu erkennen.

Die schlechte Nachricht: Ganz aufhalten lassen sich neurodegenerative Erkrankungen wie Alzheimer und Parkinson bislang nicht. Die gute Nachricht: Es bewegt sich etwas, endlich. Wir wissen deutlich mehr darüber, was zu tun ist, um Demenzerkrankungen vorzubeugen. Und auch nach einer Alzheimer-Diagnose bleibt nicht mehr nur Schicksalsergebenheit.

Die Fortschritte sind dabei gar nicht mal so viel langsamer erreicht worden als in anderen Feldern. Es gibt nur viel mehr zu entschlüsseln: Das Gehirn ist verantwortlich für Kognition und Selbsterkenntnis, es bestimmt das Ich und alles, was intelligentes Leben ausmacht. Wie das dann auch noch mit dem Rest unseres Körpers zusammenspielt, erforscht Anne Schäfer. Sie ist Direktorin für die Neurobiologie des Alterns am Kölner Max-Planck-Institut, verbringt aber auch noch viel Zeit in New York an der Rockefeller University. Dort studierte sie einst bei Nobelpreisträger Paul Greengard, der die Rolle von Dopamin als Neurotransmitter entdeckt hatte und ihre Faszination für die Funktionsweise des Gehirns weckte. Und vor allem für die Frage, wie es altert. Inzwischen ist Schäfer selbst Professorin in New York und Vize-Chefin der Fakultät für Neurowissenschaften an der Mount Sinai School of Medicine.

Am Anfang unserer Begegnung erzählt sie von einem der Experimente, die sie am meisten faszinieren. Dabei wurde eine Gehirnzelle einer Maus in das Gehirn einer Ratte transplantiert. Sie wurde dazu mit einem grünen Fluoreszenzmarker gekennzeichnet, damit man sie wiederfindet. Das Maus-Neuron integrierte sich komplett in das Rattenhirn, was an sich schon mal interessant ist. Wichtiger aber noch: Mäuse leben nur rund zwei Jahre, Ratten dagegen rund vier Jahre. Würde also die Mäuse-Gehirnzelle nach zwei Jahren in der Ratte eingehen, durch einen programmierten Zelltod am Ende der natürlichen Lebensdauer? Nein. In der Ratte lebte die Mäusezelle auf einmal vier Jahre, doppelt so lange wie normal.

Zunächst sei das nur ein anekdotisches Experiment, sagt Schäfer, aber dahinter stehen einige der großen Fragen der Alternsforschung: Inwieweit hängt die Gehirngesundheit mit unserer Lebenserwartung zusammen? Und: »Ist unser Organismus durch einen inneren Mechanismus in jeder Zelle fest auf maximale 120 Jahre Lebenserwartung programmiert?« Studien wie die mit dem Rattenhirn wiesen darauf hin, dass es »eben nicht so ist, dass Zellen zwingend per Grundeinstellung nach einer festen Zeitspanne degenerieren, sei es nach maximal zwei Jahren bei der Maus oder beim Menschen nach 120 Jahren«. Stattdessen müsse es etwas im System geben, das die Zellen altern und defekt werden lasse. »Leider wissen wir nicht genau, was es ist.« Aber es gibt Hinweise: Der Metabolismus spielt wohl eine Rolle, auch das Immunsystem. »Das ist die Grundidee: Es gibt einen Spielraum, der durch äußere Faktoren bestimmt wird«, sagt Schäfer. »Und wir fangen an zu verstehen, warum bei gewissen Menschen das Gehirn bis ins hohe Alter fantastisch arbeitet und bei anderen schon ab 60 nicht mehr funktioniert.«

Viele der Mechanismen, die von Neurowissenschaftlern zunehmend entschlüsselt werden, waren schon im Klinikalltag beobachtet, aber schlecht verstanden worden – nicht zuletzt, weil es an der Diagnosetechnologie mangelte. Etwa, wenn Demenzpatienten lange stabil waren und plötzlich nach einer Grippe oder Blasenentzündung die Erinnerungsschwächen viel schlimmer wurden. »Das System schafft es eine Weile, sich auszubalancieren, aber mit einer Infektion kann auf einmal alles außer Kontrolle geraten«, so Schäfer.

Sie versucht nun herauszufinden, wie Immun- und Nervensystem genau zusammenspielen, »im Grunde genommen die beiden großen Systeme im Körper, die unser Überleben sichern«, sagt die Neurowissenschaftlerin. »Beide Systeme haben die Fähigkeit, schnell und präzise Gefahren zu entdecken und diesen Gefahren ganz konkret entweder aus dem Weg zu gehen oder sie zu eliminieren.« Zunehmend zeigt sich, wie eng die beiden Systeme in Verbindung stehen. Bei Covid etwa stellte sich heraus, »dass Infektionen der Lunge im Gehirn Veränderungen auslösen können, die leichter Demenz ähneln«. Genauso können Veränderungen im Immunsystem schwere Depressionen begünstigen.

Solche Erkenntnisse werden nun zunehmend wichtig, wenn man sie zusammen mit den *Hallmarks of Aging* betrachtet, jenen Kennzeichen, die im Wesentlichen unsere gesunden Lebensjahre bestimmen. »Wir fragen uns: Ist es vielleicht diese chronische Entzündung, die im Alter oft in vielen Organen auftritt, die unser

Gehirn beeinflusst? Vielleicht braucht es keine Veränderung im Gehirn selbst, um Denk- oder Erinnerungsvermögen zu beeinträchtigen, es könnten einfach Botenstoffe des Immunsystems sein, die ins Gehirn gelangen«, sagt die Neurowissenschaftlerin. Umgekehrt könnten Immunprozesse definiert werden, mit denen sich Alzheimer und andere Erkrankungen behandeln ließen.

Eine wichtige Rolle spielen insbesondere die Immunzellen des Gehirns, die Mikroglia. Sie schützen das Gehirn, indem sie es unter anderem von den toxischen Ablagerungen reinigen, den Amyloid-Plaques, die mit Alzheimer einhergehen. Auf diese Mikroglia konzentrieren sich viele Forschungen, sie haben »das Feld auf den Kopf gestellt«, sagt Schäfer. Sie klingt dabei hoffnungsfroh, was in den vergangenen Jahrzehnten unter Neurowissenschaftlern eher selten der Fall war. »Es gibt Prozesse in der Zelle, die wir mittlerweile gezielt manipulieren können«, so die Neurologin. »Wir versuchen zum Beispiel, die Mikroglia so zu stärken, dass sie die Amyloid-Plaques besser auffressen können.«

Solche neuen Ansätze, die Gehirn und Immunsystem zusammen betrachten, sind keine ferne Zukunftsmusik mehr, sondern werden jetzt schon wichtig für die medizinische Praxis. In den vergangenen Jahren hat sich herausgestellt, dass es eine enge Verbindung zwischen Darm und Hirn gibt: Wenn sie gestört ist, kann das offenbar neurodegenerative Erkrankungen befördern. Selbst Experten waren überrascht, wie eng das Mikrobiom im Darm mit kognitiven Funktionen verbunden ist, unter anderem über Hormone und andere Signalwege. Ein gestörtes Mikrobiom kann zum Beispiel Depressionen auslösen. Und es verdichten sich die Hinweise, dass Parkinson im Darm beginnt: durch abnormale Proteine, die ins Gehirn wandern.

Diese Hypothese hatte bereits Anfang des Jahrtausends der deutsche Mediziner Heiko Braak aufgestellt. Dank modernen Analysemethoden scheint sich das nun bestätigen zu lassen. Studien weisen zudem darauf hin, dass Menschen mit entzündlichen Darmkrankheiten ein um mehr als 40 Prozent erhöhtes Risiko für Parkinson haben. Zugleich können »Parkinson-Symptome, die mit dem Darm zusammenhängen, wie Verstopfung und Schluckstörungen, Jahre vor den typischen Anzeichen wie Zittern, Steifheit und Gehschwierigkeiten auftreten«, so Nabila Dahodwala, Professorin am Parkinson Disease and Movement Disorders Centers der University of Pennsylvania. »Manche Leute denken, das bedeute, dass man die Krankheit schon viel früher hat – und wenn das der Fall ist, müssen wir überdenken, wie wir Parkinson definieren.«

Und der Gastroenterologe Pankaj Pasricha von der Mayo Clinic betont: »Wenn wir nachweisen können, dass die Krankheit vom Darm zum Gehirn aufsteigt, können wir über eine frühzeitige Prävention nachdenken.« Zumal sich eine wichtige Rolle der Darm-Hirn-Achse auch bei Alzheimer andeutet: »Wir konnten zeigen, dass bereits in sehr frühen Stadien der Erkrankung, also lange bevor es zu den typischen Symptomen der Alzheimerdemenz kommt, die Mikroorganismen von Darm- und Mundschleimhaut im Vergleich zu Kontrollpersonen verändert sind«, erklärt Professor Thorsten Bartsch von der Medizinischen Fakultät der Christian-Albrechts-Universität zu Kiel. »Man nimmt an, dass eine mikrobielle Dysbiose im Darm, also ein Ungleichgewicht in der Zusammensetzung der Mikroben, Entzündungsvorgänge im Körper mit sich bringt. Diese können sich auf das Gehirn auswirken. Hinzu kommt, dass die Blut-Hirn-Schranke, die normalerweise das Gehirn vor negativen Einflüssen abschirmt, mit dem Alter und gerade auch im Rahmen der Alzheimererkrankung durchlässiger wird.«

Sprich: Das Mikrobiom in Schuss zu halten, scheint eine effektive Möglichkeit zu sein, für Gehirngesundheit zu sorgen. Und noch dazu einfach und kostengünstig. Schaden kann es jedenfalls nicht, auf einen gesunden Darm zu achten, etwa mit pro- und präbiotischen Lebensmitteln, da sind sich die Neurologen einig.

Das Mikrobiom bewusst zu pflegen, ist längst nicht die einzige empfehlenswerte Vorbeugungsmaßnahme. Entgegen der landläufigen Meinung können wir einiges aus eigener Kraft unternehmen, um das Demenzrisiko deutlich zu verringern. 40 Prozent aller Demenzerkrankungen könnten weltweit vermieden oder hinausgezögert werden, urteilt etwa die internationale *Lancet*-Expertenkommission in ihrem Report »Demenzprävention, Eingriffe und Pflege«. Zu den beeinflussbaren Risikofaktoren für Demenz zählen demnach unter anderem: anhaltend hoher Bluthochdruck, Übergewicht, Diabetes, Luftverschmutzung, Bildungsarmut und mangelnder sozialer Kontakt. Diese Faktoren erhöhen das Risiko, an Demenz zu erkranken, erheblich.

»Wir können das Risiko zwar nicht vollständig eliminieren, aber es immerhin reduzieren«, sagt Jonathan Schott, der die Forschungsorganisation Alzheimer Research UK mit leitet. »Jeder Einzelne kann dazu beitragen.« Allerdings sollten nicht erst Senioren damit anfangen, etwas für die Gesundheit ihres Gehirns zu tun: »Das meiste, was man verändern kann, passiert im Abschnitt zwischen Mitte 40 und Mitte 60«, sagt Schott. »Deshalb ist dieses Lebensalter so wichtig.«

Zahlreiche Studien belegen eine einfache Grundregel: Alle Lebensgewohnheiten, die gut für die allgemeine Gesundheit, insbesondere aber das Herz-Kreislauf-System sind, helfen dem Gehirn.

Die American Academy of Neurology untersuchte zum Beispiel, ob Menschen mit höherem genetischen Demenzrisiko einer drohenden Erkrankung durch Lebenswandelmaßnahmen entgegenwirken können. Die Forscher beobachteten fast 12 000 Menschen

30 Jahre lang und bewerteten sie danach, wie genau sie die sieben einfachen Grundregeln der American Heart Association (»Life's Simple Seven«) befolgten: eine Liste von Lebensgewohnheiten, die mit einer guten kardiovaskulären Gesundheit verbunden sind. Sich daran zu halten, senkte das Demenzrisiko um bis zu 43 Prozent.

Die sieben Gewohnheiten sind:

1. Beherrschen Sie Ihren Blutdruck. Wenn Sie Ihren Blutdruck in einem gesunden Bereich halten, verringert sich die Belastung für Ihr Herz, Ihre Arterien und Ihre Nieren.

2. Kontrollieren Sie Ihren Cholesterinspiegel. Ein hoher Cholesterinspiegel trägt zur Bildung von Plaque bei, der die Arterien verstopfen und zu Herzerkrankungen und Schlaganfällen führen kann.

3. Reduzieren Sie den Blutzucker. Ein hoher Blutzuckerspiegel kann Ihr Herz, Ihre Nieren, Ihre Augen und Ihre Nerven schädigen.

4. Werden Sie aktiv. Es ist erwiesen, dass tägliche körperliche Aktivität die Dauer und Qualität Ihres Lebens erhöht.

5. Ernähren Sie sich gesund. Eine gesunde Ernährung ist eine der besten Möglichkeiten, um Herz-Kreislauf-Erkrankungen vorzubeugen.

6. Verlieren Sie Gewicht. Wenn Sie ein paar Kilo abnehmen, können Sie die Belastung für Herz, Lunge, Blutgefäße und Skelett verringern.

7. Hören Sie auf zu rauchen. Raucher haben ein höheres Risiko, eine Reihe von schweren Krankheiten zu entwickeln, darunter auch Herzkrankheiten.

Zu ähnlichen Ergebnissen kam eine Studie des Brigham and Women's Hospital, die tausende Frauen über 20 Jahre lang beobachtete, die sich jeweils mehr oder weniger an die sieben Grundregeln hielten. Das Ergebnis: Frauen, die im mittleren Alter gesünder lebten, hatten im Alter ein reduziertes Demenzrisiko.

Und auch das amerikanische National Institute on Aging (NIA) untersuchte in einer Studie, die Daten von fast 3000 Teilnehmern umfasste, die Kombination der folgenden gesunden Verhaltensweisen: mindestens 150 Minuten Sport pro Woche, nicht rauchen, allenfalls leichter bis mäßiger Alkoholkonsum, mediterrane Ernährung und kognitive Aktivitäten.

Wer sich an zwei bis drei dieser gesunden Lebensstilfaktoren hielt, hatte ein 37 Prozent verringertes Alzheimerrisiko. Wer sich gleich an vier bis fünf davon hielt, hatte ein sogar um 60 Prozent niedrigeres Risiko als Menschen mit keinem oder nur einem gesunden Lebensstilfaktor. »Diese Beobachtungsstudie liefert weitere Belege dafür, wie eine Kombination von veränderbaren Verhaltensweisen das Alzheimerrisiko mindern kann«, so NIA-Direktor Richard Hodes. Deutlich wird dabei, dass die Kombination gesunder Lebensstilfaktoren entscheidend ist. Je mehr Faktoren, desto effektiver die Prävention. Fast alle dieser Lebensstilmaßnahmen sind relativ leicht umzusetzen und bringen gesundheitliche Vorteile auf verschiedenen Ebenen gleichzeitig.

Alternsforscher versuchen deswegen gezielt, ganzheitlich auf solche Vorbeugemaßnahmen zu blicken und nicht nur auf einzelne Organe und Körpersysteme, wie in der Medizin üblich. Durch Sport etwa erhöht das Herz die Blutmenge, die es an den Rest des Körpers abgibt, um die erhöhte Arbeitsbelastung auszugleichen. Diese Erhöhung der Herzleistung steigert auch die Hirndurchblutung, was mit einer erhöhten neuronalen Aktivität und einer Verringerung des oxidativen Stresses, also einer verbesserten Fähigkeit zur Entgiftung des Körpers in Verbindung gebracht wird, betonten Präventionsmediziner der Stanford School of Medicine in einer Untersuchung zu »The Role of Physical Exercise in Cognitive Preservation«. Sport fördere einerseits die Zellgesundheit, unterstütze aber auch die Neuroplastizität (die strukturelle Umstrukturierung des Gehirns zur Unterstützung des Lernens) und das Wachstum neuer Blutgefäße. Daher sei es aus Longevity-Perspektive sinnvoll, »Bewegung als lebenslanges Instrument zur Optimierung der Gehirngesundheit« zu fördern, so die Stanford-Mediziner.

Weitere Forschungsergebnisse deuten darauf hin, dass regelmäßige körperliche Betätigung den altersbedingten Volumenverlust in Gehirnregionen, die mit dem Gedächtnis in Verbindung stehen, abmildern kann, indem sie die Durchblutung des Gehirns verbessert und die Erhaltung und Produktion von Neuronen fördert: Bei körperlicher Betätigung gelangt Laktat über den Blutkreislauf ins Gehirn, das offenbar die Bildung neuer Zellen und Blutgefäße fördert und so die Gehirnfunktion verbessert. Eine höhere Trainingsintensität führt zu einer höheren Laktatproduktion und damit zu einem höheren Laktatspiegel im Blutkreislauf.

Und ebenfalls sehr wichtig: Schlaf. Zu wenig Schlaf kann zu kardiovaskulären Problemen wie Bluthochdruck führen. Außerdem zeigen Untersuchungen, dass Schlafstörungen zu mehr Ablagerung des gefährlichen β-Amyloids im Gehirn führen. Vermutlich, weil Schlafstörungen Entzündungen verstärken, was die Amyloid-Belastung erhöht und zu Alzheimer und damit zu einem gefährlichen Kreislauf weiterer Schlafstörungen führt.

Solche Präventionsmaßnahmen durch den richtigen Lebensstil sind also überaus wichtig. Am Ende aber können sie nicht alle Erkrankungen verhindern. Um die drohende Demenzwelle der hundertjährigen Gesellschaft brechen zu können, wird es auch effektive Medikamente brauchen. »Und dabei tut sich endlich was«, sagt Christian Haass. Der Münchner Neurologe zählt schon seit Jahrzehnten zu den weltweit führenden Alzheimerforschern. Er gewann unter anderem den Brain Prize, der als Nobelpreis der Hirnforscher gilt. Haass forschte lange in den USA an der Harvard Medical School, wurde dort Assistenzprofessor für Neurologie. Und formulierte die berühmte »Amyloid-Kaskadenhypothese«.

»Es gibt eine auffällige Pathologie im Gehirn aller Alzheimerpatienten«, so Haass. »Sie alle haben Eiweißklumpen im Gehirn, sogenannte Plaques. Der wichtigste Bestandteil dieser Klumpen ist ein kleines Eiweiß mit dem Namen Amyloid, das umliegende Nervenzellen tötet.« Seine schon vor der Jahrtausendwende in Harvard formulierte Idee: Amyloid setze eine Reaktionskette in Gang, die letztlich zum Tod von Hirnzellen führt. Darauf basieren die therapeutischen Ansätze, mit Medikamenten Amyloid zu unterbinden.

Haass leitet heute den Münchner Standort des Deutschen Zentrums für Neurodegenerative Erkrankungen, ein lichter Neubau gleich neben dem in die Jahre gekommenen riesigen Betonriegel der Uniklinik am westlichen Stadtrand. Der Weg in sein Büro ist etwas kompliziert, Fahrstühle und Türen sind gesperrt zum Schutz der schwer dementen Patienten, die hier betreut werden.

Haass ist überzeugt, dass die Medizin lange einen entscheidenden Fehler in der Alzheimertherapie gemacht hat: »Die Behandlung wurde zu spät begonnen. Denn die Krankheit beginnt schon viel früher im Gehirn.« Auch deswegen scheiterte in früheren Jahrzehnten ein potenzielles Medikament nach dem anderen in klinischen Versuchen. Die Erkrankung war bei den behandelten Patienten schon zu weit fortgeschritten, um sie zu behandeln.

»Wir müssen die Kaskade viel früher zerstören, sie an der Wurzel packen«, sagt Haass.

2023 wurde das erste Medikament gegen Alzheimer zugelassen, das auf eine der Ursachen der Krankheit abzielt. Das Medikament, Leqembi, ist zwar kein Heilmittel, aber nach 18 Monaten Behandlung verlangsamt es den Abbau von Gedächtnisleistung und Kognition um etwa 30 Prozent – vorausgesetzt, das Medikament wird bereits im Frühstadium der Krankheit verabreicht. Wird es erst später gegeben, bleibt es fast wirkungslos. Leqembi ist ein sogenannter monoklonaler Antikörper, der hilft, die Amyloid-Plaques aus dem Gehirn zu entfernen – wodurch offenbar das Fortschreiten der Krankheit verlangsamt wird. Die Amyloid-Plaques lagern sich außerhalb von Zellen ab. Dadurch können Antikörper sie gleich erkennen, woraufhin die Mikroglia, die gehirneigenen Immunzellen, an denen auch Anne Schäfer forscht, sie angreifen.

Der Ansatz mache nun schnell Fortschritte, findet Haass. »Je schneller wir die Plaques abräumen, desto besser ist der Effekt auf die Gedächtnisleistung.« Dabei kristallisiere sich eine mögliche Doppelbehandlung heraus: Erst verringere ein Antikörper die Amyloid-Ansammlung, dann verhindere ein zweites Medikament, dass sich die toxischen Plaques wieder aufbauen.

»Wir hatten einfach nicht richtig verstanden, dass die Pathologie der Krankheit so früh beginnt und dann zunehmend irreversibel wird«, sagt Haass. Besonders gut zu beobachten sei das heutzutage dank moderner Diagnosetechnik bei den Patientinnen, die unterhalb seines Büros am DZNE versorgt werden. Sie haben alle genetisch bedingt ein hohes Alzheimerrisiko. Bei ihrer schon teils in jungen Jahren begonnenen Langzeitbeachtung stellte sich heraus, dass sich im Gehirn schon 20 Jahre, bevor Ärzte oder Patienten erste Symptome bemerken, etwas verändert.

Auch ein zweites neues Alzheimermedikament richtet sich deswegen ausschließlich an Menschen mit Alzheimer in einem frühen Krankheitsstadium, die bislang nur geringe Einbußen ihrer geistigen Leistungsfähigkeit haben. Der Alzheimer-Antikörper Donanemab verlangsamt laut klinischen Studien das Fortschreiten der Erkrankung um 35 Prozent im Vergleich zur Placebogruppe. Die Patientinnen und Patienten waren außerdem in ihren Aktivitäten des täglichen Lebens 40 Prozent weniger beeinträchtigt. Donanemab ist damit in kürzester Zeit der zweite Antikörper gegen Amyloid, der den Gedächtnisverlust aufhält.

Ein Allheilmittel sind die neuen Therapien jedoch nicht. Bei fast der Hälfte der Studienteilnehmenden, die Donanemab erhielten, kam es nach einem Jahr zu keiner klinischen Verschlechterung mehr. Das bedeutet allerdings auch, dass sich der Zustand der anderen Hälfte verschlechterte. Und der bereits erfolgte geistige Abbau kann auch nicht rückgängig gemacht machen.

Dennoch sind viele Alzheimerforscher optimistisch, auch Haass: »Ich nehme an, dass es jetzt kontinuierlich besser wird. Es sind kleine Schritte, aber es geht voran.« Was unter anderem damit zu tun hat, dass es endlich besser gelingt, die Blut-Hirn-Schranke zu überwinden. Was über das Blut ins Gehirn soll, muss aktiv transportiert werden, sonst bleibt es an der Schranke hängen. Ein Schutzmechanismus, der bislang viele Demenztherapien scheitern ließ. Dank neuer molekularer Tricks klappt es nun, die Schranke zu überwinden. Etwa durch »Brain Shuttles«, die Wirkstoffe quasi als blinde Passagiere einschleusen.

Noch ambitioniertere Ansätze setzen auf die Genschere CRISPR. Gleich zwei mögliche Therapien sorgten 2023 für helle Aufregung beim größten Forum der Demenzforschung, der Alzheimer's Association International Conference in Amsterdam. Ein Ansatz zielt darauf ab, die Auswirkungen des Alzheimer-Risikogens ApoE4 zu verringern, der andere darauf, die Produktion des β-Amyloids zu hemmen.

Bei der Erprobung des Verfahrens in einer an Alzheimer

erkrankten Maus stellten die Forscher fest, dass die Gen-Editierung zu verringerten Plaques führte und die Konzentration des damit verbundenen Markers für Entzündungen im Gehirn sank. Gleichzeitig besserten sich die Demenzsymptome der Mäuse.

Die zweite Studie illustriert noch besser, was die Hightech-Methoden der Zukunftsmedizin mittlerweile ermöglichen: Wissenschaftler erschufen künstliche Miniaturgehirne, die sie aus pluripotenten Stammzellen eines Alzheimerpatienten herstellten. Und probierten an ihnen die Gen-Eingriffe aus. Gleichzeitig veränderten sie Mäusegehirne genetisch an entscheidenden Stellen so, dass sie menschlichen Gehirnen ähnlicher wurden. Auch hier führten sie dann die genetischen Anti-Alzheimer-Eingriffe durch. Beide waren erfolgreich: Das Alzheimer verstärkende ApoE4 wurde verringert.

»Die Ergebnisse sind unglaublich aufregend«, sagt Boris Kantor, Professor für Neurobiologie an der Duke University und leitender Wissenschaftler der Studie. »Sie liefern den Beweis dafür, dass unser Ansatz eine vielversprechende neue Strategie zur Behandlung und möglicherweise sogar zur Vorbeugung der Alzheimerkrankheit darstellt.«

Und auch die Chefwissenschaftlerin der amerikanischen Alzheimer's Association, Maria Carrillo, betont: »Studien wie diese beiden, in denen die fortschrittlichsten Technologien – in diesem Fall CRISPR – eingesetzt werden, um die Behandlung und Vorbeugung der Alzheimerkrankheit voranzubringen, werden mit Begeisterung begrüßt. Wir benötigen noch viele davon.« Das sei der Weg in eine Zukunft, in der mehrere Behandlungen jeden Aspekt dieser äußerst komplexen Krankheit angehen, sich gegenseitig ergänzen und verstärken. Klar sei: »Wir haben mehrere potenzielle neue Behandlungen in der Pipeline, das macht der Alzheimer- und Demenzgemeinschaft Hoffnung.«

Alzheimerforscher Haass warnt indes davor, nur auf die neuen Hightech-Therapien zu warten: »Wer jetzt im mittleren Alter ist, muss etwas tun: Sport treiben, sich geistig betätigen und ordentlich ernähren. Das ist die Zeit, in der wir noch Einfluss nehmen können.« Zumal die komplizierte Gehirnbiologie den Medizinern sicher noch einige Steine in den Weg legen wird. Wie sich etwa bei den neuen Antikörper-Medikamenten zeigt, denn bei diesen verstärken sich die Nebenwirkungen, wenn Patienten das Risikogen ApoE4 haben. Also ausgerechnet jene Menschen, die ohnehin schlechtere Voraussetzungen haben, dürfen eventuell das Medikament gar nicht bekommen. Entsprechend müssen Patienten wohl vorweg auf das Risikogen getestet werden.

Sollte künftig ein breites Screening auf Demenzrisikofaktoren nicht ohnehin Standard sein? Muss die Prävention für die Gehirngesundheit neu aufgestellt werden, viel breiter und umfassender, so wie es die Krebsforscher am DKFZ künftig machen wollen? »Das würde ich sehr empfehlen, denn wir werden neue Therapien entwickeln«, sagt Haass. »Und dabei ist es wichtig, Risikofaktoren so schnell wie möglich festzustellen und auch nach Biomarkern zu suchen.«

Bislang wurde eine frühe Diagnose der Alzheimererkrankung nicht priorisiert, nach dem Motto: Wir können ja ohnehin nichts machen. Dann ist es auch egal, ob es offiziell und in einem frühen Stadium festgestellt wird. Nun sieht es aber anders aus: Therapien kommen. Sie müssen in der Frühphase eingesetzt werden. Und die Erkrankung beginnt schon, bevor sich Symptome bemerkbar machen. Bislang wird die Diagnose Alzheimer in der Regel anhand von Symptomen wie Denk- oder Gedächtnisproblemen gestellt. Genauere Ergebnisse liefern sogenannte PET-Scans, Positronen-Emissions-Tomographien.

Aber wenn die Krankheit auf dem PET-Scan sichtbar wird, ist sie bereits fortgeschritten. Zu weit im Zweifel. Zudem sind

PET-Scans aufwendig und schon jetzt nicht leicht zu bekommen. Millionen Menschen so standardisiert präventiv zu untersuchen, wäre kaum praktikabel. Es braucht also einfachere Screenings. Die vielversprechendste Möglichkeit: Bluttests.

Bislang ließen sich molekulare Alzheimermarker nur in der Rückenmarksflüssigkeit nachweisen – was aufwendig ist.

In den vergangenen Jahren ist es Forschern gelungen, die Konzentration von Alzheimerproteinen einfacher zu messen. Unter anderem an der Washington University entwickelten Neurologen einen Bluttest, der Alzheimer ebenso genau diagnostizieren kann wie Tests mit Rückenmarksflüssigkeit und Gehirnscans. In einer einzigen Blutprobe erkenne der Test molekulare Anzeichen der Krankheit, selbst wenn noch keine Symptome aufgetreten seien, sagt Randall Bateman, Professor für Neurologie an der Washington University. Ähnliche Tests wurden auch von Pharmakonzernen wie Roche entwickelt und von der amerikanischen Arzneimittelzulassungsbehörde FDA bereits als »breakthrough device« eingestuft, als bahnbrechende Instrumente, die deutlich schneller vorangetrieben und zu den Patienten gebracht werden sollen.

Eine ähnliche Eilgenehmigung hat die FDA bereits einem KI-System erteilt, das in der Lage ist, einen MRT-Scan des Gehirns zu lesen und die Chancen eines Patienten vorherzusagen, innerhalb von fünf Jahren an Alzheimer zu erkranken.

Selbst die besten KI-getriebenen Hightech-Scanner können aber nicht alles bestimmen, was ein gesundes Gehirn ausmacht. Ein wesentlicher Aspekt lässt sich oft schwerer erfassen.

»Neben körperlichen Faktoren spielt auch die psychische Gesundheit eine wichtige Rolle, darunter die Vermeidung von chronischem Stress, Einsamkeit und Depressionen«, betont Sebastian Köhler, Demenzexperte und Professor für Neuroepidemiologie an der Universität Maastricht. Die emotionale Gesundheit hat einen wesentlichen Anteil daran, was im Kopf passiert. Und wie lange wir gesund leben. Die meisten kennen das wahrscheinlich aus dem Alltag, vielleicht auch aus der Familie: Menschen, die ihren Lebensabend deprimiert, unmotiviert oder einsam verbringen, verlieren sichtbar schneller die Lust am Leben. Fröhliche, aktive Senioren wirken meist fitter. Und das sind sie oft auch tatsächlich. Psychische und emotionale Faktoren machen sich stark physiologisch bemerkbar.

So haben Menschen, die optimistisch durchs Leben gehen, eine bis zu 15 Prozent höhere Lebenserwartung und deutlich größere Chancen, über 85 Jahre alt zu werden – unabhängig von Einkommen und sozialem Status oder Lebensweise. Das haben Medizinerinnen des amerikanischen National Center for Posttraumatic Stress Disorder und der Harvard School of Public Health anhand der Daten von fast 70 000 Frauen aus der Nurses' Health Study herausgefunden, einer Langzeitstudie zur Frauengesundheit. Zugleich schauten die Forscher auf die Gesundheitsdaten von rund 1500 Männern aus einer Langzeitstudie mit Militärveteranen. Optimismus wurde dabei definiert als »die allgemeine Erwartung, dass gute Dinge geschehen werden, oder die Überzeugung, dass die Zukunft positiv sein wird, weil man wichtige Ereignisse kontrollieren kann«. Frühere Studien hatten bereits gezeigt, dass optimistischere Menschen seltener an chronischen Krankheiten leiden, weniger Herzinfarkte haben und ein allgemein geringeres Risiko haben, vorzeitig zu sterben. »Insgesamt deuten die Ergebnisse darauf hin, dass Optimismus eine wichtige psychosoziale Ressource für die Verlängerung der Lebenszeit älterer Menschen sein kann«, schlussfolgern die Forscher. Sprich: Wer das Glas eher halb voll sieht als halb leer, hat tendenziell einen besseren und längeren Lebensabend vor sich.

Woran sich die Frage anschließt, was Menschen optimistischer stimmt. Eine gute Ehe offenbar. (Vermutlich auch eine gute

Lebenspartnerschaft, große Bevölkerungsstudien beziehen sich aber formell aus pragmatischen Gründen auf die Ehe, weil sie in vielen Gesundheitsdaten als klar identifizierbarer Faktor hinterlegt ist.) Jedenfalls lässt sich aus allerlei Untersuchungen erkennen, dass Partnerschaften einen gesundheitsförderlichen Effekt haben: Verheiratete Menschen haben im Schnitt eine geringere Sterblichkeit. Wenn sie im Alter zwischen 65 und 85 noch verheiratet sind, leben Männer im Schnitt 2,2 Jahre länger als unverheiratete. Und die ohnehin langlebigeren Frauen immerhin 1,5 Jahre. Das haben Statistikerinnen der Columbia University errechnet.

Ähnliche Effekte hat auch ein engmaschiges soziales Netz mit guten Freunden. Oder ein starker Familienzusammenhalt. Das zeigt sich immer wieder auch in den Gegenden der Welt, wo Menschen auffällig lange leben, wie in den sogenannten Blue Zones Loma Linda und Okinawa (siehe Kapitel 6).

Lebenspartner, Familie und Freunde erfüllen alle einen ähnlichen Zweck: Sie verhindern Einsamkeit. Vor allem im Alter. Soziale Isolation kann das Risiko einer Person, an Demenz zu erkranken, um mehr als 25 Prozent erhöhen. Sozial isolierte Menschen trinken tendenziell eher stark, rauchen, treiben keinen Sport, sind übergewichtig und haben Herzprobleme – alles Faktoren, die das Demenzrisiko erhöhen. Das zeigt sich sogar in MRT-Aufnahmen: Stark vereinsamte Menschen zeigen niedrigere Aktivität in verschiedenen Gehirnregionen. Und sie weisen ein geringeres Hirnvolumen in Regionen auf, die mit Lernen und Denken in Verbindung gebracht werden. Diese Hirnregionen gehören in der Regel zu den ersten, die von Alzheimer betroffen sind.

In Deutschland leiden Millionen Menschen zumindest phasenweise in ihrem Leben an einem Mangel an sozialen Kontakten. Einerseits eine schlimme Erkenntnis im Hinblick auf die Demenzrisiken. Andererseits lässt sich relativ einfach mit sozialen Programmen dagegen anarbeiten.

Schwieriger wird es, wenn die psychische Gesundheit bereits deutlich erodiert ist. Depressionen sind bekannt als Risikofaktor für viele Krankheiten, auch für Alzheimer. Und sie können zu vorzeitiger Sterblichkeit führen. Offenbar, weil Depressionen die zelluläre Alterung beschleunigen. Das zeigt sich, wenn die epigenetische Uhr GrimAge in Untersuchungen einbezogen wird: Forscher der Universität Edinburgh stellten fest, dass Menschen mit schweren Depression ein durchschnittlich um zwei Jahre höheres biologisches Alter aufweisen als gesunde Vergleichsgruppen.

Ähnliche Ergebnisse zeigt GrimAge, wann immer die Gehirngesundheit angegriffen wird: Dann schnellen das biologische Alter und damit die Todeswahrscheinlichkeit deutlich nach oben.

Dazu braucht es auch nicht erst klinische Depressionen. Die alte Binse »Der Stress im Büro bringt mich noch um« enthält leider noch mehr Wahrheit als gedacht. Es gibt immer mehr Hinweise darauf, dass anhaltender Stress den zellulären Alterungsprozess beschleunigt. So verkürzt Stress beispielsweise die Telomerlänge und verändert die Telomerase-Aktivität. Rajita Sinha, Professorin für Psychiatrie an der Yale University, beschäftigt sich seit Jahrzehnten mit Stress und den unzähligen schädlichen Auswirkungen auf unsere geistige und körperliche Gesundheit. Gemeinsam mit Kolleginnen wollte sie herausfinden, wie sehr chronischer Stress die biologische Uhr beschleunigt. Und ob es Möglichkeiten gibt, sie zu verlangsamen und die gesunde Lebensspanne zu verlängern.

Anhaltender Stress erhöht beispielsweise das Risiko von Herzkrankheiten, Sucht, Stimmungsschwankungen und posttraumatischen Belastungsstörungen, so Sinha, die auch Direktorin des Yale Interdisciplinary Stress Centers ist. Er kann den Stoffwechsel beeinflussen und dadurch fettleibigkeitsbedingte Erkrankungen wie Diabetes beschleunigen. Stress beeinträchtigt auch unsere Fähigkeit, Gefühle zu regulieren und klar zu denken. Ihr Verdacht: Weil Stress sich auf die Gehirnfunktion und die Hormone, beispielsweise Insulin, auswirke, würden dauergestresste Menschen auch schneller altern. Um das zu testen, erfragte sie das Stresslevel von über 400 gesunden Menschen zwischen 18 und 50 Jahren und ermittelte anschließend deren biologisches Alter. Das Ergebnis war eindeutig: »Bei kumulativem Stress zeigte GrimAge eine beschleunigte Alterung an, insbesondere die Nebennierenempfindlichkeit und die Insulinresistenz waren erhöht.« Sinha und ihr Team hatten aber auch eine positive Nachricht. Wer in der Testgruppe Emotionen gut regulieren konnte und psychologisch besondcres resilient war, konnte die stressbedingte Alterung bremsen: »Eine stärkere Emotionsregulation verhinderte jeden signifikanten Effekt von Stress auf den GrimAge-Test.« Insbesondere »gute Selbstkontrolle« half. Wer sich nicht so stark gestresst fühlte, alterte nicht deutlich schneller. Meditation, Mindfulness, Yoga und andere Selbstregulations-Instrumente, die Stress abbauen oder im Zaum halten, können also das Leben verlängern.

Und zugleich sollte nun die Diskussion um Work-Life-Balance und Überarbeitung einen anderen Ton bekommen. Man konnte sich denken, dass es nicht gut ist, wenn der Chef den ganzen Tag nervt, die Arbeitswoche immer 60 Stunden hat und das Bürohandy auch am Wochenende dauernd klingelt. Jetzt lassen sich die verlorenen Lebensjahre allerdings ziemlich genau ausrechnen. Ob das nun gleich zur Viertagewoche für alle führen sollte, steht auf einem anderen Blatt. Jeder reagiert anders auf Stress. Noch klarer sollte nun aber sein, dass es extrem negative gesundheitliche Konsequenzen hat, sich am Rande des Burn-outs zu bewegen. Und zwar nicht nur vorübergehende, sondern existenzicllc.

Gleichzeitig bestätigen die Alternsforscher zunehmend auch die positiven Effekte, die emotionale Gesundheit auf eine gesunde Lebensspanne haben kann. In Japan etwa gibt es den schönen Begriff *Ikigai*: etwas zu haben, wofür es sich zu leben lohnt. Das muss nichts Großartiges sein, einfach eine tägliche Motivation, sich auch im Alter nicht nutzlos zu fühlen, sondern jeden Morgen noch einen Grund zu sehen, mit Freude aufzustehen. Sei es die Enkelkinder zu treffen. Oder noch etwas Neues zu lernen. Mir fällt dabei immer der amerikanische Ex-Präsident George Bush ein, der sich nach dem Rückzug aus der Politik in seinen Siebzigern noch zu einem ganz passablen Maler gemausert hat. GrimAge zeigt bei einem Vergleich von knapp 1500 Kanadiern über 70: Wer einen klar erkennbaren und definierten Sinn in seinem Leben sah, war biologisch jünger.

Ein guter Präventionsplan auch gegen Demenz, findet der Münchner Alzheimerexperte Christian Haass. »Ich empfehle immer, wenn man in Rente geht, sich nicht einfach vor den Fernseher zu setzen und zur Couch Potato zu werden, sondern sich etwas Neues zu suchen und daran zu arbeiten.« Das hat er sich auch selbst für die nicht mehr allzu ferne Pensionierung vorgenommen, schließlich seien Neurologie-Professoren nicht vor Alzheimer gefeit: Haass ist unter anderem begeisterter Ornithologe und hat große Freude daran, Vögel in freier Wildbahn zu erspähen, zu fotografieren und immer wieder etwas Neues über die Tiere zu lernen.

»Neugierde im Alter zu bewahren ist meiner Meinung nach das Allerwichtigste: Das Gehirn ist plastisch, es ist formbar, und es muss gebraucht und stimuliert werden. Wann immer wir etwas Neues probieren, Neugierde zeigen, werden auch neue Verbindungen im Gehirn zusammengebaut oder alte ersetzt, die kaputt gegangen sind.«

# 6
# ERNÄHRUNG

## Länger leben durch richtiges Essen

Während wir in Kalifornien lebten, sind meine Familie und ich mindestens zweimal im Jahr zum Wandern in den Nationalpark Joshua Tree gefahren. Die karge Steinwüstenlandschaft mit ihren Kakteen und Joshuabäumen beeindruckt immer wieder. Bonus: Im benachbarten Palm Springs kann man auch im Januar schon am Pool liegen. Die Autofahrt führt von Los Angeles schnurgerade gen Osten durch die hässlichen Vorstädte des San Bernadino County, das seit langem von einer der höchsten Kriminalitätsraten der USA geplagt wird. Nur ein kleines Städtchen direkt an der Interstate 10 wirkte immer ein wenig hübscher, nicht gerade kalifornischer Traum, aber wenigstens gepflegt und mit einem ordentlichen Starbucks, an dem wir gerne hielten. Das Städtchen heißt Loma Linda. Es gilt als eine der fünf Blue Zones der Welt: Gegenden, in denen die Menschen außergewöhnlich lange leben.

Tatsächlich waren uns beim Schlendern über den kleinen Universitätscampus der Stadt so viele alte Menschen aufgefallen, die äußerst fit wirkten, dass ich begann zu recherchieren. Die Einwohner von Loma Linda werden im Schnitt zehn Jahre älter als andere Amerikaner. Irgendwie hat sich ausgerechnet hier, inmitten typischer amerikanischer Vorstadteinöde, eine besondere Gemeinschaft entwickelt, die weitaus gesünder und vitaler altert. Eher geläufig waren mir damals die anderen vier Blue Zones: Sardinien, die japanische Inselgruppe Okinawa, eine Halbinsel in Costa Rica und die kleine griechische Insel Ikaria. Alles Orte, die sich durch ihre besondere Lage am Meer auszeichnen, durch traditionelle Lebensweisen und maritime Kultur, stark beeinflusst auch durch die geografische Lage. Aber Loma Linda? Hier schien es nichts Besonderes zu geben, schon gar nichts besonders Gesundheitsförderliches.

Etwas aber hat die kalifornische Kleinstadt mit den anderen »blauen Zonen« gemein: Hier lebt eine eng verzahnte Gemeinschaft mit speziellen Lebensgewohnheiten. Viele der Bewohnerinnen und Bewohner von Loma Linda sind Siebenten-Tags-Adventisten, Anhänger einer protestantischen Freikirche mit weltweit rund 20 Millionen Mitgliedern, die an eine baldige Auferstehung Jesu Christi glauben. Eher ungewöhnlich für eine christliche Splittergruppe: Sie verbindet ihren Glauben mit einem sehr wissenschaftsfreundlichen Weltbild. Die Loma Linda University wirbt etwa: »Fördern Sie mit Ihrer Forschung den Lehr- und Heilungsdienst Jesu Christi.« Noch wichtiger aber: Die Mitbegründerin der Kirche, Ellen White, setzte schon in den 1860er Jahren auf eine besondere Gesundheitslehre. Die Adventisten sehen »den Körper als Höhepunkt einer erstaunlich komplexen und wunderbaren Schöpfung«, so der Kardiologe Gary Fraser, der seit Jahrzehnten zur Langlebigkeit der Adventisten forscht. Mit einer daraus resultierenden »moralischen Verantwortung, ihre Körper sorgfältig zu pflegen«.

Die Kirchengründer, so Fraser, leiteten daraus eine Reihe

einfach verständlicher Prinzipien für eine gesunde Lebensführung ab, »die zu jener Zeit als Gesamtpaket ziemlich revolutionär waren, wenn auch, für sich genommen, nicht einzigartig«. Dazu zählen Ernährung, Bewegung, Wasser, Sonnenlicht, Mäßigung, Luft, Ruhe und Vertrauen. Das Leben solle nicht asketisch, aber auch nicht ausschweifend sein. Konkret bedeutet das: Adventisten essen wenig oder kein Fleisch, dafür viel Gemüse. Sie meiden Alkohol und Tabak und stark industriell verarbeitete Lebensmittel. Viele ernähren sich vegetarisch mit in der Bibel erwähntem Getreide, Nüssen und Hülsenfrüchten. Der Erfinder der Cornflakes, J. H. Kellogg, war ein Adventist.

Bereits in den 1950er Jahren war amerikanischen Gesundheitsforschern aufgefallen, dass die Adventisten gesünder zu altern schienen. Besonders gut zu beobachten war das in Loma Linda, wo viele von ihnen eng zusammenlebten. Gemeinsam mit der Loma Linda University setzte unter anderem das National Cancer Institute der USA eine Reihe Langfrist-Studien auf, um die Zusammenhänge zwischen Ernährung, Lebenswandel, Krankheit und Langlebigkeit von zehntausenden Adventisten zu untersuchen. Ganze Horden von Medizinerinnen nutzen in den vergangenen Jahrzehnten die Adventist Health Studies, um alle möglichen Krankheitsbilder zu untersuchen.

Im Vergleich der Todesraten von Adventisten mit dem Rest Kaliforniens – wo die Menschen ohnehin tendenziell gesünder leben als in großen Teilen der USA – wurde unter anderem festgestellt:

- Die Sterberate bei allen Krebsarten war bei adventistischen Männern um 40 Prozent und bei adventistischen Frauen um 24 Prozent niedriger.
- Der mehrmalige Verzehr von Nüssen pro Woche senkt das Risiko eines Herzinfarkts um bis zu 50 Prozent.

- Der Verzehr von Vollkornbrot anstelle von Weißbrot senkt das nicht-tödliche Herzinfarktrisiko um 45 Prozent.
- Adventisten, die zwei oder mehr Portionen Obst pro Tag aßen, hatten etwa 75 Prozent weniger Lungenkrebserkrankungen als solche, die nur einmal pro Woche Obst aßen (verglichen wurden nur Nichtraucher).
- Bei Adventisten, die dreimal pro Woche Hülsenfrüchte wie Erbsen und Bohnen verzehrten, sank die Zahl der Dickdarmkrebsfälle um 30 bis 40 Prozent.

Ähnliche Ergebnisse zeigen sich auch in den anderen Blue Zones der Welt, wenn ihre Einwohner mit dem Rest des jeweiligen Landes verglichen werden. Dazu muss man sagen: Die Idee der Blue Zones ist per se kein wissenschaftliches Konzept, sondern ein erzählerisches. Es wurde von dem *National-Geographic*-Journalisten Dan Buettner erfunden und zu allerlei Büchern, Filmen und TV-Serien verarbeitet. Die ursprünglichen blauen Zonen sind eher willkürlich ausgewählt als auf Basis wissenschaftlicher Studien und Vergleichbarkeit. Korrekt ist aber, dass sie schon lange als Regionen besonderer Langlebigkeit bekannt sind und einzeln detailliert untersucht wurden.

Daher stammt auch der Begriff: Im Jahr 2000 wollte der Demograf Michel Poulain genauere Daten zu zahlreichen Centenarians – über Hundertjährigen – auf Sardinien erheben. Er zirkelte auf einer Karte die Gegenden mit blauen Kreisen ein, in denen er besonders viele SuperAger fand. Etwa ein kleines Dorf, wo 20 über Hundertjährige auf einmal lebten. Viele von ihnen waren männliche Hirten, die täglich durch die Berge wanderten, sich hauptsächlich pflanzlich ernährten und nur ab und an Wein tranken.

Viele der ältesten Frauen der Welt finden sich dagegen in Okinawa, einer tropischen Inselgruppe südlich der japanischen Hauptinseln. Nicht ganz leicht zu erreichen, die Fähre braucht fast 24 Stunden, aber eine Reise wert. Weiße Strände, Seeschildkröten und ziemlich entspannte, freundliche Menschen. Sie leben auch im hohen Alter nach dem japanischen Konzept des »Ikigai«: Stets eine besondere Motivation, ein Lebensziel zu haben. Hinzu kommt ein starkes soziales Netz: Kinder werden zu fünft zusammengruppiert als eine Art zweite Familie, die durch das ganze Leben zusammenhält.

Japan hat mit fast 90 000 Centenarians eine extrem hohe Zahl an SuperAgern; besonders viele von ihnen leben in Okinawa. Die bereits seit 1975 laufende Okinawa Centenarian Study untersuchte tausende von ihnen und stellte fest: Sie haben meist auch mit über 100 saubere Arterien und einen niedrigen Cholesterinspiegel, ein geringes Risiko für hormonabhängigen Krebs (80 Prozent weniger Brust- und Prostatakrebs als bei Nordamerikanern), starke Knochen mit einem halb so hohen Risiko für Hüftfrakturen wie bei Nordamerikanern, einen schlanken und fitten Körper sowie eine bemerkenswerte geistige Klarheit.

Ein wesentlicher Grund ist laut des Okinawa Research Center for Longevity Science das lokale Motto »Nuchi Gusui«: Lass Essen deine Medizin sein. Zu den häufig verzehrten Lebensmitteln gehören Süßkartoffeln, Miso, Bittermelone, grüne Blattgemüse, Ingwer, Kurkuma und carotinoidreiche Meeresfrüchte wie Algen. Viele dieser Lebensmittel haben Anti-Aging-Eigenschaften, denn sie reduzieren oxidativen Stress und Entzündungen.

Alle Langlebigkeitszonen der Welt haben ausgeprägte Ernährungsgewohnheiten, bestimmt von der Vorliebe für pflanzliche Lebensmittel, sehr viel Gemüse und gesunde Fette sowie dem Verzicht auf Fertigprodukte oder industriell verarbeitetes, stark zuckerhaltiges Essen.

Wie und was wir essen, spielt schon lange eine entscheidende Rolle in der Longevity-Forschung. »Ernährung ist entscheidender als alles andere«, sagt der Gerontologe Valter Longo, Direktor des Longevity Institutes an der University of Southern California in Los Angeles.

Die Datenlage ist eindeutig, insbesondere seitdem große Bevölkerungsstudien mit zehntausenden Teilnehmern und Biobanken mit Gesundheitsinformationen von teils hunderttausenden Menschen mittels KI-Algorithmen genauer analysiert und die Lebenserwartungs-Modelle sehr genau berechnet werden können. Die Forscher kommen dabei immer wieder zu ähnlichen Ergebnissen. In Großbritannien etwa werteten Forscher 2023 die umfangreichen Gesundheitsdaten von hunderttausenden Briten der UK Biobank aus und stellten fest: Bei vierzigjährigen Männern und Frauen »ist eine nachhaltige Umstellung der Ernährung von ungesunden auf lebensverlängernde Ernährungsmuster mit einem Zugewinn von 10,8 bzw. 10,4 Jahren an Lebenserwartung assoziiert«.

Eine Übersichtsarbeit vieler Wissenschaftler aus dem Jahr 2022 verglich gleich einige Millionen Menschen aus China, Europa und den USA, deren Gesundheitsinformationen in der groß angelegten Studie »The Global Burden of Diseases, Injuries, and Risk Factors« zusammengetragen worden waren. Die Daten zeigen, dass eine gesunde Ernährung die Lebenserwartung um bis zu 13 Jahre erhöhen kann. Dazu gilt es aber, bereits ab dem Alter von 20 Jahren bewusst gesund zu essen, was in diesem Alter aber nicht viele machen. Der Longevity-Effekt sei am größten, je früher im Leben die Ernährungsgewohnheiten umgestellt würden. Aber selbst wer im Alter von 60 dauerhaft von der typisch westlichen Ernährung mit viel Fleisch und industriell verarbeiteten Lebensmitteln auf eine gezielt gesunde Ernährung umsteigt, könne noch neun zusätzliche Lebensjahre gewinnen, so die Studie. »Bei einer optimalen Ernährung war der Verzehr von Vollkornprodukten, Hülsenfrüchten, Fisch, Obst, Gemüse und einer Handvoll Nüsse wesentlich höher als bei einer typischen Ernährung, während gleichzeitig rotes und verarbeitetes Fleisch, zuckergesüßte Getränke und raffiniertes Getreide reduziert wurden.« Der Lebensgewinn in Jahren variiert je nachdem, wie sehr die Ernährung optimiert wird.

Die Wissenschaftler haben außerdem einen Modellrechner entwickelt und ins Internet gestellt. Wer wissen will, wie sich je nach Alter verschiedene Ernährungsanpassungen auswirken, kann sich die gewonnenen (oder verlorenen) Lebensjahre ausrechnen lassen unter food4healthylife.org.

Lange wussten wir nur vage oder indirekt, warum manche Ernährungsgewohnheiten gut sind und andere schlecht. Etwa, dass Fleisch offenbar entzündliche Enzyme enthält oder zu viel Zucker dick macht und das Diabetesrisiko erhöht. Mit der Zeit haben viele medizinische Fachbereiche von Onkologie bis Neurologie einzelne Nahrungsgruppen herausgefiltert, die in Zusammenhang mit bestimmten Krankheitsbildern stehen. Jeden Tag Butter und Speck etwa ist ein schneller Weg zu kaputten Arterien und Herzinfarkt. Viel Fleisch und Wurst erhöhen das Darmkrebsrisiko. Vollkornprodukte dagegen helfen, den Blutdruck zu senken. Gemüse enthält Polyphenole, die antientzündlich wirken.

Ernährung war deswegen von Anfang an eines der hauptsächlichen Interessensgebiete der Longevity-Wissenschaftler. Im vergangenen Jahrzehnt haben sie viel herausgefunden. Wir wissen mittlerweile ziemlich konkret, wie sich Ernährungsgewohnheiten auf zelluläre Prozesse auswirken. Und wie sie die Kennzeichen des Alterns beeinflussen, positiv und negativ. »Ernährung ist einer der praktikabelsten Wege, in das menschliche Altern einzugreifen«, betonen die Verfasser der *Hallmarks of Aging*.

Um zu verstehen, wie sehr Ernährung und langes gesundes Leben zusammenhängen, sollten wir uns mit einigen neuen grundlegenden Entdeckungen über die Funktionsweise unseres Körpers beschäftigen. Es gibt Experten, die die wichtigsten Erkenntnisse mit einfachen Worten erklären können. Sehr geübt darin ist der Ernährungsmediziner Andreas Michalsen, Professor für Klinische Naturheilkunde der Charité Berlin und Chefarzt der Abteilung Naturheilkunde des Immanuel Krankenhauses. Direkt am Wannsee gelegen, nur ein paar Meter vom nächsten Fähranleger, wendet sich die Klinik vor allem an Menschen mit chronisch-entzündlichen Erkrankungen. Die Umstellung auf die richtige Ernährung ist ein wichtiger Bestandteil der Behandlung. Michalsen, freundlich und zugänglich, hilft den Patienten dabei. Insbesondere aber befasst er sich seit Jahrzehnten mit der Frage, welche Rolle die Ernährung grundsätzlich für ein gesundes, langes Leben spielt.

Die in den zwölf *Hallmarks of Aging* zusammengefassten Erkenntnisse sind für ihn eine Bestätigung. »Wir können mit der Ernährung umfassend auf viele Kennzeichen des Alterns einwirken«, sagt Michalsen. »Es zeigt sich, dass frühzeitiges Sterberisiko und frühzeitige altersassoziierte Morbidität durch gesunde Ernährung neutralisiert werden können. Und dass wir potenziell alle 90 oder 100 oder sogar 110 werden können.«

Zwei Aspekte der Ernährung spielen eine entscheidende Rolle für Gesundheit und Altern: Was wir essen. Und wie wir essen. Bei Ersterem gehe es darum, »das Gute zu vermehren und das Schlechte zu reduzieren«, wie Michalsen sagt. Also mehr Ballaststoffe, mehr sekundäre Pflanzenstoffe essen und gleichzeitig weniger tierische Fette und Proteine und vor allem weniger Zucker. Wer sich zunächst auf nur eine Sache konzentrieren kann, solle hier ansetzen, »es ist das mächtigere Werkzeug« für einen Longevity-fokussierten Lebenswandel, so Michalsen. Darüber gilt es später noch ausführlich zu sprechen. Zum Verständnis der Alterungsmechanismen hilft es, sich zunächst mit dem »Wie essen« zu befassen. Denn gerade hierzu hat die Forschung vieles herausgefunden.

»Ich bin ein großer Fan des Fastens«, sagt Michalsen. »Denn

damit erwischt man gleich mehrere Kennzeichen des Alterns auf einmal, von der Zellseneszenz bis zur Zellreinigung.« Tatsächlich sind bestimmte Formen des seit Jahrhunderten als gesundheitsförderlich bekannten Fastens eine erstaunlich wirkungsvolle Maßnahme gegen Alterungsmechanismen. Warum das so ist, haben Forscher inzwischen ziemlich genau geklärt. Verantwortlich ist ein spezieller Stoffwechselweg. Er heißt mTOR, und er bildet den Kern des Nährstoffsensor-Netzwerkes der Zelle. Seine Entdeckung war einer der »Meilensteine der Alternsforschung«, wie Max-Planck-Direktor Adam Antebi betont. »mTOR spielt eine absolut kritische Rolle: Dieses Signalzentrum sammelt Informationen über Nährstoffversorgung, Energie, Stress und Wachstum – und reguliert dann, wie der Metabolismus reagiert.«

mTOR spielt eine Rolle bei zahlreichen physiologischen Prozessen: Bei der Zellerneuerung, bei der Zellseneszenz, beim Erhalt der Stammzellenfunktion und Immunreaktionen. Und es finden sich immer mehr Belege, dass mTOR sehr direkt die Alterung mitsteuert. Die überaus bedeutende Rolle und Funktionsweise dieses Zell-Informationszentrums sind faszinierend, deswegen wird es mittlerweile auch rund um die Welt eingehend untersucht. (Wer etwas tiefer einsteigen will, kann den guten Überblick des Wiener Genetikers Thomas Weichhart lesen: »mTOR as Regulator of Lifespan, Aging, and Cellular Senescence: A Mini-Review«, erschienen im Fachjournal *Gerontology*.)

Forscher beschäftigen sich vor allem damit, was passiert, wenn man dieses Nährstoffsensor-Netzwerk blockiert. Erste Experimente schon vor 20 Jahren lieferten erstaunliche Erkenntnisse: Die Lebensspanne von einfachen Organismen wie Fruchtfliegen verdoppelte sich, wenn mTOR herunterreguliert wurde. Etliche Experimente später gilt als erwiesen: mTOR ist ein zentraler Longevity-Regulator des Körpers. Und seine Blockade kann die Lebensspanne verlängern.

Dabei spielen viele Mechanismen eine Rolle, aber einer scheint besonders relevant, weil er von jedem Menschen selbst beeinflusst werden kann. mTOR ist die Schaltstelle für Autophagie, die selbstreinigende Erneuerung der Zellen.

Da der Begriff so wichtig ist und gleichzeitig gerne missverstanden wird, hier die Definition des Max-Planck-Instituts für Biophysik: »Autophagie ist sowohl ein Stoffwechselprozess als auch ein Mechanismus für die Qualitätskontrolle. Die Zelle kurbelt die Autophagie beispielsweise an, wenn ein bestimmtes Stoffwechselprodukt in zu großer Menge vorhanden ist oder ein Zellbestandteil kaputt gegangen ist – eben wie die Müllabfuhr, die in der Zelle aufräumt. Dies ist notwendig, um das zelluläre Gleichgewicht aufrechtzuerhalten. Die abgebauten Stoffe können recycelt werden, so dass die Zelle altes oder überschüssiges Material loswird und genügend Bausteine für neues hat.«

Ganz einfach gesagt: Die Autophagie anzuregen ist gut, denn dann erneuern sich Zellen. Sie zu verhindern ist schlecht, der Zellmüll bleibt liegen und trägt zu Krankheiten bei. mTOR blockiert die Autophagie, offenbar wenn der Körper sehr reichlich mit Nährstoffen versorgt wird. Angeregt wird die Autophagie durch einen wohlbekannten Mechanismus: Ernährungsrestriktion, wie die Fachleute es nennen. Zu erreichen auf zwei Wegen: entweder über reduzierte Nahrungsaufnahme im Vergleich zur typischen täglichen Kalorienzahl. Oder durch Intervallfasten. (Aber stets behutsam: Unterernährung oder Nährstoffmangel haben den gegenteiligen Effekt!)

Während bei der Kalorienrestriktion dem Körper also konsequent täglich weniger Energie zugeführt wird, konzentrieren sich Fastenkuren in erster Linie auf die Häufigkeit der Nahrungsaufnahme. Das kann eine Einschränkung der Kalorienzufuhr während der Fastenpausen beinhalten, muss es aber nicht.

Beim intermittierenden Fasten gibt es einige Varianten:

- Zeitlich begrenzte Ernährung – Die Mahlzeiten werden innerhalb einer begrenzten Anzahl von Stunden (zum Beispiel sechs bis acht Stunden) pro Tag verzehrt, während der übrigen Stunden wird nichts gegessen.
- Alternierendes Fasten – Jeden zweiten Tag wird uneingeschränkt gegessen, und an den Tagen dazwischen werden keine oder nur wenige Kalorien zu sich genommen.
- 5:2-Essverhalten – Fünf Tage in der Woche wird ohne Einschränkung gegessen, gefolgt von zwei Tagen mit eingeschränkter Kalorienzufuhr.
- Regelmäßiges Fasten – Die Kalorienzufuhr wird an mehreren aufeinanderfolgenden Tagen eingeschränkt, zum Beispiel einmal im Monat an fünf aufeinanderfolgenden Tagen, und an allen anderen Tagen ist sie frei.

Die Wirkung ist jeweils ähnlich. Ernährungsmediziner Michalsen bringt es so auf den Punkt: »Es ist deutlich gesünder, die Energieverarbeitungssysteme des Körpers nicht dauernd zu aktivieren.« Und zwar in Lebensjahren messbar gesünder. Ernährungsrestriktion verlangsamt das biologische Alter bei vielen Spezies, von Fliegen bis hin zu Affen.

2020 kürzten amerikanische Biologen die tägliche Kalorienzufuhr von Mäusen für kurze Zeit um 30 bis 40 Prozent. In der Folge lebten die Mäuse um fast ein Drittel länger. Anschließend untersuchten die Biologen die Veränderungen auf zellulärer Ebene: Beschädigtes Erbgut wurde besser repariert.

Warum wirkt sich die Einschränkung der Nahrungsaufnahme bis in die kleinsten molekularen Details aus? »Zellen müssen ihr Wachstum und ihren Stoffwechsel an die Verfügbarkeit von Nährstoffen anpassen«, erklärt Adam Antebi. Der Nährstoffsensorweg mTOR erfasst die Lage und passt den Zellstoffwechsel entsprechend an. Wenn die Energieversorgung auch nur zeitweise niedriger ist als erwartet, sorgt der Körper dafür, dass die Zellen sich fitter halten. Sozusagen als Reaktion auf eine bevorstehende Krisensituation. Die Autophagie wird angeworfen, beschädigtes Erbgut repariert.

Auch bei Menschen verbessert sich die Gesundheit messbar durch Intervallfasten und andere Formen der Kalorieneinschränkung. Studien zeigten bereits, dass der Stoffwechsel angekurbelt wird und das Risiko für Herzkrankheiten und Krebs sinkt. Gewonnene Lebensspanne lässt sich allerdings nicht so leicht konkret messen wie bei Mäusen, dazu bräuchte es Langzeitstudien. Klare Hinweise liefern indes neuerdings epigenetische Uhren, die das biologische Alter messen. In einer klinischen Studie der New Yorker Columbia University mit 220 Frauen und Männern aß die eine Hälfte ganz normal, die andere Hälfte bekam zwei Jahre lang 25 Prozent weniger Kalorien. Bei allen wurden mehrfach epigenetische Tests gemacht. Das Ergebnis der Studie mit dem Akronym CALERIE für »Comprehensive Assessment of Long-Term Effects of Reducing Intake of Energy«: Die Gruppe mit Ernährungsrestriktion alterte zwei bis drei Prozent langsamer. Das entspricht einer Verringerung des Sterberisikos um 10 bis 15 Prozent – vergleichbar mit dem Effekt, den man erwarten kann, wenn man das Rauchen aufgibt, so die Wissenschaftler.

25 Prozent Kalorienrestriktion sind allerdings für die meisten Menschen kaum zu schaffen und alles andere als ein Spaß. Andere Untersuchungen deuten darauf hin, dass es gar nicht nötig ist, sich so zu quälen. Dass vielleicht nicht einmal auf den ganzen Tag gerechnet weniger gegessen, sondern nur dem Körper kurzzeitig suggeriert werden muss, er bekomme weniger. Also durch Intervallfasten: Nach dem Abendessen für 14 oder 16 Stunden bis zum späten Frühstück oder Mittagessen nichts zu sich zu nehmen, signalisiert den Zellen bereits, aktiv zu werden. Manches deute darauf hin, dass die Einhaltung solcher Fastenzeiten wichtiger sei

als insgesamt verringerte Kalorienaufnahme, betont etwa die Max-Planck-Genetikerin Linda Partridge, die auch an den zwölf *Hallmarks* mitwirkte. Was evolutionäre Hintergründe haben könne: »Erst seit kurzem haben Menschen und domestizierte Tiere ständigen Zugang zu Nahrung. Im Laufe der Evolution haben viele Tiere und Menschen nur sporadisch gegessen.«

Deswegen forschen am Max-Planck-Institut auch gleich mehrere Gruppen intensiv an den Auswirkungen der Ernährungsrestriktion. Eine der Erkenntnisse: Intervallfasten ist nicht für jeden geeignet, um Lebensspanne zu gewinnen, betont Max-Planck-Direktor Antebi. Auch nicht für ihn selbst. Zum einen, weil das Fasten nicht zu seinem Biorhythmus passe. Und zum anderen, weil »Ernährungsrestriktion wie intermittierendes Fasten mit 40 vielleicht prima funktioniert, aber nicht mehr so gut ab 65. Es könnte sogar schädlich sein, wenn nicht korrekt ausgeführt, denn wenn man älter wird, besteht eines der Hauptprobleme darin, dass die Muskeln im Alter abbauen.« Das Fasten könne bei alten Menschen diesen Effekt verstärken.

Das zeigt sich auch bei Versuchen mit den Killifischen des Instituts, an denen sich Alterungsmechanismen so gut erforschen lassen: Bei alten Tieren klappt das Fasten schlecht, denn sie können nicht mehr auf den Wechsel von Fasten und Fressen reagieren. Das Problem zumindest bei den alten Fischen sei aber überraschenderweise nicht das Fasten selbst, sondern die darauffolgende Nahrungsaufnahme: Die alten Fische können die neu zugeführte Energie nicht richtig umwandeln. Stattdessen befinden sie sich in einem dauerhaften Fastenzustand, auch wenn sie Nahrung aufnehmen. Was die gesundheitlichen Vorteile zunichtemacht und die Tiere sogar schwächt. Bei alten Menschen zeigen sich ähnliche Effekte. Antebi betont: »Die Wiederaufbauphase durch Nahrungsaufnahme nach dem Fasten ist wichtig, und da muss jeder auf seinen Körper achten, wie er reagiert.«

Generell helfen die verschiedenen Formen von Ernährungsrestriktion und Fasten aber erwiesenermaßen, einen der größten Longevity-Gegner zu bekämpfen: Übergewicht. Etliche Studien aus den verschiedensten Feldern belegen: Deutliches Übergewicht ist ein wesentlicher Risikofaktor für alle großen Volkskrankheiten. Die Weltgesundheitsorganisation (WHO) sieht Adipositas als eine der Hauptursachen für Herz-Kreislauf-Erkrankungen, Diabetes sowie zahlreiche Krebsleiden und Alzheimer.

Genauso problematisch: Übergewicht beschleunigt mehrere der Kennzeichen des Alterns, etwa die zelluläre Seneszenz und chronische Entzündungen. »Es ist sehr gut belegt, dass gerade das problematische Bauchfett, also das sogenannte Viszeralfett, entzündungsfördernd wirkt«, betont Michalsen. Je weniger Bauchfett jemand hat, desto weniger Entzündungsbotenstoffe sind im Körper. Und auch der zentrale Signalweg mTOR, der so großen Einfluss auf das Altern hat, wird bei ständiger Überversorgung mit Nährstoffen daueraktiviert.

An dieser Erkenntnis führt kein Weg vorbei: Wer länger leben und vor allem im Alter gesund sein will, muss auf das Gewicht achten.

Generell wird der Body-Mass-Index (BMI) verwendet, um Übergewicht zu definieren. Er setzt Körpergröße und Gewicht in ein Verhältnis zueinander – die Kennzahl ist allerdings nicht sehr genau. Ein BMI von 25 aufwärts gilt als übergewichtig. Gibt es ein Idealgewicht für langes Leben? Einen Longevity-BMI oder sogar den perfekten Fettanteil, den alle anstreben sollten? Nein. Eine pauschale Antwort kann die Wissenschaft darauf nicht liefern, denn jeder Mensch ist anders, und individuelle Gesundheitsfaktoren spielen eine Rolle.

Auf der anderen Seite gibt es keine Studien, die extra dünnen oder sogar untergewichtigen Menschen einen Überlebensvorteil zurechnen würden. Denn dann kommen wieder zu viele negative

Faktoren ins Spiel, die ebenso wie zu viel Gewicht die Alterungsprozesse beschleunigen. Sich mit aller Macht runterzuhungern, ist klar kontraproduktiv.

Der wichtigste Schritt ist schlicht, ein gesundes Normalgewicht anzustreben und zu viele Kilos und insbesondere viszerales Fett zu vermeiden. Mehr als die Hälfte der Erwachsenen in Deutschland ist übergewichtig, nahezu ein Fünftel sogar adipös.

Noch klarer beantworten kann die Wissenschaft dagegen die wichtigste Frage der Longevity-Ernährung: Was essen wir denn nun am besten, um gesund zu altern? Experten haben mittlerweile ganze Longevity-Kochbücher und Langlebigkeits-Diäten parat. Auch Michalsen hat mehrere Bücher geschrieben, die im Detail darauf eingehen, welche Fette schlecht sind, welche Nährstoffe gut für die Leber, welche Ernährungsweisen bei chronischen Erkrankungen helfen können.

Oberflächlich erscheint es dabei mitunter so, als lieferten sich Experten verschiedenster Lager heftige Grabenkämpfe, was wirklich gesund ist und was nicht, ob nun vegan das Maß aller Dinge sei oder Hafermilch ungesund, ob Keto- oder Paleo-Diät empfehlenswert sind. Vieles davon ist aber nur heiße Luft in sozialen Medien, befeuert von aufmerksamkeitsheischenden Influencern oder Marketingstrategen, die etwas verkaufen wollen – im Zweifel ihre vermeintlich relevante Meinung.

Schaut man genauer hin, stimmen die weltweit führenden Ernährungsmediziner in den grundlegenden Punkten überein, auch wenn sie für unterschiedliche Methoden und Philosophien stehen. Vor einigen Jahren gaben 20 von ihnen im Rahmen einer Gesundheitskonferenz ein gemeinsames Statement ab, vorgetragen von Walter Willett, Harvard-Professor und seit Jahrzehnten eine Koryphäe der Ernährungsforschung: »Zu den Lebensmitteln, die eine gesunde Ernährung ausmachen, gehören reichlich Obst,

Gemüse, Nüsse, Vollkornprodukte, Hülsenfrüchte und minimale Mengen an raffinierter Stärke, Zucker und rotem Fleisch.« Wohl nicht zufällig sind das die fast gleichen Elemente, die zuletzt immer wieder auch aus den Gesundheitsdaten von großen Bevölkerungsstudien als die Nahrungsmittel mit dem größten lebensverlängernden Effekt hervorstechen.

Und ähnlich sind auch die Erkenntnisse von Michalsen aus Jahrzehnten Klinikalltag: Insbesondere eine überwiegend »vollwertige pflanzliche Ernährung kann helfen, unser Leben zu verlängern«. Neben gesunden gebe es noch einmal sehr gesunde Lebensmittel, die eine »Langlebigkeits-Dividende versprechen«. Dazu zählt Michalsen unter anderem Vollkorngetreide, Hülsenfrüchte wie Bohnen und Erbsen, Beeren, Joghurt, Olivenöl, Kohl (etwa Brokkoli oder Grünkohl), Weizenkeime, Gewürze, Kaffee und Tee, Pilze und fermentierte Sojaprodukte wie Tempeh sowie Nüsse.

Viele dieser Lebensmittel haben sich in zahlreichen wissenschaftlichen Untersuchungen zur Gesundheit oder im Zusammenhang mit bestimmten Erkrankungen wie Krebs lange bewährt. Zuletzt wurden einige bereits als gesund geltende Ernährungsstile zudem ausführlich auf ihre Wirkung gegen die Kennzeichen des Alterns untersucht.

Klare Erkenntnisse liefern die Untersuchungen zur mediterranen Ernährung: Sie basiert auf viel Gemüse und wenig Fleisch, Hülsenfrüchten, Fisch, Nüssen und Olivenöl. Studien zeigten bereits wiederholt, dass die Ernährung des Mittelmeerraums chronischen Entzündungen und oxidativem Stress entgegenwirkt – und dadurch sowohl Herzerkrankungen vorbeugt als auch allgemein die Grundlage für eine längere vitale Gesundheitsspanne ist. Forscher untersuchten daraufhin, ob sie sich auch auf die wichtigsten Biomarker des Alterns auswirkt. Und tatsächlich zeigte sich, dass bei

Menschen, die sich mit Mittelmeerdiät ernähren, die wichtigen Erbgut-Schutzkappen, die Telomere, länger halten: »Eine strikte Befolgung des mediterranen Ernährungsstils korreliert signifikant mit der Telomerlänge«, stellten Medizinerinnen der Universität von Neapel fest. Lange Telomere sind ein starker Longevity-Faktor.

Gut belegt ist auch die Erkenntnis, dass die Mittelmeerdiät die Gehirngesundheit fördert. »Der mediterranen Ernährung wird große Aufmerksamkeit gewidmet, da sie zur Erhaltung der kognitiven Gesundheit und zum Schutz vor Depressionen im Alter beiträgt«, betonen etwa nordirische Neurologinnen und Ernährungswissenschaftlerinnen in ihrer Untersuchung mit dem Titel »Ernährungsweise, Nährstoffe und das alternde Gehirn«. In MRT-Untersuchungen habe sich zudem gezeigt, dass Menschen, die diesen Ernährungsstil befolgten, eine dickere Großhirnrinde hatten. Bei vielen neurologischen Erkrankungen wie Alzheimer und Schizophrenie verringert sich diese sogenannte kortikale Dicke dagegen.

Der im Kern unkomplizierte mediterrane Ernährungsstil, zu dem es auch zahlreiche Kochbücher gibt, bietet also eine wissenschaftlich belegte und leicht zugängliche Basis für eine Longevity-Ernährung. Das sieht auch Charité-Professor Michalsen so. Die Mittelmeerdiät habe gezeigt, dass fettreiche Ernährung durchaus gesund sein könne, solange es ungesättigtes Fett aus Pflanzen sei. »Die traditionelle Ernährung in China, Thailand und Japan, wo dies ähnlich ist, hat dann auch ähnliche Vorteile.«

Michalsen betont: »Wer sehr viele Vollkornprodukte, sehr viel Gemüse, Hülsenfrüchte und Obst isst, nimmt einerseits viele Polyphenole zu sich.« Sie stimulieren unter anderem die Sirtuine, die Langlebigkeitsgene. »Aber gleichzeitig wird so auch schon eine kalorische Restriktion erreicht, denn mit dieser Ernährung nimmt man sehr viele Ballaststoffe zu sich. Das heißt, man wird satt mit weniger Energie.« Das beobachte er auch im klinischen Alltag: Bei Menschen, die sich schon sehr stark pflanzen- und vollkornbasiert ernährten, sei mit Fasten deutlich weniger zu bewirken. Logisch, findet Michalsen, denn am Ende gehe es ja darum, mit der kalorischen Restriktion das Nährstoffsensor-Zentrum mTor herunterzufahren. »Dann macht es keinen so großen Unterschied, ob ich andauernd faste oder mir täglich 100 Gramm Ballaststoffe zuführe. Hauptsache, mTOR ist deaktiviert.«

Und auf noch ein Kennzeichen des Alterns wirkt sich die Mittelmeer-Ernährung direkt aus: auf das Mikrobiom, das im Alter oft ins Ungleichgewicht gerät. In den letzten Jahren hat sich das Darmmikrobiom mit seinen Billionen Mikroben als Schlüsselfaktor für zahlreiche physiologische Prozesse herausgestellt, von der Verdauung und Absorption von Nährstoffen über den Schutz vor Krankheitserregern und die Produktion essenzieller Stoffwechselprodukte wie Vitamine.

Ein gut funktionierendes Mikrobiom schützt vor Krebs genauso wie vor Depression.

Die Wissenschaft ist sich einig: Das Mikrobiom hat erstaunlich großen Einfluss auf die allgemeine Aufrechterhaltung der Gesundheit. Und spezifisch auf die Langlebigkeit. Denn mit zunehmendem Alter verändert sich die Zusammensetzung des Mikrobioms, es wird immer weniger divers, viele Mikroben verschwinden. Und damit auch ihre positiven Gesundheitseinflüsse: Ein schwächelndes Mikrobiom verstärkt unter anderem chronische Entzündungen. Ein ins Ungleichgewicht geratenes Mikrobiom hat entsprechend Folgen für Gesundheits- und Lebensspanne: Forscher konnten aufgrund des Zustands der Darmmikroben sogar die Überlebenswahrscheinlichkeit vorhersagen.

All das weckte wiederum enormes Forschungsinteresse auf allen möglichen Feldern: Wie sieht ein möglichst gesundes Mikrobiom aus? Und wie lässt es sich beeinflussen? Der naheliegendste

Schritt war, sich die Wirkung bestimmter Ernährungsstile anzuschauen. Und siehe da: Die mediterrane Ernährung zeigte einen direkten Effekt auf die Zusammensetzung der Darmbakterien. In einer klinischen Studie untersuchten Forscher das Mikrobiom von mehreren hundert älteren Menschen vor und nach einer einjährigen mediterranen Ernährung. Das Ergebnis: Die Zahl der guten Bakterien nahm zu, gleichzeitig nahm die Gebrechlichkeit der Probandinnen ab, und ihr allgemeiner Gesundheitszustand verbesserte sich.

Einen radikaleren Eingriff probierten gleich mehrere Forschungsgruppen verschiedener Universitäten: Sie transplantierten das Mikrobiom von jungen Mäusen in alte Mäuse. Was technisch übrigens gar nicht kompliziert ist, allerdings etwas unschön klingt: Bei der fäkalen Mikrobiota-Transplantation wird der Stuhl eines gesunden Spenders gereinigt und dann meist per Kapsel geschluckt. Das Verfahren wird bereits medizinisch angewendet, insbesondere bei bestimmten Darmentzündungen und multiresistenten Keimen. In Zukunft könnte das Verfahren noch viel breiter angewendet werden: »Unsere Untersuchungen zeigen, dass das Mikrobiom ein geeignetes therapeutisches Mittel zur Förderung des gesunden Alterns sein könnte«, schlussfolgern Biologen und Neurologinnen des University College Cork. Nachdem sie den alten Mäusen das Mikrobiom der jungen transplantiert hatten, verschwanden zahlreiche altersbedingte Beeinträchtigungen. Insbesondere die kognitive Leistung wurde besser.

Andere Studien lieferten ähnliche Ergebnisse nach Mikrobiom-Transplantationen: Stammzellen alter Mäuse wurden verjüngt und chronische Entzündungen unterdrückt. »Die Mikrobiom-Transplantation birgt das Geheimnis der Jugend«, hoffen bereits chinesische Wissenschaftler. Und die Genscheren-Entdeckerin Jennifer Doudna arbeitet daran, die Mikroben im Einsatz gegen Krankheiten zielgerichtet mit CRISPR zu manipulieren.

Allerdings gibt es zunächst einfachere Wege, der altersbedingten Veränderung des Mikrobioms entgegenzuwirken: mit der richtigen Ernährung, mit prä- und probiotischen Lebensmitteln von Spargel über Joghurt bis Knoblauch. Die Liste mikrobenfreundlicher Lebensmittel ist lang (und einfach zu googeln). Generell gilt: »Das Mikrobiom lässt sich stärken, indem wir reichlich pflanzliche Lebensmittel essen, und zwar sehr viele verschiedene«, sagt Kristina Norman. Sie ist Professorin für Ernährung und Gerontologie und leitet die gleichnamige Abteilung am Deutschen Institut für Ernährungsforschung in Potsdam sowie den Bereich Translationale Biogerontologie an der Charité. Sie beschäftigt sich vor allem mit der Frage, wie Alter und Alterungsprozesse die Ernährung, die Körperzusammensetzung und den Stoffwechsel beeinflussen. Und was ältere Menschen essen sollten, um vital zu bleiben.

Tatsächlich muss mit zunehmendem Alter noch mehr auf die Ernährung geachtet werden. Weil sich auch der Körper ändert. Insbesondere die Körperzusammensetzung, wie Norman betont: »Viel Muskelmasse und wenig Fett sind die besten Bedingungen für Leistungsfähigkeit. Aber im Alter verschiebt sich das auf sehr charakteristische Art: Wir verlieren Muskelmasse, und das Fettgewebe nimmt zu.« Was nicht gut ist. Denn damit sinkt auch die Ruheenergie, also die Menge der Kalorien, die auch ohne Aktivität verbrannt wird. Dazu braucht es nämlich Muskeln. Aber viele Menschen essen im Alter genauso weiter wie bisher. Und nehmen dadurch zu. Oft löst das eine ungute Dynamik aus, wie Norman berichtet. Eigentlich müssten weniger Kalorien aufgenommen werden, was aber dazu führt, dass die gerade im Alter gebrauchten Nährstoffe fehlen. »Was die Körperzusammensetzung dann noch mehr verschiebt.« Für Menschen über 60 sei es deswegen wichtig, zu verstehen, dass dafür nicht nur ihr Lebenswandel, sondern auch Alterungsprozesse verantwortlich sind.

Aber welche genau? Was verschiebt sich da ab 60 oder 65 auf einmal? »Alle Veränderungen, die wir im Alter bei der Körperzusammensetzung, aber auch in der Organfunktion sehen, gehen zurück auf die *Hallmarks of Aging*«, sagt Norman. Von makromolekularen Schäden, die der Körper nicht mehr reparieren kann, bis zu nachlassender Mitochondrienfunktion seien das am Ende die zugrunde liegenden Mechanismen, warum sich die Energieversorgung und Zusammensetzung des Körpers ändere. Und insbesondere die chronischen Entzündungsprozesse greifen die Muskulatur an. Was letztlich eines der großen Probleme im Alter mitverursacht: die Gebrechlichkeit. So kommt es zu mehr Stürzen, Knochenbrüchen, Krankenhausaufenthalten, immer weiter abnehmender Vitalität und schnell steigendem Sterberisiko.

Müssen wir uns mit diesem Schicksal abfinden, dass der Körper im Alter in solch eine Abwärtsspirale getrieben wird? Keinesfalls, betont Norman. Mit Ernährung und Sport lasse sich gut dagegen vorgehen, auch und insbesondere gegen das große Problem der schwelenden Entzündungen. »Diese Lebensstilmaßnahmen, die den größten Effekt haben, vernachlässigen wir aber leider am meisten«, sagt Norman, die auch viel mit Sportmedizinern zusammenarbeitet, weil die beiden Felder eng miteinander verflochten sind. Dabei sei es beeindruckend, wie wirkungsvoll physische Aktivität und antientzündliche Ernährung seien, vor allem im Zusammenspiel.

Wie muss eine ideale antiinflammatorische Ernährung aussehen, um dem altersbedingten Körperzerfall entgegenzuwirken? Leider sei die typische westliche Ernährung erst einmal grundsätzlich eine sehr entzündungsfördernde, so Norman. »Viel gesättigte Fettsäuren, viel tierisches Eiweiß, viel Salz, viele einfache Kohlenhydrate wie Weißbrot, viele ultraprozessierte Lebensmittel: Das noch zusammen mit Überernährung ist nachweislich äußerst inflammatorisch.« Das heißt: Die schlechte Ernährung führt vor allem zu mehr Fettgewebe, was wiederum Zytokine, entzündungsfördernde Proteine, produziert.

Zu welcher Ernährung die Medizinerin rät, lässt sich inzwischen erahnen. »Ganz einfach: Vor allem pflanzenbetont. Das Fundament ist Gemüse, Obst und Vollkorn.« Dadurch lasse sich das Fettgewebe im Zaum halten und damit das Risiko von Adipositas und metabolischem Syndrom bannen, den beiden großen Krankheitstreibern.

Also ganz auf Fleisch verzichten? Nein, nicht zwingend. »Pflanzenbetonte Ernährung ist nicht unbedingt fleischlos«, betont Norman. Das werde häufig verwechselt. Viele Studien zu Longevity-Ernährung zeigen, dass schlechtere Nahrungsbestandteile wegzulassen ein wichtiger, aber eher noch der geringere Teil der Gleichung ist. Wenig Fleisch und wenig Zucker schlägt sich merklich positiv in nahezu allen Untersuchungen nieder. Aber es wäre falsch zu sagen: Wer vegan lebt, hat bereits gewonnen.

Es geht eher um das Mehr vom Guten, wie Ernährungsmediziner Michalsen sagt. So sieht es auch Norman. »Die pflanzlich betonte Ernährung oder auch rein pflanzliche Ernährung liefert Nährstoffe, die tierische Lebensmittel nicht liefern können, wie Ballaststoffe und insbesondere Polyphenole und Carotenoide.« Jene Stoffe, die nachweisliche Anti-Aging-Effekte haben und in der Langlebigkeitsforschung eine wichtige Rolle spielen, sei es bei David Sinclair in Harvard oder beim Max-Planck-Institut in Köln. Und deren Wirkung auch in den epigenetischen Uhren messbar auf das biologische Alter durchschlägt. »Es geht um die Menge an Nährstoffen, die wir aus Pflanzen aufnehmen«, so Norman. Und die sind in der veganen Pasta mit Tomatensauce nicht drin. Eine eher vegetarische Ernährungsweise sei zum Beispiel auch nur dann von Vorteil für das Mikrobiom, wenn wir ausreichend viele pflanzliche Lebensmittel essen. »Und es geht um die Ballaststoffe in Pflanzen, die uns länger satt halten.« All das halte

Adipositas, Entzündungen, Blutdruck und kardiovaskuläre Erkrankungen im Zaum. Wenn die Ernährung grundsätzlich pflanzenbetont sei, so die Professorin, »dann macht es nicht so einen großen Unterschied, ob ich einmal oder zweimal in der Woche Fleisch esse«.

In Zukunft hofft Norman, weitaus genauere, individuelle Ernährungsanleitungen für ältere Menschen geben zu können. Eine »Präzisionsernährung« für den einzelnen Patienten, ermöglicht durch viele neue Messtechnologien, die biologische Daten des Körpers bis ins kleinste Detail analysieren: Wie das individuelle Mikrobiom zusammengesetzt ist, wie das Erbgut, die Proteine und Lipide. Je nachdem, wo etwas aus dem Gleichgewicht geraten ist, könnten Ernährungsmediziner künftig ein individuelles Nährstoffprogramm erstellen. »Dort geht der Weg hin«, sagt Norman.

Aber es gibt auch einige allgemeine Ernährungsregeln. »Wir sehen bei fast jedem älteren Menschen einen höheren Bedarf an Proteinen«, so die Altersmedizinerin. Menschen ab ungefähr 65 bis 70 entwickeln zunehmend anabole Resistenz, das heißt die ohnehin schwindenden Muskeln lassen sich schwerer durch Trainingsanreize wieder aufbauen. Aber die Muskeln werden dringend gebraucht, um Gebrechlichkeit zu verhindern. Andererseits hat die Langlebigkeitsforschung gezeigt, dass sehr viel Protein einige der *Hallmarks of Aging* noch beschleunigt. Insbesondere in jungen Jahren steigert zu viel Protein nachweislich die Mortalität, vor allem durch ein erhöhtes Krebsrisiko, wie unter anderem der Gerontologe Valter Longo von der University of Southern California in einer Studie an knapp 6000 Amerikanern feststellte: Menschen zwischen 50 und 65, die mehr als 20 Prozent ihrer Kalorien aus Proteinen zu sich nahmen, hatten ein ähnlich erhöhtes Risiko, an Krebs zu sterben, wie Raucher.

Verantwortlich ist dafür wohl einer der Signalwege, der auch schon den SuperAger-Forschern der Einstein-Universität um Nir

Barzilai aufgefallen war: Der Wachstumsfaktor IGF-1, der das Wachstum von Zellen stimuliert (siehe Kapitel 4). Die extrem langlebigen SuperAger haben oft ein niedriges IGF-Niveau. Die übermäßige Proteinzufuhr stimuliert dagegen das Wachstumshormon-System – was unter anderem die Vermehrung von Krebszellen begünstigt.

Was also tun als Mensch im Rentenalter? »Ab 70 ist es leider immer eine Risikoabwägung«, sagt Norman. »Da ergeben sich viele Pattsituationen.« In der Proteinfrage sei ihre Antwort jedoch klar: »Immer ausreichend Protein essen, auch in jüngeren Jahren. Das bedeutet für jüngere Erwachsene 0,8 Gramm pro Kilogramm Körpergewicht.« Allerdings würden junge Menschen deutlich mehr essen, weil im Supermarkt inzwischen Proteinpuddings oder sogar Proteinpizza angeboten würden. Der Proteinboom in der Lebensmittelindustrie kommt von Abnehmstudien, die zeigen, dass man schneller abnimmt, wenn Kohlenhydrate durch Eiweiß ersetzt werden – für kurze Zeit. Das suggeriere, dass sehr viel Protein gut sei. »Aber es fördert nicht die Langlebigkeit«, so Norman.

Für Menschen ab 65 gilt dennoch: Auf keinen Fall zu wenig Protein, damit die im Zweifel noch problematischere Gebrechlichkeit vermieden wird. Der Proteinbedarf ist mit 1 bis 1,5 Gramm pro Kilogramm Körpergewicht wesentlich höher. Und im Alter sei auch »tierisches Protein wieder von Interesse«, so Norman, »weil es unserem eigenem Muskelprotein so ähnlich ist.« Was aber nicht bedeutet: jeden Abend Steak. »Auch im Alter ist insbesondere die mediterrane Ernährung immer noch empfehlenswert. Sie bietet klare Vorteile bei der Lebensverlängerung. Und es ist nicht zu befürchten, dass dabei Muskeln abgebaut werden, denn die Versorgung mit Eiweiß und Nährstoffen reicht aus«, betont die Ernährungsexpertin.

Eines ist klar: Die sogenannte »Western Diet«, die westliche Ernährung mit vielen stark verarbeiteten Industrieprodukten, Weißbrot, Fastfood, Nudeln und Fleisch, ist alles andere als lebensverlängernd. Sie trägt stattdessen zu vielen um sich greifenden Problemen bei, die Medizinern aller Couleur Sorge bereiten. Immer mehr Menschen sind nicht nur übergewichtig, sondern adipös. Und immer mehr erkranken am metabolischen Syndrom, einer gefährlichen Kombination aus Adipositas, Bluthochdruck, Insulinresistenz und Fettstoffwechselstörung. Ausgelöst durch Übergewicht mit viel Bauchfett. Das metabolische Syndrom begünstigt schwerwiegende Stoffwechsel- und Herz-Kreislauf-Erkrankungen.

Über acht Millionen Menschen sind alleine in Deutschland an Typ-2-Diabetes erkrankt, Tendenz steigend. Weltweit gehört Diabetes mittlerweile zu den zehn führenden Todesursachen, laut WHO sind die Fallzahlen seit dem Jahr 2000 um 70 Prozent gestiegen. Diabeteserkrankte haben eine deutlich erhöhte Sterblichkeit durch Schlaganfälle, Herzinfarkte, Nierenschädigungen, Krebs und Infekte.

Verantwortlich dafür sind vor allem Lebensstilfaktoren wie mangelnde Bewegung und ungünstige Ernährungsmuster. Viel Zucker und einfache Kohlenhydrate treiben ständig den Blutzuckerspiegel nach oben, und das sorgt für mehrere Probleme: Der Körper schüttet Insulin aus, das Hormon hilft dem Körper, aus den Nährstoffen Energie für die Zellen zu gewinnen. In der Folge sinkt der Blutzucker wieder. Gleichzeitig werden die Fettzellen blockiert, und Fett kann nicht verbrannt werden. Wird aber wegen des hohen Blutzuckers andauernd Insulin ausgeschüttet, werden die Körperzellen irgendwann unempfindlich, also resistent gegenüber Insulin. Dann kann der Blutzuckerspiegel nicht mehr sinken. Und der Stoffwechsel funktioniert nicht mehr richtig. Die Folge: erhöhtes Sterberisiko durch vielerlei Krankheitsbilder und beschleunigte Alterung. Deshalb lautet die schlechte Nachricht: Jeden Morgen erst mal Marmeladenbrötchen, dann noch zwei Dosen Cola und abends eine ordentliche Portion Spaghetti, das ist nicht förderlich für das Projekt Lebensverlängerung.

Leider sah mein Tagesprogramm viele Jahre ziemlich genau so aus. Vor allem während meiner Korrespondentenjahre in den USA. Dazu gerne mittags auch noch schnell Burger mit Pommes. Meine Hausärztin in San Francisco war wenig erfreut von der Kugel Bauchfett, die ich schließlich vor mir hertrug. Und orderte Blut- und Glukosetests. Das Ergebnis war für sie nicht überraschend: deutlich erhöhte Blutzucker- und Blutfettwerte. Diagnose: Prädiabetes und Übergewicht. Ich war allerdings sehr überrascht. Weil ich schließlich viel Sport machte und auch viel pflanzlich aß. Macht aber keinen großen Unterschied, wenn man sich außerdem andauernd Kekse und Burger reinschiebt, wie die Ärztin sagte. Sie drückte mir einen Zettel in die Hand. Darauf standen die wichtigsten Lebensmittel und ihr glykämischer Index (GI): Der Wert beschreibt, wie schnell ein Lebensmittel den Blutzucker ansteigen lässt. Je niedriger, desto besser. Pommes haben einen GI von 75, Linsen liegen bei 30. Schnell abzulesen dabei auch der Unterschied zwischen einfachen und komplexen Kohlenhydraten. Weißer Reis hat einen GI von 70, da schießt der Blutzucker also rasant nach oben. Roggenvollkornbrot dagegen nur von 41, das heißt, die Energie wird viel langsamer freigesetzt.

Wie genau der Blutzucker auf einzelne Lebensmittel reagiert, hängt noch von einer Reihe anderer Faktoren ab, etwa von der Menge und ob dazu andere Nahrungsmittel gegessen werden. Außerdem reagiert jeder Mensch unterschiedlich auf verschiedene Lebensmittel. Jedenfalls sollte ich, so die Anweisung der Ärztin, dringend abnehmen, meinen Blutzuckerspiegel im Auge behalten und nicht mit ständigen Insulinausschüttungen meine Fettverbrennung blockieren.

Für Experten eine Binse, für mich damals ein Aha-Moment: Ich kann meine Blutzucker-Ausschläge und damit meine Stoffwechselgesundheit relativ einfach beeinflussen. Und entsprechend interessiert war ich, als mir mehr als ein Jahrzehnt später die Silicon-Valley-Investoren von Andreessen Horowitz von einem Start-up erzählten, auf das sie viele Hoffnungen setzen (und entsprechend viel Geld hineinstecken): Biotech-Experten aus San Francisco haben eine App namens Levels Health entwickelt, mit der sich der Blutzucker in Echtzeit beobachten und analysieren lässt. Die Software liest dazu die Daten eines kontinuierlich getragenen Glukosemonitors (CGM) aus: Ein kleiner, per Mininadel in den Arm gesteckter Sensor schickt alle drei Minuten den Blutzuckerwert auf das Handy.

Tatsächlich hatte ich von Levels Health schon gehört, die App ist ein Hit bei Hollywoodstars und Instagram-Influencern. Manche tragen den Glukosemonitor als weiteres Accessoire zur Selbstoptimierung: Die Apple-Watch misst die Herzfrequenz, der CGM den Blutzucker.

Levels Health sieht sich dagegen als Teil einer größeren technologischen Bewegung, »die menschliche Biologie genauer zu vermessen. Je mehr Dinge wir in unserem Körper messen können, desto klarer wird das Gesamtbild«, sagt Sam Corcos, Chef und Mitgründer. Wir treffen uns in einem Coffeeshop in San Francisco, denn das junge Biotech-Unternehmen hat keine Büros, alle arbeiten *fully remote.* Unterstützt werden sie von einer ganzen Reihe prominenter wissenschaftlicher Berater, darunter David Sinclair und der Ernährungsmediziner Mark Hyman. »Unser Ziel ist es, klarer sichtbar zu machen, wie sich mit der Ernährung die Gesundheit beeinflussen lässt«, sagt Corcos.

Im Anschluss habe ich mir selbst einen Glukosemonitor in den Arm gepikst und 30 Tage lang meine täglichen Blutzuckerschwankungen beobachtet. Ich habe viel gelernt über meinen eigenen Körper. Und meinen Alltag in einigen Punkten grundlegend verändert – mit großen Auswirkungen.

In den vergangenen Jahren hatte ich immer mal wieder Studien gesehen, die eine, so hieß es, wichtige neue Erkenntnis der Ernährungsmedizin verkündeten: Werden Protein und Gemüse vor Kohlenhydraten gegessen, steigt der Blutzucker nach dem Essen deutlich weniger stark. »Die Reihenfolge des Essens hat einen signifikanten Effekt auf Glukose- und Insulinwerte«, fand der Adipositas-Spezialist und Professor for Metabolic Research Louis Aronne 2015 heraus. Ich war ihm zwischenzeitlich auf einer Konferenz begegnet und dachte: Interessant, vielleicht stammt daher die Antipasti-Tradition der italienischen Küche. Erst mal Gemüse und Schinken vor der Pasta. Oder die Miso-Suppe vor dem Reis bei den Japanern. Mit dem Glukosemonitor konnte ich das nun an mir selbst testen.

Dazu ist es ratsam, zunächst einen Blick auf die von Diabetes-Experten entwickelten Richtlinien für normale und überhöhte Blutzuckerwerte zu werfen. Generell gilt ein Nüchternblutzucker, gemessen mindestens acht Stunden nach den letzten Essen, von unter 100 mg/dl als normal. Zwischen 100 und 125 mg/dl deuten die Werte auf Prädiabetes hin. Im Laufe des Tages, Mahlzeiten also eingerechnet, sollten die Werte möglichst zwischen 70 und 120 mg/dl bleiben und auch nach dem Essen nicht über 140 mg/dl schießen, so die International Diabetes Federation. Verschiedene Studien mit dauerhaften getragenen Glukosemonitoren zeigen, dass gesunde Menschen durchschnittliche Werte zwischen 90 und 100 mg/dl haben. Was nicht bedeutet, dass diese Werte optimal sind, aber zumindest sind sie nicht krankhaft.

Zu Beginn liegt mein über den Tag gerechneter Glukoseschnitt ein bisschen höher, als mir lieb ist, bei 111 mg/dl. Dann beginne ich zu experimentieren. Einmal Spaghetti aglio e olio ohne Salat: 45 Minuten später klettert mein Blutzucker von 102 mg/dl vor dem Essen auf 163 mg/dl. Nächster Tag: Selbe Portion Spaghetti mit einem Salat nebenher. Der Blutzucker klettert weniger, auf 145 mg/dl nach dem Essen. Dritter Tag: Erst ein großer Teller Salat, dann die Spaghetti. Der Blutzucker steigt nach dem Essen auf nur 123 mg/dl.

Natürlich spielt auch die Tagesform und die Auswahl der Lebensmittel eine Rolle. Aber ich wiederhole das Experiment mit verschiedenen Mahlzeiten, und die Datenlage ist eindeutig: Erst Gemüse, Hülsenfrüchte, Protein, dann die Kohlenhydrate, das macht einen großen Unterschied. Ballaststoffe werden vom Körper langsamer verdaut, so kommt die Glukose aus den Kohlenhydraten nicht so schnell in Umlauf. Das zeigt sich bei mir gerade morgens: Ein schnelles Croissant mit Cappuccino lässt den Blutzucker durch die Decke gehen. Ei mit Avocado und Vollkornbrot: Er steigt gerade mal von 98 auf 120 mg/dl.

Auf das Sonntagsbrötchen (oder zwei) mit Marmelade will ich aber nicht verzichten, und hier kommt zum Glück eine zweite mittlerweile gut belegte Erkenntnis aus der Ernährungswissenschaft zum Tragen: Wenn man sich viel bewegt, können Muskeln die Glukose leichter aufnehmen, und das Herz pumpt mehr und schneller glukosehaltiges Blut zu den Muskeln. Molekularbiologen der Universität Kopenhagen haben zum Beispiel herausgefunden, dass Training die Aufnahme von Glukose um das fünfzigfache erhöhen kann.

Die Schlussfolgerung der Ernährungsmediziner: Am besten gleich nach dem Essen einen Spaziergang machen, dann wird ein Teil der aufgenommenen Kohlenhydrate wieder verbrannt und die Glukose kann besser verarbeitet werden. Beispiel Frühstück: Eine Portion Haferflockenmüsli mit Joghurt und Beeren, danach direkt an den Schreibtisch im Homeoffice. Mein Blutzucker jagt von 96 mg/dl auf 148 mg/dl. Selbes Frühstück und danach ins Büro geradelt: Anstieg um gerade 15 mg/dl.

Nach 30 Tagen ist mein täglicher Glukoseschnitt auf 98 mg/dl gefallen. Auch der nüchterne Blutzucker morgens liegt niedriger, bei unter 90 mg/dl. Wann immer es geht, mache ich einen Spaziergang nach jedem Essen. Meine Frau und ich rangeln darum, wer morgens nach dem Frühstück das Kind zu Fuß zur Schule bringt. Beim Abendessen gibt es Salat zuerst, mittags doppelt so viel Gemüse wie früher. Und öfter Vollkorn-Basmati statt weißem Reis. Mehr brauchte es gar nicht. Die Blutfettwerte sind deutlich gefallen und ein paar Kilo Gewicht weg.

Es fühlt sich so an, als wäre ein wichtiger Schritt in die richtige Richtung im Projekt Lebensverlängerung getan.

# 7 FITNESS

## Schlechte Karten für Couch Potatoes

Manchmal muss man sich ein bisschen quälen für die Arbeit. Selten habe ich das als so wahr empfunden wie in den zwölf Minuten, die ich wild strampelnd und keuchend auf einem Fahrradergometer in einer Rosenheimer Arztpraxis verbrachte. Ich war an diesem kalten Februarmorgen schon früh von München in Richtung Alpen gefahren, um ja nicht zu spät zu meinem Termin mit Lutz Graumann zu kommen. Der Sportmediziner zählt seit langem zu den führenden Experten für körperliche Leistungsfähigkeit und hat schon weit zähere Leute als mich getestet. Graumann leitete rund ein Jahrzehnt fachlich die Sportmedizin der Bundeswehr und implementierte in dieser Zeit auch ein Performance-Enhancement-Programm für Eurofighter-Piloten. Die körperlichen Ansprüche an Jetpiloten sind extrem hoch: »Bei der Luftwaffe haben wir den Spitzensport kopiert und für die Piloten ein ganzes Betreuungsteam aus Mannschaftsarzt, Physiotherapeuten, Psychologen und Sportwissenschaftlern bereitgestellt«, sagt Graumann. Die Piloten durchlaufen regelmäßig Bewegungsanalysen und Leistungsfähigkeitstests, basierend auf erkannten Schwächen werden dann Trainingsprogramme entwickelt. Graumann, der vorher an den Bundeswehr-Olympiastützpunkten trainierende Sportsoldatinnen betreut hatte, baute ein neues Testsystem mit auf, um insbesondere eine Frage zu beantworten: »Wie kann man Gesundheit oder Leistungsfähigkeit quantifizieren und sie anschließend steigern?« Das daraus entstandene Programm nennt sich »Human Performance Optimization« und werde nicht nur bei der Luftwaffe, sondern auch bei den Spezialkräften der Bundeswehr eingesetzt, sagt Graumann.

Mittlerweile hat der Sportmediziner seine eigene Praxis und entwickelt vor allem für ambitionierte Freizeitathleten und Topmanager individuelle Pläne zur Performance-Verbesserung. Manchmal auch für durchschnittliche Hobbysportler wie mich. Obwohl mein Ziel weniger die Performance-Optimierung ist als eine längere Gesundheitsspanne bis ins hohe Alter. Und dazu ist die Studienlage eindeutig: Sport und Training halten uns gesund. Viel Bewegung schützt vor den allermeisten großen Alterskrankheiten von Alzheimer über Herzentzündung bis Krebs. Schon ein bisschen hilft, aber die Betonung liegt dennoch auf viel. Und systematisch. Und regelmäßig. Dann sind die Auswirkungen auf Gesundheitsspanne und Lebenserwartung noch weit größer als lange angenommen.

Mit der wachsenden Datenmenge aus Langzeitstudien haben Wissenschaftler in den vergangenen 15 Jahren detailliert die Auswirkungen von Sport auf Lebenserwartung und Gesundheitsspanne untersucht. Die Ergebnisse Dutzender Studien stimmen überein: Regelmäßiges Training erhört die Lebenserwartung, je nach Aufwand und Sportart meist zwischen zwei und acht Jahren gegenüber wenig oder gar nicht trainierten Menschen. Zugleich senkt Sport das Sterblichkeitsrisiko durch die führenden Todesarten von Herzinfarkt bis Krebs massiv. Das allgemeine

Sterblichkeitsrisiko von sportlich aktiven Menschen sinkt um 25 bis 40 Prozent gegenüber inaktiven.

Die positiven Effekte von Sport sind bis hinein in tiefste zelluläre Mechanismen messbar: Trainierte Menschen haben längere Telomere. Je besser trainiert, desto länger. (Offenbar weil Sport die Produktion des schützenden Enzyms Telomerase anregt.) Allein, dass sich eines der großen Kennzeichen des Alterns, schrumpfende DNA-Schutzkappen, durch Sport bremsen oder sogar umkehren lässt, sollte Motivation genug sein, sofort die Joggingschuhe anzuziehen.

Wobei sich schnell die Frage stellt: Wie viel Sport und welche Sportarten sind am effektivsten als Anti-Aging-Maßnahme? Wie groß sind die Unterschiede zwischen zweimal die Woche joggen und fünfmal Rad fahren und Fitnessstudio?

2023 haben unter anderem Wissenschaftler der Harvard School of Public Health die Gesundheitsakten von über 100 000 Menschen aus der Nurses' Health Study sowie der Health Professionals Follow-Up Study ausgewertet: Menschen, die sich 150 bis 300 Minuten pro Woche mit mäßiger Intensität oder 75 bis 150 Minuten pro Woche mit starker Intensität bewegten, verringerten ihr Risiko eines frühen Todes um bis zu 21 Prozent. Menschen, die sich doppelt so viel oder mehr bewegten, konnten ihr Risiko sogar um 31 Prozent senken. Mehr ist besser. Vieles deutet darauf hin, dass Bewegung die effektivste Longevity-Medizin ist.

Viel Sport lässt sich jedoch nicht immer einfach in den Alltag integrieren, selbst wenn man will. Ich habe schon immer gerne Sport gemacht, vor allem Ballsportarten, aber wie viel passt schon rein in diesen scheinbar immer übervollen Jahren mittleren Alters, mit Arbeitswochen, die locker 50 Stunden haben, meistens mehr? Mit jungen Kindern und alternden Eltern. Lange war ich schon stolz, zweimal die Woche die zehn Kilometer von zu Hause mit dem Rad ins SPIEGEL-Büro am Viktualienmarkt zu fahren und am Wochenende eine Stunde Tennis zu spielen. Das hat sich grundlegend geändert. Es ist die größte Lifestyle-Umstellung, die das Projekt Lebensverlängerung für mich gebracht hat: Jeden Tag 30 bis 60 Minuten Sport, abwechselnd zwischen Ausdauer und Kraft. Tennis, Mountainbike, Schwimmen, Gewichte. Oder auf Reisen wenigstens zu Fuß vom Bahnhof ins Hotel. Irgendwas geht immer.

Warum dieser abrupte Sinneswandel, wenn doch schon lange klar ist, wie wichtig und gut Sport und Bewegung für die Gesundheit sind? Mich hat die Menge an positiven Daten, die in kurzer Zeit auf mich einprasselten, geradezu erschlagen. Dutzende Gespräche mit Präventionsmedizinerinnen, Sportbiologen, Krebsexpertinnen, Alzheimerforschern, Kardiologinnen plus tausende Seiten von Studienergebnissen weisen alle so eindeutig in dieselbe Richtung, dass ich die Erkenntnis einfach nicht mehr ignorieren konnte: Um noch viele Jahrzehnte gesund und vital zu bleiben, muss ich Training so systematisch in den Alltag integrieren wie Zähneputzen. Systematisch heißt: Ausdauer, Kraft und Stabilität gleichermaßen trainierend.

Jeder dieser Aspekte trägt auf unterschiedliche Weise erheblich zum gesunden Altern bei. Viele Studien zeigen jedoch, dass Ausdauer die größten Effekte auf Lebens- und Gesundheitsspanne hat. Zum einen spielen wohl evolutionäre Effekte mit hinein: Nachdem Menschen auf zwei Beinen stehen konnten, wurden sie zu Ausdauerläufern. Entweder um vor dem Säbelzahntiger wegzulaufen oder dem Mammut hinterher. Jedenfalls ist unsere Biologie sicher nicht darauf ausgelegt, den ganzen Tag im Bürostuhl zu sitzen. So schmiert bei zu viel Inaktivität das Herz-Kreislauf-System meist als Erstes ab. Es ist dafür gemacht, beansprucht zu werden. Gleiches gilt für die Bestandteile der Körperzellen. Mitochondrien und viele andere Zellsysteme warten geradezu auf Stimulation.

Bewegungsmangel lässt viele zentrale molekulare Mechanismen verkümmern.

Deswegen bin ich keuchend auf dem Ergometer von Lutz Graumann gelandet. Bevor ich losstrampelte, hat mir der Sportmediziner eine Atemmaske über Mund und Nase gestülpt. Damit wird gemessen, wie viel Sauerstoff und Kohlendioxid ich ausatme. Diese sogenannte Spiroergometrie ist der Goldstandard der medizinischen Leistungsdiagnostik. Sie misst die körperliche Leistungsfähigkeit über die Atmung; sie bestimmt, wie gut Herz, Lunge, Kreislauf und Energiestoffwechsel zusammenspielen. Und ob ich fit genug bin für meine aktiven Rentenpläne.

Los geht's erst mal locker: Zwei Minuten warmstrampeln. Dann erhöht Graumann langsam den Kraftwiderstand des Fahrrads. Ich muss immer fester in die Pedale treten. Nach fünf Minuten komme ich ins Schwitzen, der Puls geht hoch. »Jetzt ist es langsam Sport«, sagt Graumann und lächelt. Und dreht den Widerstand weiter hoch. Ich nicke auch noch lächelnd, zwei Minuten später keuche ich erst, dann komme ich langsam ins Hyperventilieren. Graumann verfolgt derweil in Echtzeit auf dem Computer, in welchem Verhältnis mein Körper Fette und Zucker zur Energiegewinnung verbrennt. »Jetzt kommt gleich die Wand«, sagt Graumann und lächelt immer noch, mir fehlt inzwischen die Puste, um zu reagieren. Der Sportmediziner dreht den Schalter hoch und feuert mich an: »Komm, da geht noch was!« Ich denke an die Jetpiloten, die hier wahrscheinlich noch drei Schippen draufgelegt hätten, aber bei mir ist nach zwölf Minuten Schluss. Ich habe gestrampelt bis zur völligen Erschöpfung. Mein Organismus ist ausbelastet. Er kann nicht noch mehr Sauerstoff aufnehmen, den meine Muskeln benötigen, um Energie zu gewinnen. Und ich kann nicht gegen noch mehr Widerstand oder noch schneller strampeln. Meine maximale Sauerstoffaufnahme, kurz VO2 Max, ist erreicht: Der Wert gibt an, wie viel Sauerstoff ich pro Minute und pro Kilo Körpergewicht verarbeiten kann.

VO2 Max als Kennzahl für kardiorespiratorische Fitness ist schon lange einer der wichtigsten Messwerte in der Sportwissenschaft, weil er sehr gut anzeigt, wie leistungsfähig und ausdauernd ein Mensch ist. Für Athleten lässt sich so der Trainingsstand messen: Je höher die maximale Sauerstoffaufnahme, desto länger und kraftvoller können sie rennen. Profifußballer erreichen in der Regel ein VO2 Max von 55 bis 70 ml/kg/min. Lance Armstrong kam während seiner Tour-de-France-Siege auf über 80 ml/kg/min, vermutlich mit Dopinghilfe.

Wie gut unser Körper Sauerstoff aufnehmen kann, sagt allerdings auch erstaunlich gut voraus, wie vital wir im Alter sind: Mit schwacher Kapazität schnaufen wir schon nach ein paar Treppenstufen. Mit hoher Kapazität können auch Achtzigjährige noch mit dem Sechsjährigen eine Stunde den Fußball hin und her kicken. Wer seine VO2 Max nicht trainiert, geht eventuell schon mit 75 jeden Schritt mit dem Rollator. Wer im mittleren Alter systematisch die Ausdauer verbessert, hat gute Chancen, auch mit 90 noch wenigstens im Alpenvorland die Berge hochzuwandern.

Für mich persönlich ist das eine große Motivation, meine Kondition systematisch aufzubauen. Ich liebe die Berge, aus München sind wir in kaum drei Stunden in Südtirol, und das Ziel ist ganz klar definiert: Auch mit 90 will ich noch über die Seiser Alm wandern, Schlern und Rosengarten nicht nur von unten sehen.

Wie das geht, führt mir mein Vater vor Augen, der sein ganzes Leben lang viel Sport machte, ohne etwas von VO2 Max und Elite-Performancetrainings zu wissen. Ausdauersport vor allem: Fußball, Tennis, Radfahren, Langlauf. Jeden Tag. Mit Mitte 80 schränkt ihn Parkinson nun ein, alles wird langsamer, trotzdem waren wir gerade wieder auf Berghüttentour in 2000 Metern Höhe. Es lässt sich also ganz einfach ohne fiesen Ergometertest sagen: Wer sehr viel Sport macht, hat in der Regel sehr gute kardiorespiratorische Fitness.

Allerdings gibt es noch eine weitere klar belegbare Regel: Mit zunehmendem Alter nimmt VO2 Max kontinuierlich ab. Um etwa zehn Prozent pro Dekade im Schnitt. Der Körper wird immer weniger leistungsfähig. Bei zwanzig- bis neunundzwanzigjährigen Männern gilt ein VO2 Max zwischen etwa 38 und 43 ml/kg/min als schlecht (basierend auf Daten des American College of Sports Medicine). Zwischen 44 und 48 ml/kg/min ist ganz in Ordnung und zwischen etwa 53 und 59 ml/kg/min ist ausgezeichnet. (Bei Frauen sind die Werte genetisch bedingt etwa 10 bis 15 Prozent niedriger.)

Bei Fünfzig- bis Neunundfünfzigjährigen sieht es dagegen ganz anders aus: Was bei jungen Männern als mau gilt, eine maximale Kapazität von um die 45 ml/kg/min, ist bei den älteren Männern schon herausragend. Ebenso bei Frauen: In ihren 50ern gehören sie mit einer Sauerstoffkapazität von um die 38, 39 ml/kg/min zu den besten. In den 20ern wären sie damit im Mittelfeld. Noch deutlicher wird es bei den Siebzig- bis Neunundsiebzigjährigen: Wer hier noch auf knapp 50 ml/kg/min kommt, gilt schon als Eliteathletin. Viele Frauen in dem Alter dümpeln eher unter 30, Männer knapp darüber, was für junge Menschen in den Bereich äußerst unfit fällt. Und es bedeutet, dass die Muskeln nicht mal mehr genug Sauerstoff in Energie umwandeln können, um einen kleinen Hügel hochzukommen.

Woran liegt das? Höhere kardiorespiratorische Fitness trägt unter anderem zu größerem Herzzeitvolumen, vergrößertem Blutvolumen sowie erhöhter Volumendichte der Mitochondrien in der Skelettmuskulatur bei, wie Graumann betont. Für ihn ist die Bestimmung von VO2 Max deswegen schon immer Teil einer ausführlichen Leistungsfähigkeitsanalyse.

In den vergangenen drei Jahrzehnten hat sich VO2 Max aber zu einem so auffällig starken Vorhersagewert für das Sterberisiko entwickelt, dass die American Heart Association nachdrücklich dafür eintritt, Kardiofitness zur Routineuntersuchung und zum standardisiertem Gesundheitsmarker bei jeder Feststellung der Vitalzeichen zu machen. Sprich: Beim ganz normalen großen Check-up beim Arzt sollten sich die Patienten auch auf ein Ergometer schwingen. (Künftig sollte es ohne Quälerei gehen: Dänische Wissenschaftler haben zum Beispiel einen kleinen Sensor entwickelt, der in Ruheposition die Herzkapazität wie seismische Schwingungen misst und dann mit KI-Algorithmen VO2 Max berechnet. Als Graumann ihn mir anlegte, kam fast exakt der gleiche Wert heraus wie auf dem Ergometer.)

Zahlreiche große Studien haben einem deutlichen Zusammenhang zwischen Kardiofitness, Sterberisiko und Gesundheitsspanne hergestellt. Etwa die Untersuchung der Uniklinik von Kopenhagen, »Kardiorespiratorische Fitness und langfristiges Sterblichkeitsrisiko: 46 Jahre Nachbeobachtung«, bei der über 5000 Männer fast ein halbes Jahrhundert beobachtet wurden. Die Teilnehmer der »Copenhagen Male Study« wurden in vier altersbereinigte Kategorien des maximalen Sauerstoffverbrauchs eingeteilt. Wer im obersten Viertel war, hatte eine fast fünf Jahre längere mittlere Lebenserwartung als der Schnitt.

Ähnlich eine massive Studie des amerikanischen Großkrankenhauses Cleveland Clinic: Kardiologen untersuchten die Daten von 122 007 Menschen mittleren Alters, die zwischen 1991 und 2014 in der Klinik als Teil einer Untersuchung im Krankenhaus auch einem VO2 Max-Test absolviert hatten – etwa bei einer Herzuntersuchung. Dabei stellte sich heraus: Wer zu den 25 Prozent der Patienten mit den schlechtesten Werten zählte, hatte ein viermal höheres Sterberisiko als die fittesten. Das ist ein sehr direkter Zusammenhang und ein krasser Unterschied. Viel klarer lässt es sich gar nicht sagen: Wer keine Kondition hat, stirbt sehr wahrscheinlich früher.

»Wir fanden heraus, dass eine extrem hohe aerobe Fitness mit der höchsten Überlebensrate verbunden war und dass dieser Vorteil auch für Personen im Alter von 70 Jahren oder älter und für Menschen mit Bluthochdruck galt«, sagt der Kardiologe Wael Jaber, der leitende Autor der Studie. »Diese Ergebnisse unterstreichen die Bedeutung der aeroben Fitness für die allgemeine Gesundheit, einschließlich ihrer Bedeutung im Vergleich zu traditionellen klinischen Risikofaktoren.« Und wichtig dabei: Es gab keine obere Grenze für die Gesundheitsvorteile, kein Fitnesslevel, ab dem zusätzliche Steigerungen keinen Unterschied mehr machten. Je höher VO2 Max, desto größer wurden die Vorteile. Und umgekehrt, mit jeder Stufe reduzierter Fitness stieg die Gesamtmortalität. Und zwar vergleichbar mit oder größer als der von traditionellen klinischen Risikofaktoren wie koronare Herzkrankheit, Rauchen und Diabetes, betonen die Kardiologen. Der dosisabhängige Sterblichkeitsvorteil durch Fitness wurde dabei bei beiden Geschlechtern, in allen Altersgruppen und unabhängig von der Vorgeschichte einer koronaren Herzkrankheit oder anderen Risikofaktoren beobachtet. Das Ausmaß des Nutzens war »frappierend, da Elitefitness mit einer achtzigprozentigen Verringerung des Sterberisikos im Vergleich zu geringer Fitness verbunden war«, so die Mediziner der Cleveland Clinic. »Diese Ergebnisse verdeutlichen die Bedeutung der aeroben Fitness als aussagekräftiger, modifizierbarer Indikator für die Langzeitmortalität«, sagt Jaber. »Das Erreichen eines sehr hohen Niveaus an aerober Fitness könnte besonders wertvoll für Patienten im Alter von 70 Jahren oder älter und für Patienten mit Bluthochdruck sein.«

Ein hübsches Wortspiel haben sich dazu passend Universitätsmedizinerinnen aus Innsbruck ausgedacht. Sie finden, dass VO2 Max als »Key Predictor of Longevity« wunderbar passt auf eine der Kernaussagen von Charles Darwins Evolutionstheorie: »Survival of the fittest«. Zwar sei es noch nicht möglich, »die genetisch festgelegte Lebensspanne durch regelmäßiges Bewegungstraining zu verlängern, aber die Chance, das spätere Ende der natürlichen Lebensspanne zu erreichen, steigt mit einer höheren körperlichen Fitness in der Lebensmitte, wo gezielte Präventionsmaßnahmen eingeleitet werden können«, so die Mediziner in einer Studie aus dem Jahr 2018. V02 Max sei »der stärkste unabhängige Indikator, um die zukünftige Lebenserwartung sowohl bei gesunden als auch bei kardiorespiratorisch erkrankten Personen vorherzusagen«. Und die gute Nachricht: »Obwohl VO2 Max eine signifikante genetische Komponente hat und durch den Alterungsprozess beeinflusst wird, kann er sich in jedem Alter durch regelmäßiges Ausdauertraining bei gesunden Menschen je nach Trainingsintensität um ca. 15 bis 20 Prozent oder 0,5 l/min deutlich verbessern.« Dementsprechend sei es möglich, »dass ein trainierter Siebzigjähriger das biologische Alter eines untrainierten Fünfzigjährigen aufweisen kann«.

Ich bin zum Glück für einen Fünfzigjährigen ganz gut trainiert, findet Lutz Graumann, und mein VO2 Max belegt das: 47,2 ml/kg/min zeigt der Computer, nachdem ich endlich die Atemmaske abnehme. Der anschließende Blut-Laktattest zeigt, dass ich noch eine kleine Schippe hätte drauflegen können. Oder wie Graumann sagt: »Ich hätte dich noch ein bisschen mehr quälen können.« Für meine Altersklasse liege ich damit bereits im sehr guten Bereich, bei den fittesten zehn Prozent, aber Graumann findet, da ist noch reichlich Luft nach oben. Ich stimme zu: In meinem Alter ist es noch vergleichsweise leicht, die Ausdauer so weit wie möglich nach oben zu schrauben. Und wenn es in der achten und neunten Lebensdekade schwieriger wird mit dem Training, fallen die Werte von einem deutlich höheren Niveau.

Eine relativ einfache Faustregel: Ab einem VO2 Max von unter 30 ml/kg/min fällt das Treppensteigen schon schwer. An diesen Punkt mag ich auch mit 85 nicht kommen. Sprich: Wenn es mir gelingt, meine Kardiofitness in den kommenden Jahren noch bis an die 55 ml/kg/min zu steigern, bin ich gut aufgestellt, selbst wenn danach wirklich zehn Prozent pro Dekade flöten gehen. Was nicht sein muss – das sind nur die Durchschnittswerte.

Wie also am besten trainieren, um die Kardiofitness zu steigern? »Kurzfristige Spitzenbelastungen«, sagt Graumann. Den Puls nach oben treiben für relativ kurze Zeit, damit das Herz-Kreislauf-System richtig arbeiten muss. Langsameres und längeres Ausdauertraining hat auch einen Effekt, aber deutlich bemerkbar machen sich kurzfristige große Anstrengungen. Der Effekt hängt vom jeweiligen Trainingszustand ab und lässt sich individuell genau mit Messdaten bestimmen, über Herzfrequenzzonen oder die von Radfahrern gern genutzte »Functional Threshold Power«, die bestimmt, wie lange man eine Leistung über 60 Minuten durchhält. Wer sich nicht auskennt und es ganz genau wissen will, sollte sich eine Fitnesstrainerin suchen. Ansonsten bieten sich viele Formen von sogenanntem Intervalltraining an, um die kurzfristigen Spitzenbelastungen zu erzielen. »Minimalinvest«, wie Graumann sagt, sind etwa 4 x 15 Sekunden schnelles Seilspringen oder Hampelmänner zwei-, dreimal die Woche. Besser Trainierte sprinten dagegen zum Beispiel viermal eine Minute mit je 30 Sekunden Pause. Auch etwas langsameres, längeres Ausdauertraining hilft, etwa eine halbe Stunde Laufen oder Radfahren in der Herzfrequenzzone 2 – was bei den meisten einigermaßen fitten Menschen ein Puls ungefähr zwischen 120 und 130 ist. (Die Trainingsbereiche lassen sich in Smart Watches wie Fitbit, Apple Watch oder Garmin-Uhren einstellen und messen. Ein solches genaues Herzfrequenzzonen-Training ist empfehlenswert.)

Ich spiele vor allem viel Tennis, die ständigen Sprints zum Ball sind genau die richtigen Intervallbelastungen. Und ich habe damit einen guten Grund, möglichst viermal die Woche zum Tennisplatz zu radeln, oft einfach in der Mittagspause. Zusätzlich angetrieben hat mich eine Bevölkerungsstudie aus Dänemark, die

Copenhagen City Heart Studie. Sie hat die Sportgewohnheiten von 8000 Menschen detailliert analysiert und sie über einen Zeitraum von 25 Jahren hinsichtlich Mortalität beobachtet. Das Ergebnis: Regelmäßiges Tennisspielen kann das Leben um fast zehn Jahre verlängern. Dies war weitaus mehr als der Gewinn an Lebenszeit durch andere gesunde Sportarten wie Fußball (4,7 Jahre), Radfahren (3,7 Jahre), Schwimmen (3,4 Jahre) und Joggen (3,2 Jahre).

Ähnliches ergab eine Studie des National Institute of Health, veröffentlicht im *Journal of the American Medical Association*: Demnach senken viele Arten von körperlicher Aktivität das Sterberisiko älterer Erwachsener – an erster Stelle aber stehen eindeutig Schlägersporten wie Tennis und Badminton, mit einem um 27 Prozent geringeren Risiko für den Tod durch Herzkrankheiten. Regelmäßiges Tennisspielen senkt das Risiko, an einer beliebigen Ursache zu sterben, um 16 Prozent und damit etwas stärker als Laufen, das mit einer Risikoreduzierung von 15 Prozent den zweiten Platz belegt.

Ich sehe bei uns auf der Tennisanlage tatsächlich ziemlich viele über Fünfundsiebzigjährige noch ganz schön flink dem Ball hinterherhechten. Die meisten von ihnen spielen seit Jahrzehnten und haben entsprechend lange eine hohe Kardiofitness. Und bei den Mannschaftsspielen der Herren über 75 in der Regionalliga Süd-Ost geht es manchmal ziemlich zur Sache. Der älteste Spieler ist Jahrgang 1935, das würde man aber nicht meinen, wenn er die Vorhand in die Ecke knallt.

Mein Vater läuft seine Gegner mit Mitte 80 zwar nicht mehr wie früher in Grund und Boden, aber es reicht immerhin noch für ein Stündchen Bälle schlagen. Parkinson hin oder her. Mehr Tennis wäre in seinem Fall wohl sogar besser: Schlägersportarten verlangen schnelles Denken und gute Hand-Augen-Koordination. Neurowissenschaftliche Untersuchungen zeigen, dass sie damit zur Verbesserung der kognitiven Funktionen beitragen, einschließlich

Gedächtnisleistung und Konzentration. Das spricht die Plastizität des Gehirns an, seine Fähigkeit, sich anzupassen und zu verändern, was neurodegenerativen Krankheiten entgegenwirkt.

Wer nicht gerne Bällen hinterherrennt, kann sich auch mit anderen Ausdauersportarten behelfen. Und muss damit auch nicht schon in jungen Jahren angefangen haben. Was sich schön am Beispiel des zweiundneunzigjährigen Iren Richard Morgan zeigen lässt. Er ist vierfacher Hallenweltmeister im Rudern. Das erste Mal auf einem Rudergerät saß er erst im Alter von 73 Jahren, nachdem ihm ein wenig langweilig geworden war mit all der Freizeit im Alter. Er hatte auch sonst vorher nicht viel Sport oder Bewegungstraining gemacht. Forscher der University of Limerick interessierte deswegen sehr, wie seine Leistungsfähigkeit aussieht. »Es war einer der inspirierendsten Tage, die ich je im Labor verbracht habe«, sagt Philip Jakeman, Professor für Sportwissenschaften, der die physiologischen Charakteristika des Senioren-Ruderers analysierte. Demnach trainierte Morgan rund 30 Kilometer pro Woche auf dem Ruderergometer. Etwa 70 Prozent der Trainingseinheiten sind leicht, so dass Morgan sich kaum anstrengt. Weitere 20 Prozent werden in einem schwierigen, aber erträglichen Tempo absolviert, und die letzten zehn Prozent sind Vollgas. Sein Körper besteht zu 80 Prozent aus Muskeln und kaum 15 Prozent Fett – was für einen Dreißigjährigen schon top wäre. Seine Herzfrequenz erreichte einen Spitzenwert von 153 Schlägen pro Minute, weit über der für sein Alter erwarteten maximalen Herzfrequenz. Besonders auffallend sei die »außergewöhnliche Sauerstoffaufnahme«, die VO2-Werte entsprächen denen von gesunden Fünfundzwanzigjährigen, so die Sportwissenschaftler, die Morgan untersuchten.

Was sie zum Schluss noch betonten: Morgan macht auch mit über 90 nicht nur Ausdauertraining. Zwei- bis dreimal pro Woche trainiert er mit Hanteln. So lange, bis seine Muskeln zu müde sind, um weiterzumachen. Morgan hat damit gezielt die andere, ebenso wichtige Trainingsform in seinen Alltag integriert, den die meisten Menschen jedoch vernachlässigen: Muskelaufbau durch Krafttraining.

Insbesondere Menschen ab 60 sollten eine innige Beziehung zu Hanteln und Fitnessbändern aufbauen.

Denn ab diesem Alter beschleunigt sich der Rückgang von Muskelmasse und -funktion. Was oft dazu führt, dass Menschen früher oder später im Rentenalter immer unbeweglicher werden, weniger Kraft haben und eher stürzen. Das macht viele vorsichtiger oder ängstlicher sich zu bewegen, wodurch sie noch inaktiver werden, die Muskeln noch schneller abnehmen. »Ein gefährlicher Kreislauf«, sagt Henning Wackerhage, Professor für Sportbiologie an der TU München. Er leitet die Arbeitsgruppe Bewegungsbiologie, die sich allgemein mit den molekularen Mechanismen befasst, durch die Bewegung unsere Leistung, Fitness und Gesundheit verbessert. Wackerhage erforscht, wie sich die menschliche Physiologie durch Sport anpasst. Der Muskelschwund im Alter, auch Sarkopenie genannt, ist eines der Spezialgebiete von Wackerhage. Er hat zusammen mit der Sportwissenschaftlerin Marie Heiber einen Ratgeber geschrieben, *Starke Muskeln im Altern,* wie sich Sarkopenie verhindern lässt.

Darin beschreibt er, wie selbst Seniorinnen im fortgeschrittenen Alter noch Muskelkraft zurückgewinnen können, mit einfachen Übungen zu Hause, auch ohne dreimal die Woche ins Fitnessstudio zu rennen, »selbst wenn sie schon einen Rollator brauchen«, wie Wackerhage sagt.

Den will sich Wackerhage selbst möglichst ersparen. Wofür sein Arbeitsplatz schon mal beste Voraussetzungen bietet. Der Bereich Sportwissenschaft der TU residiert in einem weitläufigen Gelände inmitten des Münchner Olympiaparks, eingerahmt von Sportanlagen aller Art: Fußballplätze, Basketballhallen, Weitsprunganlagen. Hier halten sich die Sportstudenten fit. Gelegentlich schallt aus dem Erdgeschoß ein lautes »Los, jetzt quäl dich noch mal!« in Wackerhages Büro hinauf. »VO2 Max-Test«, sagt der Bewegungsphysiologe und lächelt. Er selbst hat schon länger keinen gemacht, sein persönlicher Fitnesstest war, als er sich neulich im Spanienurlaub an einen trainierenden Radprofi hängte »und eine halbe Stunde mit 300 Watt den Berg raufstrampelte«. Für den Radprofi war es eher eine Regenerationseinheit, für Wackerhage der Beweis, dass er mit Ende 50 noch eine ordentliche Kardiofitness hat. Was schon jeder Besucher ahnt, der die drei Rennräder sieht, die in seinem Büro stehen.

»Dass Sport für uns wichtig ist, liegt in der Evolution begründet«, sagt Wackerhage. »Der menschliche Körper ist so eingerichtet, dass wir einen gewissen Energieumsatz brauchen.« Und deswegen gebe es auch kein Organ, das nicht von Training profitiere. Alles im Kern nicht neu, fügt der Sportwissenschaftler hinzu. Warum setzen wir es dann längst nicht alle viel konsequenter um? Sind die meisten Menschen einfach disziplinlos, zu beschäftigt, zu faul? »Die Genetik hat wesentlichen Anteil an unserem Bewegungsdrang«, sagt Wackerhage. »Leute wie ich bekommen schlechte Laune, wenn sie nicht zappeln dürfen. Andere verspüren durch Sport keine mentale Belohnung, die sitzen super happy auf dem Sofa.« Wie das Erbgut den Bewegungsdrang steuert, lässt sich unter anderem in Mausstudien zeigen: Mäuse wurden in der gleichen Umgebung und mit gleicher Ernährung gehalten, dann wurde aufgezeichnet, welche Strecken sie im Laufrad zurücklegten. »Die Couch Potatoes liefen in einer Nacht durchschnittlich 400 Meter. Die Hennings dagegen 11 Kilometer«, sagt Wackerhage und lacht. »Freiwillig natürlich.«

Sportwissenschaftler schlussfolgern aus den Erkenntnissen, dass Menschen unterschiedlich angesprochen werden müssen. »Den einen brauchen wir nur sagen, lauf mal ein bisschen mehr, und die freuen sich«, sagt Wackerhage. »Anderen muss Sport eher als Medizin verschrieben werden: Das solltest du dringend machen, sonst ist das Risiko für diese oder jene Krankheit sehr hoch.«

Eines dieser großen Risiken ist der Muskelschwund im Alter, die Sarkopenie. Je älter wir werden, desto schlapper wird die Skelettmuskulatur. Und es wird auch immer schwieriger, neue Muskeln aufzubauen. Verantwortlich sind vielerlei molekulare Prozesse, die einfach nicht mehr so rund laufen: Die Kennzeichen des Alterns schlagen auch hier durch. Wenn der Stoffwechsel langsamer wird, die Proteinsynthese sich verschlechtert und sich Erbgutschäden anhäufen, hat das Folgen für unsere Körperzusammensetzung. Die Muskulatur schwächelt im Alter tendenziell genauso wie das Herz.

»Das identische Volumen an Krafttraining stimuliert bei Jüngeren das Muskelwachstum besser als bei Älteren. Der alte Muskel reagiert mit weniger Wachstum auf anabole Reize wie zum Beispiel Krafttraining, Hormone oder Aminosäuren«, sagt Wackerhage.

Viele kennen es sicher wie ich aus der Familie: Die ältere Tante verhebt sich im Haushalt, Leiste angeknackst oder das Handgelenk, danach eingeschränkte Bewegung für Wochen, und auf einmal wirkt sie auf einen Schlag um Jahre gealtert. Was sie auch ist: Der Bewegungsmangel und Muskelabbau beschleunigten die Alterung. Schlimmer noch, wenn ein Sturz in die Klinik führt. Wer erst einmal längere Zeit im Krankenhaus liegt, verliert selbst in jungen Jahren schnell Muskeln und Kraft. »Intensivpatienten verlieren pro Tag zwei Prozent an Muskelmasse und entwickeln enorme metabolische Probleme«, sagt Wackerhage. Ab ungefähr 75 Jahren verlieren wir aber auch im ganz normalen Alltag schon rund ein Prozent der Muskelmasse pro Jahr. »Am meisten geht die Schnellkraft verloren«, sagt Wackerhage. »Deswegen sind Senioren auch nicht so gut darin, 100 Meter zu sprinten oder einen Basketball zu dunken.« Dies ist ein Problem, denn der Körper muss auch schnell beschleunigt werden, wenn man aufstehen will, oder wenn man stolpert. »Dann muss ich wirklich schnell und kräftig genug agieren, damit ich den Sturz vermeide.«

Bei zu vielen Menschen geht das irgendwann nicht mehr. »Die Muskelkraft und Muskelfunktion lassen, wenn ich nicht aufpasse, so stark nach, dass ich nicht mehr sicher gehen kann, nicht mehr die Treppen hochkomme. Das Risiko, dass ich dann stürze und mir zum Beispiel die Knochen breche, steigt stark an: Wenn die Muskeln schwach sind, dann sind oft auch die Knochen schwach. Das ist miteinander korreliert«, sagt Wackerhage.

Das muss aber alles nicht sein: »Kraft- und Ausdauertraining funktionieren in jedem Alter bei fast allen Menschen. Auch mit über 100«, betont der Sportwissenschaftler. Es geht nur langsamer voran und erfordert mehr Disziplin und Einsatz. Wackerhage verweist dazu gerne auf den französischen Radrennfahrer Robert Marchand, der mit über 100 sein VO2 Max nach zwei Jahren Training noch um 13 Prozent steigern konnte. Ein bisschen zeitgemäßer: Der gerade 60 gewordene Rockstar Lenny Kravitz zeigt auf Instagram gerne, wie er seinem Körper im Fitnessstudio mit Gewichten stählt und muskulöser denn je wirkt.

Besser wäre es aber schon, spätestens im mittleren Alter mit systematischem Krafttraining anzufangen. Zum einen, weil der Muskelaufbau dann viel leichter fällt und ein kräftiger stabiler Körper auch schon mit 40 besser ist. Zudem zeigt sich, dass die Muskeln sich regelmäßiges Krafttraining offenbar merken. Der Mechanismus dahinter könnte sein, dass sich durch das Training mehr Zellkerne in den Muskelfasern bilden und ihnen dabei die Bewegungsmuster eingeimpft werden.

Ich habe leider erst vor ein paar Jahren mit dem Krafttraining begonnen, und auch nicht wegen Langlebigkeits-Ambitionen, sondern weil mich mein Orthopäde wiederholt ermahnte. Seit Jahrzehnten zwickt mich eine lädierte Schulter. Zum Glück habe ich es nicht weit zu einer Physiotherapiepraxis, in der auch manche Bayern-München-Stars nach Verletzungen wieder fit gemacht werden. Was für Manuel Neuer gut genug ist, sollte auch für mich reichen. Nun stemme ich brav zweimal die Woche Gewichte. Und noch disziplinierter, seitdem ich mir den Beitrag der Sportwissenschaft zur Langlebigkeitsforschung genauer angeschaut habe.

Zuletzt konnten einige bedeutsame molekulare Mechanismen aufgeklärt werden. Einen wesentlichen Anteil daran hatte auch Wackerhages ehemaliger Chef an der University of Dundee in Schottland. Der Biochemiker Grahame Hardie entdeckte, wie zum Beispiel Muskeln sich anpassen, wenn wir beim Sport mehr Energie verbrauchen: Der zelluläre Energiesensor heißt AMPK und wird auch die »Kraftstoffanzeige« des Körpers genannt. Er ist ähnlich wichtig wie mTOR, der Regulator des Zellwachstums. Nicht zufällig spielen beide eng zusammen. Wackerhage nennt sie die »Augen und Ohren der Zelle«, weil sie wie zelluläre Sinnesorgane Informationen sammeln zur Energieversorgung des Körpers. »Wenn ich mich körperlich belaste, wird AMPK aktiviert und reguliert die Anpassungen an einen erhöhten Energieumsatz. Dies ist ähnlich, wie wenn meine Kraftstoffanzeige wenig Benzin anzeigt und ich als ›Anpassung‹ dann zur Tankstelle fahre, um Benzin zu tanken.«

Sprich: Wenn wir Sport machen, signalisiert der Wächter AMPK der Zelle einen erhöhten Energieumsatz. Und damit sind allerlei andere wichtige Funktionen verbunden, etwa die Zellreinigung Autophagie. Zugleich erkennt die Zelle: Mehr Energie wird benötigt, also müssen neue Mitochondrien produziert werden.

Was an sich schon gut ist und einem zentralen Kennzeichen des Alterns entgegenwirkt. Zugleich reguliert das AMPK-System auch den Kohlenhydrat- und Fettstoffwechsel. Und letztlich hemmt aktives AMPK den Signalweg mTOR. Ein ähnlicher Effekt, wie ihn auch die Ernährungsexperten beim Intervallfasten und bei der reduzierten Kalorienaufnahme beobachten. Deswegen verstärken sich Ernährungsrestriktion und Training auch gegenseitig. Zur Erinnerung: Ein gehemmter Signalweg mTOR bremst das Altern. »Die AMPK-Aktivierung könnte ein potenzieller Anti-Aging-Mechanismus sein«, sagt Wackerhage.

Die Muskulatur ist zudem sehr stoffwechselaktiv. Wird sie trainiert, »erhöht sich die Kapazität des Stoffwechsels, und die Muskulatur verbraucht auch Metabolite, wie zum Beispiel Fette, die Risikofaktoren für Erkrankungen sind«, so Wackerhage.

Mehr Muskulatur hilft, die Blutzuckerschwankungen besser im Griff zu behalten (siehe Kapitel 6): Krafttraining ist eine effiziente Waffe gegen Diabetes und metabolisches Syndrom.

Und auch das Immunsystem profitiert: Muskeln produzieren Botenstoffe, wenn sie trainiert werden, die sogenannten Myokine. Über die Blutbahnen werden sie im Körper verteilt, insbesondere das Molekül Interleukin-6, das sonst von Immunzellen produziert wird, um Entzündungen einzudämmen. Muskeltraining unterstützt damit indirekt das Immunsystem, denn es erhöht die Myokin-Konzentration im Blut drastisch. Für solche Vorgänge interessieren sich die Alternsforscher sehr: »Krafttraining hat bedeutsame Folgen, denn es baut nicht nur den Muskel auf, sondern wirkt systemweit: Die Ausschüttung von Botenstoffen nutzt dem ganzen Körper«, sagt Max-Planck-Direktor Adam Antebi. »Wenn wir über die Formbarkeit des Alterns sprechen, spielt dabei sicher auch die Muskulatur eine Rolle, sie ist ein sehr formbares Organ.« Verschiedene Forschergruppen des Max-Planck-Instituts für die Biologie des Alterns arbeiten mit Sportwissenschaftlern zusammen, um die genauen molekularen Mechanismen zu ergründen, mit denen Training gegen verschiedene *Hallmarks of Aging* wirkt – bis hin zur Stammzellenerneuerung im Gehirn. So viel sei aber bereits klar: »Es ist extrem wichtig, dass die Menschen im Alter ihre Muskelmasse bewahren«, so Antebi, der selbst mehrfach die Woche Krafttraining macht, seitdem er auf die 60 zuging. »Ich sehe es an mir selbst, es vollbringt geradezu Wunder.«

Wie viel es für den besten Effekt zu trainieren gilt, hängt bei Krafttraining genauso wie bei der Ausdauer vom individuellen Fitnesslevel ab. »150 Minuten moderates Ausdauertraining plus zweimal Krafttraining pro Woche sind eine gute Richtschnur«, sagt Wackerhage. Für individuelle Trainingspläne am besten einen Kraft- und Beweglichkeitstest machen, zum Beispiel den *Functional Movement Screen*, den auch Sportmediziner Graumann empfiehlt. Oder sich zumindest im Fitnessstudio von einer lizensierten Trainerin einweisen lassen. Möglichkeiten gibt es jedenfalls reichlich, wie Wackerhage betont: Von Hightech-Geräten im Studio über Hanteln und Fitnessbänder daheim bis hin zu Körpergewichtsübungen funktioniert alles. Wichtig sei, darauf zu achten, nicht einseitig zu trainieren, sondern alle Aspekte: Muskelfunktionen, Ausdauer, Koordination und Gleichgewicht.

Das sieht auch Lutz Graumann so. »Unbedingt auf Balance und Stabilität im Alter Wert legen.« Das grundlegende Ziel: Sturzprophylaxe. Graumann kennt die Fälle reichlich aus der Praxis: Senioren, die nachts im Dunkeln auf dem Weg ins Badezimmer stolpern, sich nicht mehr auffangen können und sich Fuß oder Handgelenk brechen. Sein Tipp: Einfache Rituale einbauen, etwa nur auf einem Bein stehend Zähne putzen.

Auch mir empfiehlt er für meine Trainingsoptimierung ein tägliches »Mobilitätsritual«, so wie es etwa asiatische Kulturen pflegen mit Yoga und Tai-Chi. In meinem Fall passen Pilates-

Übungen besser, jeden Morgen 15 Minuten nach dem Aufstehen eine Reihe von Dehn- und Körpergewichtsübungen, ein bisschen Sonnengruß noch dazu, »um in die Geschmeidigkeit des Körpers zu investieren«. Dazu gehört auch Selbstmassage etwa mit der Faszienrolle oder mit einer Massagepistole, betont Graumann. Ansonsten: Neben Tennis als Kardiofitness-Training eine Kombination aus Beweglichkeit und Kraft, zugeschnitten auf meine aktuellen Schwächen Hüftbeuger und Schulter: zweimal die Woche Rumpfstabilität, Squads, Gewichte. In einem Jahr sehen wir uns wieder, um zu sehen, wo ich stehe auf dem Weg zur vitalen 100.

# 8

# ZWISCHEN BIOHACKING UND BLOCKBUSTER-MEDIKAMENTEN

## Auf dem Weg zur Verjüngungsmedizin

Rochester, Minnesota, ist nicht gerade das Zentrum der Welt. Eher *the middle of nowhere*, wie die Amerikaner sagen. Ein Städtchen mit knapp 120 000 Einwohnern, irgendwo zwischen South Dakota, Wisconsin und Iowa, umgeben von plattem Land und dem Mississippi River. Ausländische Touristen verirren sich selten hierher, und auch nur die wenigsten Amerikaner. Außer sie sind krank. Durch einen seltsamen Zufall der Geschichte steht ausgerechnet hier das beste Krankenhaus der USA, manche sagen, das beste der Welt: ein beeindruckendes Gebäudeensemble aus Glas, Stahl und Sandstein, bis zu 20 Stockwerke hoch. Die Mayo-Klinik.

Die Geschichte der Klinik reicht zurück bis in den amerikanischen Bürgerkrieg in den 1860er Jahren, als der britische Immigrant und Arzt William Worrall Mayo hier Soldaten versorgte und später ein erstes Krankenhaus mit 27 Betten eröffnete. Seine Söhne erweiterten das Krankenhaus zur Jahrhundertwende und setzten dabei auf innovative Behandlungsmethoden. Und auf ein neues Konzept: Teams von Fachärzten kombinierten ihre Fähigkeiten in einer integrierten, fachübergreifenden Gruppenpraxis. Zugleich wandelten die Mayo-Brüder die Klinikgesellschaft in eine gemeinnützige Stiftung um: Die erwirtschafteten Gewinne müssen in die medizinische Forschung und die Patientenversorgung reinvestiert werden.

Heute ist das ein sehr erklecklicher Betrag. Die Mayo-Klinik, inklusive ihrer Außenposten von Florida bis London, macht rund 18 Milliarden Dollar Umsatz, hat knapp 80 000 Beschäftigte und versorgt im Jahr rund eine Million Patienten. Vor allem aber setzt die Klinik dank zahlreicher angeschlossener medizinischer Hochschulen und Institute weiter stark auf Forschung und Innovation. Kein Wunder, dass in der Mayo-Klinik etliche neue Therapien entwickelt wurden und dass dort zahlreiche Nobelpreisträger und Spitzenforscherinnen arbeiten.

Einer von ihnen ist James Kirkland, Professor für Physiologie und Medizin, und lange Direktor des Center on Aging der Mayo-Klinik. Er forscht »zu Auswirkungen der Zellalterung auf altersbedingte Funktionsstörungen und chronische Krankheiten«. Anderes gesagt: Er ist der einflussreichste Forscher zu seneszenten Zellen, jenen Zombiezellen, die die Alterung beschleunigen und zu vielen Krankheiten beitragen (siehe Kapitel 4). Es war wesentlich seine Idee, durch das Entfernen seneszenter Zellen altersbedingte chronische Krankheiten zu verhindern oder deren Folgen teilweise rückgängig zu machen – und so die Gesundheitsspanne zu verlängern. Von seinem Forscherteam stammen die ersten beeindruckenden Experimente der frühen 2010er Jahre, die alte Mäuse wieder jung und frisch werden ließen, nachdem ihnen die Zombiezellen entfernt wurden. Seither erhoffen sich viele von diesem Ansatz ein erstes echtes Anti-Aging-Medikament.

»Die Beseitigung seneszenter Zellen hat sich als plausible therapeutische Strategie zur Verhinderung, Verzögerung oder

Linderung zahlreicher Krankheiten und altersbedingter Funktionsstörungen erwiesen«, sagt Kirkland. Mitte 2024 liefen rund 85 klinische Studien, bei denen die Wirkung der Zellsäuberung auf verschiedenste Krankheiten untersucht wurde. Etwa auf Krebs, Alzheimer und Covid. Im vergangenen Jahrzehnt haben Kirkland und seine Mayo-Kollegen fast zwei Dutzend Molekülverbindungen entdeckt, die sich als sogenannte Senolytica eignen, als Zombiezellenkiller. Gleichzeitig stellte sich heraus, dass Medikamente, die sich gegen andere Krankheiten richten, etwa die CAR-T-Krebstherapie und die zielgenaue Chemotherapie ADC, auch gegen seneszente Zellen wirken. Mittlerweile häufen sich vielversprechende Zwischenergebnisse aus den Studien, sie »deuten auf therapeutische und präventive Möglichkeiten zur Verzögerung von Multimorbidität und zur Verlängerung der Lebensdauer hin«, sagt Kirkland. Zu der Erkenntnis hätten nicht zuletzt auch Forschungsergebnisse aus Berlin beigetragen, wie Kirkland betont: Wissenschaftler um Clemens Schmitt, Direktor des Molekularen Krebsforschungszentrums der Charité, hatten herausgefunden, dass schwere Covid-Verläufe mit Zellseneszenz zusammenhängen. Die Infektion führt zu einer lawinenartigen Entzündungsreaktion des zellulären Stressprogramms, an deren Ende die Covid-typische Lungenentzündung steht.

Mayo-Professor Kirkland verbindet mit Berlin aber neben solcher Spitzenforschung noch ganz andere Erinnerungen, erzählt er: In den 1970er Jahren verbrachte er als Student einige Zeit in der geteilten Stadt und nutzte seinen kanadischen Pass, um auch immer mal wieder nach Ost-Berlin zu reisen, »wegen der günstigen Ost-Mark«. Prompt wurde er von russischen Soldaten verhaftet und vom KGB vernommen. Glücklicherweise war er schnell wieder frei und schnell auf dem Weg, einer der führenden Gerontologen der Welt zu werden.

Mehr als ein Jahrzehnt nach Kirklands ersten Seneszenz-Studien sind allerdings noch keine Zombiekiller-Medikamente zugelassen. Woran liegt das? Kirkland lächelt und mahnt Geduld an. Auch wenn heute die Therapieentwicklung deutlich schneller laufe, bräuchten ganz neue Technologien eben doch ausführliche Untersuchungen. Zumal seneszente Zellen keine reinen Bösewichter wie etwa Tumorzellen sind. Sie helfen auch bei der Gewebereparatur. Und bei der Geburt tragen sie dazu bei, dass das Baby aus dem Geburtskanal befördert wird.

Normalerweise werden diese nützlichen seneszenten Zellen allerdings innerhalb weniger Tage vom Immunsystem abgeräumt. Zum Problem werden sie, wenn das nicht passiert. Der Hauptgrund, so scheint es: zunehmendes Alter. Mit der Zeit bleiben immer mehr Zombiezellen liegen, das Immunsystem arbeitet nicht mehr effizient genug. Sie sammeln sich an. Krankheiten wie Krebs sowie die üblichen Verdächtigen beschleunigen die Zombiezellenanhäufung noch: Übergewicht, Rauchen und Bewegungsmangel seien die Hauptfaktoren, so Kirkland.

Und im Gegenzug: »Durch Bewegung und Sport wird die Bildung seneszenter Zellen verlangsamt«, betont der Mayo-Professor. Bei fitten Menschen gelingt es dem Immunsystem besser und länger, die Problemzellen abzuräumen.

Richtig problematisch wird es, wenn sich irgendwann zu viele Zombiezellen angehäuft haben, meist bei Menschen über 50. Dann wird ein »Kipppunkt erreicht, an dem die Fülle der seneszenten Zellen die Fähigkeit des Immunsystems übersteigt, sie zu beseitigen«, so Kirkland. Und dann beginnen sie, das Immunsystem zu schädigen, und setzen allerlei andere schädliche Prozesse in Gang, die das Altern messbar beschleunigen – vor allem chronische Entzündungen.

Das Faszinierende sei, betont Kirkland, dass die Zombiezellen sich überall im Körper anhäufen, sobald sie auch nur an einem

Ort die Macht übernommen haben. Experimente zeigen, dass wenn zum Beispiel im Fettgewebe Seneszenz ausgelöst wird, die Zombiezellen wenig später auch im Gehirn auftreten. Und umgekehrt: Beseitigt man die Zellen aus dem Fettgewebe, sind sie wenig später auch im Gehirn wieder verschwunden. All das trägt zu Kirklands Schlussfolgerung bei: »Die systemische Beseitigung seneszenter Zellen durch pharmakologische Mittel führt zu einer Abschwächung der anderen Kennzeichen des Alterns und kann zahlreiche altersbedingte Störungen und Krankheiten verzögern, verhindern oder lindern.«

Nun, da solche Grundlagen zunehmend gut erforscht sind, konzentrieren sich Kirkland und sein Team auf den nächsten Schritt: Medikamente zu entwickeln, die seneszente Zellen selektiv eliminieren. Etwa indem die Schutzmechanismen seneszenter Zellen vorübergehend deaktiviert werden, so dass sie »Selbstmord« begehen, anstatt Zellen in ihrer Umgebung zu töten. Oder indem das Immunsystem stimuliert wird, die Zombiezellen besser abzuräumen.

Wie schwer es aber am Ende immer ist, selbst aus den überzeugendsten Grundlagenstudien ein Medikament zu entwickeln, zeigt der Fall Unity Biotechnology. Das Start-up sollte schon in der vergangenen Dekade der Pionier einer neuen Anti-Aging-Medizin sein – und brachte dafür alle Voraussetzungen mit. Gegründet wurde es unter anderem von der Seneszenz-Expertin Judith Campisi, die viele einschlägige Studien zur Wirksamkeit von Senolytika in Mäusen gemacht hatte. Auch Kirkland und ein weiterer Mayo-Kollege waren anfangs mit an Bord. Das Ziel: Arthrose im Knie beseitigen, im Idealfall sogar das Gewebe zu regenerieren. In den Mausversuchen von Campisi hatte das ausgesprochen gut funktioniert. Das junge Unternehmen sammelte in kürzester Zeit bekannte Wissenschaftler und über 300 Millionen Dollar Startkapital von bekannten Investoren wie Amazon-Chef

Jeff Bezos ein. Die Aufregung wurde noch größer, als der erste, vor allem die Verträglichkeit testende Teil einer klinischen Studie mit dem Therapiekandidaten UBX0101 vielversprechende Ergebnisse lieferte: Arthritispatienten, die mit dem Senolytikum behandelt wurden, hatten weniger Schmerzen. Unity ging an die Börse, der Unternehmenswert näherte sich einer Milliarde Dollar, und viele hofften, die Geburt einer neuen Verjüngungsmedizin zu erleben.

Aber in der zweiten Phase floppte die Therapie. Den mit UBX0101 behandelten Arthritispatienten ging es nicht besser als jenen, die ein Placebo bekamen. Das war 2020. Nun bedeutet das keineswegs, dass die Beseitigung seneszenter Zellen doch kein Therapieziel ist. Klinische Studien scheitern aus zahllosen Gründen, wir erinnern uns an die warnenden Worte von Biontech-Chefmedizinerin Özlem Türeci: Der Teufel liegt im Detail. Im Fall von Unity dürften gleich mehrere Dinge zusammengekommen sein. Zum Beispiel wurden die vielversprechenden Mausversuche mit jüngeren Tieren gemacht, die menschlichen Patienten waren schon relativ alt. Vielleicht war das Seneszenz-Limit bei ihnen längst überschritten, und die Wirkung verpuffte. Zudem bekamen die Patienten das Senolytikum nur einmal, vielleicht hätten sie mehrfach behandelt werden müssen. Andererseits: Vielleicht würden dann zu viele gesunde Zellen zerstört. Es ist also kompliziert.

Kirkland hatte seine Zusammenarbeit mit Unity auch früh schon wieder aufgegeben, weil er sowohl das Anwendungsgebiet – Arthrose – als auch die Wirkstoffauswahl für falsch hielt. »Wir waren besorgt, dass es einfach kein gutes Senolytikum sein würde.« Womit er leider recht hatte.

Nicht ganz unwahrscheinlich scheint, dass UBX0101 versagt haben könnte, weil es nicht genug Zellen abtötete, um den Patienten zu helfen. Aber auch das ließ sich damals nicht prüfen, denn um die Anzahl der seneszenten Zellen in den Gelenken der behandelten Patienten zu testen, hätten die Chirurgen anschließend den Knorpel der Patienten entfernen müssen – was wiederum bedeutet hätte, dass die Patienten ein neues Knie bräuchten.

Und warum nicht einfach in einer neuen Studie die offenbar gemachten Fehler ausmerzen? Weil das zu viel Geld kostet und die Investoren unruhig wurden. Unity konzentriert sich nun auf einen anderen Therapiekandidaten, der seneszente Zellen in den Augen entfernt. Das funktioniert bislang recht gut. Behandelte Patienten gewannen einen Teil ihrer Sehkraft zurück. 2024, bei Drucklegung dieses Buches, war das Medikament in der dritten und letzten Phase einer klinischen Studie.

Mayo-Professor Kirkland ist zuversichtlich, dass sich bei der Entwicklung von Anti-Aging-Medikamenten »einige aufregende Dinge für die Zukunft« abzeichnen. Viele Alterns-Grundlagenforscher haben sich unter Kirklands Leitung im »Translational Geroscience Network« zusammengeschlossen, um das Wissen aus den Universitäts- und Kliniklaboren schneller in die Medikamentenentwicklung zu bringen. Die Wissenschaftler schauen dabei in den Studien stets auf »mehrere oder am besten alle fundamentalen Alterungsmechanismen« gleichzeitig, wie Kirkland betont.

»Spannend an den Kennzeichen des Alters ist nicht zuletzt, dass sie miteinander verbunden sind. Man muss nicht alle zwölf Merkmale einzeln behandeln«, erklärt Nir Barzilai, Direktor des Altersinstituts des Einstein College of Medicine. »Es reicht, zunächst eines davon zu behandeln, und schon hat man eine Wirkung. Und das ist eine ziemlich wichtige Entdeckung.«

Findet sich also eine Therapie, ein Wirkstoff, der gut verträglich gegen ein bestimmtes Alterungskennzeichen wie seneszente Zellen wirkt, werden damit wohl auch andere wie zum Beispiel chronische Entzündungen bekämpft. Und es sind bereits solche Wirkstoffe bekannt, die eine übergreifende Wirkung auf

Alterungsprozesse zu haben scheinen. Einer davon ist sogar bereits seit 60 Jahren als Medikament zugelassen.

Diabetes ist eine der am weitesten verbreiteten Zivilisationskrankheiten mit allein 60 Millionen Patienten in Europa. Zum Glück gibt es schon lange effektive Arzneimittel, die helfen, den Blutzucker zu kontrollieren. Das wohl am besten erforschte, wirksamste und auch noch billigste ist Metformin. Die natürliche Version des Wirkstoffs findet sich in der Heilpflanze *Galega officinalis*, auch unter dem Namen Geißraute bekannt, die schon im späten Mittelalter als Mittel gegen die Pest und andere Krankheiten empfohlen wurde. Der in Metformin enthaltene Wirkstoff senkt den Blutzuckerspiegel effektiv und steht deswegen schon lange auf der Liste der Weltgesundheitsorganisation (WHO) für essenzielle Medikamente.

Nach der Jahrtausendwende begannen Pharmaforscher darüber nachzudenken, warum Metformin eigentlich so wahnsinnig gut bei Diabetes funktioniert. Sie verglichen die Wirkung mit anderen Diabetesmedikamenten und machten dabei eine verblüffende Entdeckung: Diabetiker, die Metformin einnahmen, hatten eine deutlich geringere Sterblichkeitsrate als andere Diabetespatienten. Und sie lebten im Schnitt 15 Prozent länger als alle anderen Patienten, die zum Vergleich herangezogen wurden. Die Gesundheit von regelmäßigen Metformin-Nutzern, so zeigten Folgestudien, scheint noch dazu in allen möglichen Bereichen besser zu sein. Vor allem erkrankten sie bis über 20 Prozent seltener an Krebs im Vergleich zu Patienten, die zwei andere bekannte Diabetesmedikamente nahmen. Sie hatten auch weniger Herzattacken und litten seltener an Alzheimer.

Diese Ergebnisse lockten schließlich die Longevity-Forscher an. Allen voran Nir Barzilai. Er hatte selbst Metformin verschrieben bekommen, weil er prädiabetisch und übergewichtig war. Wer Metformin einnimmt, verliert in der Regel relativ schnell mehrere

Kilo an Gewicht, da der Blutzucker nicht mehr so hochschießt und der Appetit gesenkt wird. Das Medikament reguliert also den Metabolismus. Barzilai begann, die biochemische Wirkung mit Blick auf die bekannten Alterungsmechanismen genauer zu untersuchen. Die Ergebnisse beeindruckten ihn: Metformin »schwächt Alterungsmerkmale und deren Zusammenspiel, indem es die Nährstoffaufnahme verbessert, die Autophagie und die interzelluläre Kommunikation fördert, vor makromolekularen Schäden schützt, die Stammzellalterung verzögert, die mitochondriale Funktion moduliert, die Transkription reguliert und die Telomerabnutzung und Seneszenz verringert«, so fasst er seine Forschung im Wissenschaftsjournal *Cell* zusammen.

Konkret aktiviert Metformin das AMPK-Enzym, das die Fettverbrennung stimuliert und die Bildung von Cholesterin hemmt. AMPK spielt wegen seiner Funktion als wohl wichtigster Energiesensor der Zelle nicht zuletzt auch eine Hauptrolle in der Forschung von David Sinclair. Das damit verbundene Gen gilt als eines der Longevity-Gene.

Barzilais Schlussfolgerung: »Diese Eigenschaften machen Metformin zu einem attraktiven Gerotherapeutikum, das in Studien am Menschen eingesetzt werden kann.« Warum wirkt Metformin so gut? Es ahmt unter anderem sehr konzentriert die Wirkung von Fasten und Sport nach, indem es den Stoffwechsel verbessert und die Autophagie aktiviert. »Ich bin kein Prädiabetiker mehr, ich bin nicht mehr übergewichtig, aber ich nehme weiter Metformin«, sagt Barzilai. »Die Vorteile sind meiner Meinung nach so überwältigend.«

In den vergangenen Jahren wurden die Anstrengungen vervielfacht, Metformin genauer zu untersuchen, denn es hatten sich in den Langzeitvergleichen der vielen damit behandelten Diabetiker noch andere Gesundheitsvorteile angedeutet: Das Diabetesmedikament zeigte deutlich entzündungshemmende Wirkung und half offenbar auch bei viralen Erkrankungen. Einige Wissenschaftler fragten sich bereits, ob hier unbemerkt schon lange ein Wundermittel schlummerte. Normalerweise zerschlägt sich solcher Optimismus schnell, sobald viele Wissenschaftler genauer hinschauen. Im Fall von Metformin aber haben sich die Hinweise bislang bestätigt. Auch wegen eines Zufalls: Die Coronapandemie brachte die ideale Gelegenheit, die mögliche antivirale Wirkung von Metformin zu testen. Fast ein Dutzend Studien untersuchten, ob das Medikament bei Covid oder Long Covid hilft. Und die Antwort war jedes Mal: Ja! Mehrere US-Krankenhäuser erprobten zum Beispiel die Versorgung von nicht-stationären Covid-Patienten mit Metformin, um Long Covid zu vermeiden. Tatsächlich trat Long Covid um 41 Prozent seltener auf als in der mit einem Placebo versorgten Vergleichsgruppe. Ähnliche Ergebnisse lieferte eine Studie mit zehntausenden Lungenentzündungspatienten. 20 Prozent von ihnen nahmen Metformin. Ihre Sterberate war deutlich geringer als bei den anderen Patienten.

Das ist erst mal verblüffend. Ein Diabetesmedikament stoppt Viren? Die ganz genauen Mechanismen müssen noch untersucht werden, aber so viel ist schon klar: Die zusammenhängenden zellulären Prozesse von Altern und Krankheiten werden von einigen zentralen Schaltern bedient. Metformin scheint einen richtigen umzulegen.

»Bei Metformin wussten wir schon länger, dass es Herzkrankheiten, Krebs, Diabetes, kognitivem Verfall und Sterblichkeit vorbeugt«, sagt Einstein-Professor Barzilai. »Aber schauen Sie, was sich nicht zuletzt während der Covid-Studien zeigte: Es geht auch um Immunität, und es gibt eine Wirkung gegen Grippe.« Und nun? »Mit unseren Daten kann jeder Arzt, jede Ärztin das Medikament umwidmen. Ein Medikament, das seit Jahrzehnten bereits zugelassen und erwiesenermaßen sehr sicher ist.« In Expertenkreisen sehen das inzwischen viele so. Und ebenso viele – darunter

Barzilai und Sinclair – nutzen Metformin inzwischen »off-label«, wie es in der Pharmafachsprache heißt: anders als in Packungsbeilage und Zulassung vorgesehen. Also nicht zur Diabetesbehandlung, sondern als generelles Anti-Aging-Präparat. Sollte Metformin also jetzt schon breit genutzt und verschrieben werden?

Genau diese Frage stellte auch der Harvard-Medizinprofessor und Diabetikexperte am Massachusetts General Hospital Alexander Soukas in einer Untersuchung: »Metformin as Anti-Aging Therapy: Is It for Everyone?«. Seine Antwort, und die vieler praktizierender Mediziner: Nein! »Trotz seiner weit verbreiteten Anwendung sind die Mechanismen, durch die Metformin positive Auswirkungen auf das Altern hat, noch weitgehend unbekannt«, urteilt der Harvard-Professor. »Außerdem profitieren nicht alle Personen, denen Metformin verschrieben wurde, in gleichem Maße davon, und bei einigen treten Nebenwirkungen auf.« Manche Menschen klagen über anhaltende Übelkeit.

Vor allem aber könnte das Medikament Trainingseffekte beim Sport zunichtemachen: Metformin scheint laut manchen Studien den Aufbau von Kondition und Ausdauer, insbesondere VO2 Max, zu verhindern. Weswegen die Einnahme zwar schlecht trainierten, übergewichtigen Menschen helfen, für gut sportliche, vitale Menschen aber eher kontraproduktiv sein könnte.

Auch deswegen betont Harvard-Forscher Soukas: »Bevor Metformin zur Standardtherapie gegen das Altern werden kann, ist ein genaueres Verständnis der Wirkungen des Medikaments beim Menschen erforderlich.«

Ähnlich sieht das auch Max-Planck-Direktor Adam Antebi. Zwar seien die Metformin-Daten äußerst vielversprechend. »Dennoch denke ich, dass wir auch hier vorsichtig sein müssen, denn Alterungsprozesse sind dynamisch«, so Antebi, der betont, kein Metformin zu nehmen. So könne es sein, dass man auf das Medikament im mittleren Alter sehr gut reagiert, mit

70 oder 80 aber nicht mehr. »Später im Leben kann es eventuell auch toxische oder schädliche Auswirkungen haben.« Zur Sicherheit brauche es mehr Untersuchungen. »Der Körper ist ein sehr komplexes Gebilde, und jeder Mensch reagiert individuell auf das Altern.«

Deswegen sind Barzilai und weitere Forscher auch dabei, eine große Metformin-Studie auf die Beine zu stellen: Die Wirkung des Medikaments soll bei 3000 Menschen im Alter von 65 bis 79 Jahren über sechs Jahre beobachtet werden. Die amerikanische Arzneimittelbehörde hat die Studie »Targeting Ageing with Metformin« (Tame) bereits genehmigt. Das ist durchaus ein großer Schritt, denn bislang werden Altern und Sterblichkeit allgemein nicht als Anwendungsgebiet bei der Medikamentenzulassung anerkannt. Auch mitwirkende Mediziner und Kliniken gibt es schon, allein das Geld ist knapp. Da Metformin schon so lange auf dem Markt ist, genießt es keinen Patentschutz mehr und kostet nur ein paar Cent pro Dosis. Deswegen zeigt die pharmazeutische Industrie kein Interesse, die wohl fast 40 Millionen Euro verschlingende Langzeitstudie zu finanzieren. Bleibt die Frage, warum hier nicht mehr staatliche Zuschüsse fließen, denn der Nutzen für die öffentliche Gesundheit wäre im gar nicht so unwahrscheinlichen Erfolgsfall groß.

Barzilai ist auch etwas ratlos (und aufgebracht): »Es wird noch gerätselt, was genau Metformin eigentlich macht. Die einfache Antwort ist: Es bekämpft die Kennzeichen des Alterns. Und das macht es zu einem sehr guten Gerotherapeutikum.«

Viele Longevity-Forscher halten es inzwischen für einen klugen Weg, im ersten Schritt nicht brandneue Technologien für das Altern zu entwickeln, sondern mögliche breite Anti-Aging-Effekte bereits zugelassener Medikamente zu prüfen. Und dann auf eine Umwidmung zu drängen. Denn Metformin ist nicht das einzige

Präparat, das hierfür in Frage kommt. Verschiedene bekannte Medikamente sind in den vergangenen Jahren bei näherem Hinschauen aufgefallen. Sie haben alle auf die eine oder andere Art, wie Metformin auch, mit dem Metabolismus zu tun, insbesondere der Regulierung von Blutzucker und Gewicht. Was am Ende keine Überraschung sein dürfte: Sie steuern also dieselben molekularen Signalwege im Körper an, die auch wesentlich durch Ernährung und Bewegung beeinflusst werden. Diese Übereinstimmung ist höchst ermutigend, denn sie zeigt, dass die Alternsforscher die richtigen Hebel kennen.

Zu den interessanten Arzneimitteln gehören etwa sogenannte SGLT2-Hemmer, erst im vergangenen Jahrzehnt zugelassene Antidiabetika, die zu einer verstärkten Ausscheidung von Glukose über den Urin führen. Der hohe Blutzucker wird quasi weggepinkelt. Dazu stellte sich schnell heraus, dass diese Hemmstoffe auch bei Herzinsuffizienz und einer chronischen Nierenerkrankung helfen. Inzwischen haben die Seneszenz-Forscher der Mayo-Klinik ein genaues Auge auf das Arzneimittel.

Die beeindruckendste Karriere aber haben neuartige Abnehmspritzen hingelegt. Die bekanntesten tragen die Markennamen Wegovy und Ozempic. Sie haben den Hersteller, das eben noch weitgehend unbekannte dänische Biotechnologie-Unternehmen Novo Nordisk, im Nu zum wertvollsten Unternehmen Europas gemacht. Das Versprechen des Medikaments ist in der Tat höchst verlockend, nämlich dass man mit nur einer wöchentlichen Spritze innerhalb kurzer Zeit 10 oder sogar 20 Kilo abnehmen kann. Allerlei Entertainmentstars und prominente Persönlichkeiten von Tesla-Chef Elon Musk bis Popstar Robbie Williams bestätigten das öffentlichkeitswirksam: Sie berichteten in Interviews und auf sozialen Medien, wie sie dank der dänischen Abnehmspritze schnell schlanker wurden. Der Run auf die Medikamente war so groß, dass es zu Lieferengpässen kam.

Fachlich gehören die neuen Abnehmmedikamente zu den sogenannten GLP-1-Rezeptoragonisten. Das Darmhormon GLP-1 löst im Gehirn ein Sättigungsgefühl aus und hat einen appetitdämpfenden Effekt. Die Wirkung der Spritzen sei überzeugender als die aller anderen Medikamente, die beim Abnehmen helfen sollten, sagt der Ernährungsmediziner Hans Hauner von der Technischen Universität München, der eine neue Leitlinie für die Behandlung von Übergewicht und Fettleibigkeit mitkoordiniert. Und die Fachzeitschrift *Science* ernannte die GLP-1-Medikamentengruppe, zu der die Abnehmspritzen gehören, zum wissenschaftlichen Durchbruch des Jahres 2023. Diese Medikamente, so die Begründung, veränderten nicht nur die Behandlung, sondern auch das Verständnis von Fettleibigkeit – »als eine chronische Krankheit mit biologischen Ursachen«.

Darin liegt natürlich die eigentliche Bedeutung der neuen Wirkstoffe. Sie bekämpfen einen der größten Risikofaktoren für die führenden Todesursachen von Krebs bis Herzinfarkt: Übergewicht. Gleichzeitig wirken sie gegen verschiedene Kennzeichen des Alterns. Eine effektive Abnehmspritze kann also ein Longevity-Medikament durch die Hintertür sein.

Im Fall der GLP-1-Medikamente deutet sich genau die breite Wirkung an, die sich die Longevity-Forscher von einem Anti-Aging-Präparat erwarten. Laut einer Studie, die im November 2023 im *New England Journal of Medicine* veröffentlicht wurde, kann der in den Abnehmspritzen enthaltene Wirkstoff das Risiko für Herzinfarkte und Schlaganfälle um 20 Prozent senken. (Allerdings wurden ausschließlich Menschen untersucht, die bereits an Herzproblemen und Übergewicht litten.) Zugleich stellte sich in verschiedenen Untersuchungen heraus, dass die GLP-1-Medikamente auch eine entzündungshemmende Wirkung im Gehirn entfalten und das Fortschreiten von vorhandenen Nierenerkrankungen um ein Viertel verlangsamen.

Und offenbar hilft Wegovy bei Suchterkrankungen:

Eine Fallstudie, veröffentlicht im *Journal of Clinical Psychiatry*, berichtet, dass sich bei alkoholabhängigen Patienten, die Wegovy zur Gewichtsabnahme erhielten, die Alkoholismussymptome signifikant verringerten. Nun wird untersucht, ob das Medikament generell zur Behandlung von Alkohol- oder Nikotinabhängigkeit geeignet ist.

Vieles deutet jedenfalls darauf hin, dass der in den Abnehmspritzen enthaltene Wirkstoff wichtige, miteinander vernetzte Kontrollzentren im Körper beeinflusst und möglicherweise einen positiven Effekt auf die Gesundheit des Gehirns hat. »Die Wirksamkeit gegen Alzheimer ist noch nicht belegt, sondern eine Hypothese, der wir nachgehen«, sagte Lotte Bjerre Knudsen Anfang 2024 im SPIEGEL-Interview. Die Dänin entwickelt bereits seit 1989 Arzneimittel für Novo Nordisk und gilt als Erfinderin der Diätspritzen. »Beim Einsatz gegen Herzschwäche jedoch ist die Datenlage tatsächlich phänomenal. Das liegt daran, dass GLP-1-Produkte unter anderem Entzündungsprozesse im Körper abschwächen.« Lässt es sich künftig nun also bedenkenlos schlemmen ohne Ende, und alle daraus folgenden Probleme werden einfach weggespritzt? »Solch ein Lebensstil ist sicherlich nicht gesund. Da hilft auch die Abnehmspritze nicht. Werde ich auf ihren Einsatz angesprochen, antworte ich gern: ›Wenn Sie den Luxus haben wollen, alt zu werden, dann sollten Sie sich um sich kümmern.‹ Und damit meine ich nicht, unser Medikament zu nehmen«, sagt Knudsen.

Zumal es noch keine Studien gibt, mit denen sich langfristige Folgen nachweisen ließen, dazu ist Wegovy zu neu auf dem Markt. Ob es als dauerhafte Therapie taugt, ob sich der Körper möglicherweise an den Wirkstoff gewöhnt und der Effekt nachlässt, ob es zu anderen unerwünschten Folgen kommt: alles ungewiss.

Knudsen und die Novo-Nordisk-Forscher haben sich unterdessen bereits ein weit größeres Ziel gesteckt: die Fettleibigkeit auszurotten. Langfristig soll die Behandlung von Stoffwechselkrankheiten revolutioniert werden. Etwa mit Hilfe von Genome Editing und der Genschere CRISPR. Dazu soll eine neuartige Therapie das menschliche Erbgut so manipulieren, dass die Verbrennung von Energie angekurbelt wird, was zu einer Gewichtsabnahme führt. Um die Entwicklung solcher bahnbrechenden Therapien zu beschleunigen, steckt der Mehrheitseigner des Unternehmens, die Novo Nordisk Stiftung, 80 Millionen Dollar in den Bau eines Supercomputers mit Nvidia-Technologie. Die Idee sei, »extreme KI-Rechenleistung« für die »Entdeckung von Medikamenten, für Krankheitsdiagnose und -behandlung« einzusetzen, so Mads Krogsgaard Thomsen, CEO der Novo Nordisk Foundation.

Gerade am Beispiel der Abnehmspritzen zeigt sich jedoch das bereits erwähnte Problem, das die Verjüngungsmedizin mit sich bringt: Noch immer sind die Gesundheitssysteme auf konkrete Krankheiten geeicht. Allgemeine Alterserscheinungen zu bekämpfen, gilt entweder als irrelevant, nicht systemkonform oder zumindest Privatsache. Die gesetzlichen Krankenkassen in Deutschland erstatten Wegovy als Mittel der Gewichtsreduktion nicht, auch wenn ein Arzt es verschrieben hat. Daran dürfte sich so bald nichts ändern. Der Gemeinsame Bundesausschuss als oberstes Gremium von Ärzten und Krankenkassen im deutschen Gesundheitswesen hat das Mittel offiziell als Lifestylemedikament eingeordnet. Solche Arzneien werden von den gesetzlichen Kassen nicht übernommen.

Rund 300 Euro kostet Wegovy für vier Wochen, bei einer maximalen Dosis von 2,4 Milligramm pro Woche. Das Dilemma: Mal eben eine Kassenleistung abzurufen, damit nächsten Monat der Anzug zur Hochzeit passt, kann nicht Sinn der Sache sein.

Anderseits: ein potenzielles Verjüngungsmedikament, das nur für Spitzenverdiener zugänglich ist? Oder in Deutschland zumindest nur für Privatversicherte? Ein bedenklicher Weg, nicht nur gesundheits-, sondern auch gesellschaftspolitisch.

Der enorme Erfolg der Abnehmspritzen gibt einen Vorgeschmack, wie viel Geld in breit wirkenden Anti-Aging-Präparaten steckt. Und das ist auch prinzipiell gut so, denn die Aussicht auf Milliardengeschäfte motiviert Pharma- und Biotechnologiefirmen weltweit, mehr Zeit und Geld in die Forschung zu möglichen Therapeutika zu stecken. Auch der deutsche Pharmariese Bayer investiert stark in Zelltherapien und übernahm dazu das führende, auf Stammzellen spezialisierte Biotech-Unternehmen BlueRock für mehr als eine halbe Milliarde Euro.

Besondere Hoffnungen setzt Bayer zunächst auf eine Stammzelltherapie gegen Parkinson. Dabei sollen Neuronen ersetzt werden, die bei der Parkinsonkrankheit verloren gehen. Neue Neuronen werden aus pluripotenten Stammzellen gewonnen, also jenen embryonalen Super-Stammzellen, die der Nobelpreisträger Shinya Yamanaka erforschte und die sich in alle möglichen Zellen weiterentwickeln können. Sie werden im Rahmen einer Operation in das Gehirn eines Parkinsonpatienten implantiert. Nach der Transplantation haben diese Zellen das Potenzial, neuronale Netzwerke, die durch die Krankheit zerstört wurden, zu regenerieren und sowohl motorische wie nichtmotorische Funktionen bei Patienten wiederherzustellen. Noch läuft die klinische Studie, aber gezeigt hat sich bereits, dass die Zelltherapie prinzipiell funktioniert und offenbar ohne größere Nebenwirkungen tatsächlich neue Neuronen entstehen. Wenn sich das bestätigt, könnte das von Bayer und BlueRock entwickelte Medikament nicht nur das erste gut wirksame Therapeutikum gegen Parkinson werden, sondern zugleich der wegweisende Testfall für pluripotente Stammzelltherapie.

Mit einer Zulassung ist frühestens 2026 zu rechnen, aber ähnlich wie Biontech will Bayer auf eine Welt neuer Therapien vorbereitet sein: Ende 2023 steckte der deutsche Konzern vorsorglich eine Viertelmilliarde Dollar in eine Produktionsanlage für mögliche Stammzellmedikamente. Die neue Anlage stelle sicher, »dass unsere Investitionen in Zelltherapien für Patienten auf der ganzen Welt Realität werden können«, so Bayer-Vorstand Stefan Oelrich. »Zelltherapien stellen eine wichtige Möglichkeit dar, Krankheiten grundlegend anders zu behandeln, indem sie auf die zugrunde liegende Ursache abzielen oder den menschlichen Körper in die Lage versetzen, lebenswichtige Funktionen wiederherzustellen.«

Die großen Pharmakonzerne sind nicht mehr die Einzigen, die darauf setzen, dass sich die Entwicklung von Anti-Aging-Therapeutika zu einem großen Geschäft entwickeln wird. Oder sogar zum »größten Geschäft aller Zeiten«, wie Michael Greve sagt. Er hat ein bisschen Erfahrung mit neuer Technologie. In den 1990er Jahren gründete Greve mit seinem Bruder die Internetportale web.de und lastminute.de und verkaufte beide später für mehrere hundert Millionen Euro. Behalten hat er nur die alten Firmenräume, eine riesige Loft-Etage in der ehemaligen Pfaff-Nähmaschinenfabrik in Karlsruhe-Durlach. Heute arbeitet hier zwischen schicken Sofas und großen Altbaufenstern nur noch eine Handvoll Leute, die in neue Technologiefirmen investieren. Greve hat unter anderem das Sprachlern-Start-up Babbel mit angeschoben. Inzwischen aber konzentriert er sich nur noch auf ein Feld: neue Biotech-Unternehmen mit dem Schwerpunkt Anti-Anging-Therapien. »Ich habe irgendwann angefangen, mich mit meiner eigenen Gesundheit auseinanderzusetzen – und was ich tun kann, um sie so lange wie möglich zu erhalten«, sagt Greve. Er ist mittlerweile knapp 60, fit und durchtrainiert. Das war längst nicht immer so – im Gegenteil. »Ich habe lange extrem ungesund gelebt.« Endlose Nächte im Büro mit Red Bull und Zigaretten, dazwischen die schnelle Pizza, irgendwann dann 20 Kilo Übergewicht und ein »allgemein schlechter körperlicher Zustand«. Wie auch vielen Silicon-Valley-Größen fiel Greve auf, dass sich mit Aufkommen der künstlichen Intelligenz viel in der Alternsforschung tut. »Und dass mit der Longevity-Biotechnologie ein neuer Bereich der Medizin entsteht.« Verbunden mit der Chance, einen ganz neuen Technologiemarkt zu entwickeln. 2015 gründete Greve zunächst eine Stiftung mit dem Namen *Forever Healthy*. Was allerdings dazu führte, dass viele Leute dachten, Greve gehöre zu den spleenigen Milliardären, die unsterblich werden wollen. »Es geht aber darum, länger gesund zu leben«, betont er. 300 Millionen Euro will Greve nach und nach in Start-ups investieren, die molekulare Longevity-Technologien entwickeln. »Es reicht nicht, dass wir forschen, sondern wir müssen, wenn wir den Markt wirklich beschleunigen wollen, die Forschung in Produkte umwandeln«, sagt Greve.

Was keine leichte Aufgabe sei: »Grundsätzlich ist Deutschland ein extrem schwieriges Umfeld für fortgeschrittene Hightech.« Deswegen sollen noch mehr private Investoren angelockt werden. Die *Forever Healthy*-Stiftung veranstaltet dazu unter anderem einen jährlichen »Rejuvenation Summit« in Berlin, eine Art Gipfeltreffen von Geldgebern und Start-ups aus der Longevity-Forschung. Vielversprechende Ansätze gebe es mittlerweile reichlich, findet Greve, etwa das von ihm mitfinanzierte Start-up Cyclarity, dessen Therapeutika arterielle Plaque beseitigen sollen, um Herzinfarkte zu verhindern. Oder ein Forschungsunternehmen zweier Wissenschaftler aus Berkeley, die mittels »einer neuen Klasse von Wirkstoffen die Blutgefäße des Gehirns wiederherstellen sollen, um das alternde Gehirn zu verjüngen.«

Alles noch ein bisschen weit weg und zu gewagt? »Neue Technologien klingen immer gerne esoterisch oder nach Science-Fiction, bis sie auf einmal Realität werden«, sagt Greve. »Und dann ist das zehn Jahre später normal.« Wer hätte sich zum Beispiel in den 1990er Jahren vorstellen können, das Wissen der ganzen Welt mal eben per Handy abzurufen? »Manchmal geht es plötzlich sehr schnell.«

In jedem Fall beginnt sich der wachsende Geldzufluss von Konzernen, Investoren und staatlichen Fördergeldern in die Longevity-Forschung bemerkbar zu machen. Wissenschaftliche Durchbrüche lassen sich zwar nicht erzwingen und Medikamente nicht einfach mit ein paar Milliarden Euro erkaufen. Aber wenn deutlich mehr Geld in Forschung und Entwicklung fließt, steigt die Wahrscheinlichkeit für Entdeckungen und Erfindungen deutlich an. Das hat die Geschichte seit der Industrialisierung immer wieder gezeigt. Mit mehr finanziellen Mitteln können die Alternsforscherinnen mehr teure klinische Studien auflegen, mehr Ideen ausprobieren, mehr Wissenschaftler in die Forschung locken. Davon hat jahrzehntelang insbesondere die Krebsforschung profitiert. Ob aus dem wachsenden Geldstrom für die Alternsforschung nun bald eine Flutwelle wird, hängt wesentlich davon ab, ob es zeitnah erste Therapiedurchbrüche gibt. Die schnellen Erfolge von CRISPR und den Abnehmspritzen deuten darauf hin. Wohin die Reise geht, lässt sich mancherorts schon spüren, und längst nicht mehr an den erwartbaren Orten wie im Silicon Valley. Für einen Blick auf die Zukunft lohnt es sich dieser Tage immer öfter, auf die arabische Halbinsel zu fliegen.

Die saudi-arabische Wüste kann endlos wirken, vor allem hier im fast menschenleeren Nordwesten des Landes, über Stunden nur Sand, Stein, Hitze, ab und an durchschnitten von einsamen Straßen. Es erscheint unwirklich, fast wie eine Fata Morgana, wenn unvermittelt, kurz vor dem Roten Meer, ganze Kolonnen von

Kipplastern auftauchen. Gefolgt von Horden von Baggern, die sich über Dutzende Kilometer durch Dünen und Geröll wühlen.

Vielleicht, raunen Kritiker, sei es tatsächlich nur heiße Luft, was hier angeblich entstehen soll. Zu verrückt klingen die Pläne, zu gewaltig: eine Modellregion namens Neom, größer als Hessen, buchstäblich aus dem Wüstenboden gestampft, mit Technologieparks, Industrieproduktion und einer 170 Kilometer langen Zukunftsstadt, 500 Meter hoch, 200 breit, komplett $CO_2$-neutral. Zu bereisen mit Flugtaxis und Hochgeschwindigkeitszügen. Kosten: 500 Milliarden Dollar, für den ersten Abschnitt.

Wahnsinn? Eher *shock and awe*. Sieh her, Welt, und staune, was nahezu unbegrenzte Geldmittel erschaffen können! Mohammed bin Salman, Kronprinz und Herrscher, hat die Vision vorgegeben. Bis 2030 soll das Land in eine Hightech-Nation verwandelt werden, unabhängig vom Öl und mächtiger als bisher. Ein fast surrealer Plan. Doch die Wüstenstadt Neom soll signalisieren, wie bedingungslos hier fortan Zukunftsvisionen verfolgt werden. Das Geld dafür ist da, mehr denn je.

Dreieinhalb Billionen Dollar, eine unerhörte Summe, dürften die sechs Staaten des Golfkooperationsrates bei weiterhin hohen Preisen allein in den kommenden fünf Jahren mit Öl und Gas verdienen. Ein Teil davon fließt nun in die Longevity-Forschung. Per royalem Dekret: Kronprinz Mohammed bin Salman, auch bekannt als MbS, verfügte die Gründung der Hevolution Stiftung. Sie soll pro Jahr eine Milliarde Dollar in die Forschung zur Verlängerung der gesunden menschlichen Lebensspanne investieren, verteilt auf Universitäten, Institute und bis zu 25 Start-ups jährlich.

Im Herbst 2023 versammelten sich in der saudischen Hauptstadt Riad 2000 Wissenschaftlerinnen, Investoren, Politikerinnen und Gesundheitsexperten zum Global Healthspan Summit, dem bis dahin weltweit größten Treffen der Alternsforschung. Es war eine Art Startschuss für die neue saudische Antreiberrolle auf diesem Gebiet. Das Engagement sollte man besser ernst nehmen, ebenso wie die saudischen Bemühungen, ganze Sportarten einzukaufen, von Golf über Fußball bis Tennis. Mit aller Macht versucht das Land seinen Ruf als Schurkenstaat abzulegen, in dem Regimegegner geköpft und Frauen wie Menschen zweiter Klasse behandelt werden.

Tatsächlich hat sich Saudi-Arabien in den vergangenen fünf Jahren so rasend schnell verwandelt, dass viele ihr eigenes Land kaum wiedererkennen. MbS drückte Reformen durch, die gerade noch undenkbar schienen: Musik, Konzerte und sogar Dating-Apps wurden erlaubt, die Religionspolizei verschwand weitgehend von den Straßen, Frauen dürfen arbeiten, allein reisen und müssen sich nicht mehr verschleiern. Die Aufbruchstimmung ist für Besucher in der Hauptstadt fast mit den Händen zu greifen, schon wenn man im Uber durch die Stadt fährt, zum Kingdom Center und dem luxuriösen Four Seasons Hotel, wo der Global Healthspan Summit stattfindet. Draußen herrscht sengende Wüstenhitze, drinnen wird kein Hehl daraus gemacht, dass hier das ganz große Rad gedreht werden soll: »Unsere wichtigste Aufgabe und Vision ist es, dass die Menschen so lange wie möglich so gesund wie möglich leben«, sagt Dr. Mehmood Khan, CEO der Hevolution Stiftung, während seiner Eröffnungsrede. »Und unser Ziel ist es, alles für so viele Menschen wie möglich verfügbar zu machen.« Er betont, dass der Großteil der Gesundheitskosten in den Entwicklungs- und Industrieländern durch altersbedingte Krankheiten verursacht, die Anti-Aging-Forschung jedoch »stiefmütterlich« betrachtet werde, was die finanziellen Investitionen durch den Privatsektor angeht. Und das, obwohl Altern neben dem Klimawandel die größte Herausforderung sei, vor der die Menschheit heute stehe. Großer Applaus der versammelten Longevity-Wissenschaftler, darunter auch James Kirkland von der Mayo-Klinik, Altos-Forscher Juan Carlos Izpisua Belmonte und

Professoren der Einstein-Hochschule. Später werden sie über »The Quest to Slow Aging« und »Radical New Directions« diskutieren.

Nicht alle sind allerdings bereit, auf die Wissenschaft zu warten. Manche beschreiten bereits radikale Wege bei ihren eigenen Versuchen, das Altern zu verlangsamen.

Das schillerndste Beispiel für einen besonderen Typ von Langlebigkeits-Enthusiasten ist der amerikanische Millionär Bryan Johnson. Er bezeichnet sich selbst als »professionellen Verjüngungsathleten« und betrachtet Longevity als Spitzensport: »Ich versuche, die Geschwindigkeit meines biologischen Alterns maximal zu verlangsamen. Mein Ziel: Ein Jahr der chronologischen Zeit vergeht, und mein biologisches Alter bleibt gleich.« Was er dafür tut, teilt er seit Jahren mit der Öffentlichkeit, in allerlei Videos und Beiträgen auf Webseiten und in den sozialen Medien. Er hat damit eine gewisse Berühmtheit erlangt. Vieles wirkt so skurril (oder gruselig), dass man einfach hinschauen muss. »Es gibt keine Wunderpille«, betont Johnson. Stattdessen schüttet er über 100 Wirkstoffe in sich hinein, von Acarbose bis Zink, manche verschreibungspflichtig, manche auf Umwegen besorgt. Natürlich nimmt er auch Metformin. Gerne posiert er fast nackt für Fotos, nur mit einer Hantel im Schritt. Oder im T-Shirt mit seinem Wahlspruch »Don't Die«, die Haut glatt wie ein Babypopo. Und mit etwas wächsernen Gesichtszügen, die Elon Musk schon lästern ließen, Johnson sehe aus wie ein »Vampir«.

Die beiden kennen sich noch aus gemeinsamen Silicon-Valley-Tagen, auch ich bin Johnson hier und dort auf Veranstaltungen begegnet. Damals wirkte er noch wie alle typischen Techies, etwas schluffig und tendenziell übernächtigt. 2013 verkaufte er sein Start-up für digitale Bezahltechnologie an PayPal für rund 800 Millionen Dollar. Damit lässt sich natürlich ganz gut professioneller Verjüngungssport betreiben. Johnson engagierte dann auch prompt reihenweise Mediziner und Wissenschaftler und steckte, wie er erzählt, etliche Millionen in sein Ziel, »die mehr als 35 Billionen Zellen, die mich zu dem machen, was ich bin, in Einklang zu bringen. So gut ich kann, für optimale Gesundheit und Jugend.«

Johnson ist nun nicht der Erste, der in Eigenregie diese Optimierung des Körpers betreibt. Schon nach der Jahrtausendwende entwickelte sich in den USA eine Bewegung von »Biohackern«: Sie arbeiten systematisch daran, die Leistungsfähigkeit des Körpers möglichst effizient zu steigern und vielleicht sogar die Lebenserwartung zu erhöhen. Die Szene entstand hauptsächlich in Kalifornien und insbesondere im Silicon Valley, wo Hacking zum Alltag gehört. Warum also nicht den eigenen Körper hacken?

Zu den Gründern der Biohacking-Szene zählt neben Twitter-Gründer Jack Dorsey auch Dave Asprey, der mit seinem angeblich jung haltenden »Bulletproof«-Kaffee bekannt wurde (mit mehreren Esslöffeln Butter und Kokosöl), zeitweilig sehr beliebt bei Hollywoodstars. Biohacking sei der Versuch, »die volle Kontrolle über die eigene Biologie zu erlangen«, so Asprey. Sei es durch optimale Ernährung, Fitnesstraining, Meditation oder Waldbaden, durch Rotlichttherapie, Sauerstoffinfusionen oder Eisbäder. Oder durch allerlei Nahrungsergänzungsmittel und Arzneistoffe. Vieles davon könnte zunächst einmal auch unter bewusstem, gesundem Lebenswandel laufen. Biohacking wird meist erst draus, wenn die Selbstoptimierung zum Lebensinhalt wird.

Niemand hat Biohacking bislang so auf die Spitze getrieben wie Johnson. Seine letzte Mahlzeit des Tages isst er um 11 Uhr vormittags. Und nennt es Abendessen. Um 20.30 Uhr geht er ins Bett. Regelmäßig lässt er Ganzkörper-MRT machen, Blut- und Stuhluntersuchungen, epigenetische Tests. Die Ergebnisse dokumentiert er akribisch: »Altern um 31 Jahre verlangsamt. Ansammlung von Altersschäden langsamer als bei 99 Prozent der Zwanzigjährigen. VO2 Max 58,7 ml/kg/min, wie Top 1,5 Prozent der Achtzehnjährigen.« Und nicht zu vergessen: »Nächtliche Erektionen von 179 Minuten, besser als der durchschnittliche Achtzehnjährige.« Da kann man nur gratulieren.

Längst nicht alle Biohacker sind gleich so überambitioniert wie Johnson, aber es gibt inzwischen doch erstaunlich viele Menschen, die bereit sind, mit dem eigenen Körper zu experimentieren, um ihn zu optimieren. Und dabei auch allerlei Stoffe schlucken, die von der Wissenschaft als wichtig für Alterungsprozesse identifiziert wurden, deren Wirkung aber buchstäblich alles andere als sicher ist.

Das hervorstechendste Beispiel dabei ist Rapamycin, benannt nach dem einheimischen Namen der Osterinsel, Rapa Nui. Dort wurde der Wirkstoff in den 1970er Jahren zufällig in einer Bodenprobe entdeckt: Bakterien geben ihn ab, um das Wachstum von Pilzen zu verhindern. Entsprechend wurde Rapamycin ursprünglich als Medikament gegen Pilzinfektionen entwickelt. Relativ schnell stellte sich aber heraus, dass der Wirkstoff noch etwas anderes leistet: Er unterdrückt das Immunsystem, was wichtig ist bei Organtransplantationen. Deswegen wird schon länger vor allem Patienten, die eine neue Niere bekommen, Rapamycin verabreicht. Dabei wiederum stellte sich heraus, dass der Wirkstoff offenbar auch gegen bestimmte Krebszellen wirkt.

Inzwischen ist gut untersucht, was Rapamycin eigentlich macht. Es beeinflusst den Hauptwachstumsregulator von Zellen, den Signalweg mTOR (siehe Kapitel 6). »Mit Rapamycin lässt sich mTOR herunterfahren und so die Lebenserwartung beeinflussen«, sagt Max-Planck-Direktor Antebi.

Es klingt also alles ähnlich wie bei den anderen Hoffnungsträgern Metformin und GLP-1: Ein bereits zugelassenes Medikament, das viel breiter wirkt als ursprünglich gedacht – und dadurch die Alternsforscher auf den Plan ruft. Rapamycin, auch dies stellte sich schnell heraus, verlängert das Leben von allerlei Tierorganismen. Um bis zu 25 Prozent etwa bei Mäusen, bis zu 50 Prozent bei Fliegen. Eine umfangreiche Studie untersucht die Wirkung von Rapamycin bei rund 50 000 Hunden.

Inzwischen ist klar, dass mindestens fünf der Kennzeichen des Alterns durch Rapamycin beeinflusst werden. »Es ist das robusteste Medikament, das wir heute kennen, um nicht nur die Lebenserwartung, sondern so ziemlich jeden messbaren Aspekt der Gesundheitsspanne positiv zu beeinflussen«, schwärmt etwa der amerikanische Alternsforscher und Rapamycin-Experte Matt Kaeberlein.

Rapamycin gilt für die nahe Zukunft deswegen als eines der aussichtsreichsten potenziellen Anti-Aging-Präparate, weil es so direkt auf die Signalzentrale mTor wirkt. Und weil es bereits zugelassen ist und damit nur umzuwidmen wäre. Klinische Studien müssen also nicht ganz von vorn beginnen. Aber die Betonung liegt auf potenziell. Denn es ist eben auch ein potenter Wirkstoff, ein Immunsuppressivum, das stark in die Physiologie eingreift. Verabreicht man so einen Wirkstoff langfristig als Mittel gegen das Altern, besteht die zentrale Herausforderung darin, unerwünschte Nebenwirkungen zu vermeiden. Und davon gibt es einige bei den Patienten, die Rapamycin in relativ hohen Dosen zur Immununterdrückung einnehmen, inklusive Insulinresistenz, Diabetes und Anämie (Blutarmut).

Vielerorts wird nun intensiv untersucht, ob Rapamycin sich für die langfristige Einnahme eignet, etwa in einer schwächeren Dosierung. Damit beschäftigt man sich auch am Max-Planck-Institut für die Biologie des Alterns – insbesondere die langjährige Co-Direktorin und Mitautorin der zwölf *Hallmarks of Aging*, Linda Partrigde. An Labortieren konnte ihre Abteilung zeigen, dass eine kurze Behandlung mit Rapamycin die gleichen positiven Auswirkungen hat wie eine lebenslange Behandlung. »In den klinisch verwendeten Dosen kann Rapamycin unerwünschte Nebenwirkungen haben, aber für den Einsatz des Medikaments zur Vorbeugung des altersbedingten Verfalls dürfen diese nicht oder nur minimal vorhanden sein«, so Paula Juricic, die leitende Wissenschaftlerin der Studie. »Wir haben einen Weg gefunden, die Notwendigkeit einer langfristigen Einnahme von Rapamycin zu umgehen, so dass die Anwendung am Menschen wahrscheinlicher werden könnte«, sagt Dr. Yu-Xuan Lu, ebenfalls Mitautor der Studie.

Erstaunlich viele Menschen scheinen aber genauere Untersuchungen nicht abwarten zu wollen. Schätzungen zufolge nehmen allein in den USA tausende Longevity-Enthusiasten das Medikament off-label. Sie lassen es sich von befreundeten Ärzten verschreiben. Auch bekannte Longevity-Experten wie der Bestsellerautor und Arzt Peter Attia machen wenig Hehl daraus, dass sie mit Rapamycin experimentieren (in einem Video auf Instagram präsentiert er »äußerst schmerzhafte« Nebenwirkungen, wie er sagt, nämlich Entzündungen im Mund). Keine Frage: Rapamycin könnte sich als ein gut verträgliches Anti-Aging Medikament herausstellen, wenn es richtig formuliert und dosiert wird, darauf deuten die laufenden Studien hin. Aber einen Arzneistoff einfach so zu schlucken, ist schlichtweg gefährlich. Auch bei bereits anderweitig erprobten Medikamenten. Ibuprofen etwa ist generell sicher und wirkt wunderbar entzündungshemmend. Aber wer es jeden Tag futtert, ruiniert seine Leber.

Bryan Johnson, der selbsternannte professionelle Longevity-Athlet, nimmt natürlich auch Rapamycin, und zwar abwechselnd »6 und 13 Milligramm alle zwei Wochen«. Um seinen Erfolg mit anderen zu vergleichen, hat Johnson zwischenzeitlich einen Wettbewerb gegründet, die »Rejuvenation Olympics«, zu Deutsch: Verjüngungsolympiade. Teilnehmen können alle, die sich in einem Diagnostiklabor mit einer epigenetischen Uhr der neuesten Generation analysieren lassen. Die Uhr wurde gemeinsam von Mathematikern, Biologinnen und Informatikern einiger der führenden Universitäten der Welt entwickelt. Sie heißt DunedinPACE, benannt nach einer Altersstudie mit 1037 Menschen, die 1972/73 in der neuseeländischen Stadt Dunedin geboren wurden und deren Gesundheitsentwicklung genau dokumentiert wurde. Aus diesen Gesundheitsinformationen wurden 19 Biomarker ausgewählt – darunter Kardiofitness, Cholesterinwerte und Zahl der Immunzellen – und in einen Algorithmus gepackt, der die Altersberechnung vornimmt. Der große Unterschied zu den anderen epigenetischen Uhren wie GrimAge von Steve Horvath: Berechnet wird nicht das biologische Alter, also um wie viele Jahre der Mensch bis zur Messung gealtert ist. Sondern wie schnell die Alterung, sprich der biologische Verfall, voranschreitet. (Für die mathematisch Begabten und Detailinteressierten lässt sich dieser faszinierende Ansatz nachlesen im Wissenschaftsjournal *eLife*: »DunedinPACE, a DNA Methylation Biomarker of the Pace of Aging«.)

An der Verjüngungsolympiade nehmen einige bekannte Biohacker teil, aber auch von Forschungsinstituten begleitete Menschen. Die Rangliste ist öffentlich. Johnson steht Mitte 2024 auf Platz 6. Er altert knapp 20 Prozent langsamer im Vergleich zur Norm. Sein professionelles, zwei Millionen Dollar pro Jahr verschlingendes Verjüngungsprogramm zahlt sich also aus. Noch spannender – und ziemlich lustig – ist allerdings, dass weit vor Johnson auf Platz 2 der Bestenliste Julie Gibson Clark steht, eine alleinerziehende Mutter aus Phoenix. Sie altert 28 Prozent langsamer. Ihr Verjüngungsprogramm besteht aus täglich Sport, einem halben Kilo Gemüse sowie einigen Nahrungsergänzungsmitteln. Monatliche Kosten: 30 Dollar für die Mitgliedschaft im Fitnessstudio und knapp 80 Dollar für Vitamine und andere Supplements.

Man sieht Clark ihre deutlich langsamere Alterung tatsächlich auf beeindruckende Weise an. Sie ist Mitte 50, wirkt jedoch wie Anfang 40, spritzig, beweglich, vital, kaum Falten. Sicher: Äußerliche Merkmale können täuschen, Altern wird vor allem durch zelluläre Prozesse bestimmt. Aber es fällt schnell auf, wie sehr die gemessenen molekularen Werte zu ihrer körperlichen Erscheinung passen.

Als wir sprechen, erwartet Clark gerade Besuch aus Deutschland, ihre Schwester lebt in Heidelberg, ihre drei Nichten studieren unter anderem in Berlin. Sie selbst begrüßt mit einem fröhlichen »Hallo, wie geht's?«, ein bisschen Deutsch ist noch hängen geblieben von den zwei Jahren, die sie selbst in Bremen lebte. Inzwischen wohnt sie mit ihrem fast erwachsenen Sohn im Wüstenstaat Arizona, wo man wunderbar wandern kann. Rennt sie dort jeden Tag die Berge rauf und schwimmt dann noch zwei Stunden im Pool? Nein, nein, lacht Clark. Jeden Tag Sport gehört zum Alltag, aber »nichts Verrücktes«: Im Allgemeinen vier Tage die Woche je eine Stunde Training mit Gewichten, dazu ein bisschen Cardio und einmal die Woche eine Einheit, um den VO2-Max-Wert zu verbessern. »Ich bin einer dieser seltsamen Menschen, die einfach gerne ins Fitnessstudio gehen«, sagt sie.

Allerdings hat Clark nicht gerade eben erst angefangen, auf Ernährung und Fitness zu achten. Regelmäßig Sport macht sie schon seit ihrer Jugend, ins Fitnessstudio ging sie erstmals mit Anfang 20. Ursprünglich lockte sie die Sauna, die es dort gab, erzählt sie. Nach wie vor nutzt sie die möglichst dreimal die Woche für 20 Minuten, gefolgt von einer kalten Dusche. Dieses temperaturbedingte abwechselnde Weiten und Verengen der Blutgefäße ist schon seit Kneipp dafür bekannt, dass es Immunsystem und Kreislauf stärkt. Neuere Untersuchungen deuten darauf hin, dass solche Heiß-Kalt-Wechselbäder (oder -Duschen) die Zellregeneration unterstützen und allgemein die körperliche Resilienz verbessern. Die Stresseinwirkung löst wie das Intervallfasten auch Hormesis aus, eine adapative Antwort der Zellen.

Und wie ist es mit Julie Gibson Clarks Ernährung? Isst sie den ganzen Tag nur Superfoods aus dem Biomarkt? Auch das nicht, versichert sie. Schon allein, weil das finanziell gar nicht drin sei. Allerdings kocht sie gern und nimmt sich dafür auch Zeit. »Was wir im Alltag essen, soll so gesund wie möglich sein, dazu habe ich einfach viel recherchiert«, sagt Clark. »Vegan, vegetarisch, Paleo: Ich glaube, ich habe alles mal durchprobiert.« Vieles war ihr zu aufwendig, oder es fühlte sich, wie eine rein vegane Diät, für ihren Körper nicht gut an. Am Ende landete sie bei einer relativ einfachen Regel: »Möglichst ein Pfund Gemüse pro Tag und wenig Fleisch. Und ich schaue immer nach Rezepten, die dazu passen.« Natürlich gebe es Ausnahmen, wenn am Wochenende mit Freunden gefeiert wird, geht auch mal die große Schüssel Lasagne.

Hinzu kommt, dass Clark schon lange Intervallfasten macht. Sie frühstückt erst gegen 10 Uhr. Das habe sich aber natürlich für sie ergeben, sie habe nur auf die Bedürfnisse ihres Körpers gehört. »Ich wollte schon als Teenager morgens einfach nichts essen. Oft hatte ich schon sehr früh Schwimmtraining und konnte erst anschließend essen.«

Es ist faszinierend: Clark lebt schon lange genau so, wie es die Alternsforscher empfehlen. Zumindest was die großen Hebel angeht, die wir selbst bedienen können: Ernährung und Bewegung. Mit dem Ergebnis, dass ihr Alterungsprozess tatsächlich fast um ein Drittel verlangsamt ist. Vielleicht hilft auch noch das trockene Wüstenklima. Und die Genetik. Aber die hat Clark sich noch nicht genauer angeschaut. »Ich bin keine Biohackerin«, sagt sie. Sie trägt auch keine Apple-Watch, um ihre Fitnessziele zu verfolgen, oder einen Oura-Ring, um den Schlaf aufzuzeichnen. Aber wie kommt es dann, dass sie sich so viel mit gesunder Lebensweise auseinandersetzt und auch immer wieder dazu recherchiert, sei es zu effektivsten Trainingsmethoden oder dem gesündesten Gemüse? Hat sie beruflich mit der Gesundheitsindustrie zu tun? Auch das nicht, sagt Clark. Aber sie hat sich schon immer für Wissenschaft interessiert, ist studierte Ingenieurin, baute unter anderem Brücken. Ihr Vater war NASA-Astronaut, der sehr viel Wert darauf legte, den Körper fit und gesund zu halten. »Das haben wir als Kinder schon früh mitbekommen«, sagt Clark. Hinzu kommt, dass sie sich vor 15 Jahren eine Schwermetallvergiftung zuzog. »Das war für mich der Auslöser, sehr genau auf meine Gesundheit zu achten.« Und immer wieder zu recherchieren, was der aktuelle Stand der Wissenschaft ist. »Ich begann mich dafür zu interessieren, wie ich meinen Körper entgiften kann.« Das erste Thema, über das sie dabei stolperte: Zellseneszenz. Und wie man möglichst verhindert, dass sich die Zombiezellen zu sehr anhäufen. Neben Ernährung und Training fiel ihr insbesondere ein Stoff auf, den Biologen und Mediziner zunehmend häufig zu diskutieren schienen: Fisetin.

Fisetin ist eine Molekülverbindung, die zu den in vielen Pflanzen vorkommenden Flavonoiden und Polyphenolen gehört. In der Natur findet man Fisetin unter anderem in Erdbeeren und Kiwis. Es ist verwandt mit dem in Trauben enthaltenen Resveratrol, an dem David Sinclair mittlerweile seit zwei Jahrzehnten forscht. Seither interessieren sich Wissenschaftler für alle möglichen Polyphenole und ihre Wirkung auf den Körper. Fisetin fiel dabei besonders positiv auf, nicht zuletzt den Forschern um James Kirkland an der Mayo-Klinik. Denn die chemischen Verbindungen zeigten in Tierexperimenten eine senolytische Wirkung: Offenbar aktiviert Fisetin die Langlebigkeitsgene und sorgt zugleich dafür, dass seneszente Zellen abgeräumt werden.

Die Mayo-Forscher untersuchen nun die senolytische Wirkung des Fisetins in klinischen Studien, etwa ob bei älteren Frauen durch die Einnahme von konzentriertem Fisetin die Gebrechlichkeit und

Entzündungen reduziert werden können. Fisetin lässt sich relativ einfach synthetisch herstellen, denn es handelt sich eben nicht um ein im Labor entwickeltes Arzneimittel, sondern um einen in der Natur vorkommenden Stoff. Genauso wie etwa Vitamin C oder Magnesium lässt es sich als Nahrungsergänzungsmittel produzieren.

Und so ist auch Julie Gibson Clark auf Fisetin gestoßen: Über das damals gerade neu gegründete New Yorker Start-up Novos, das sich ganz auf Longevity-Supplements spezialisiert hat. Clark war verblüfft: Solche in der Wissenschaft diskutierten Stoffe sind einfach als Pille zu kaufen, ganz ohne jahrelange klinische Studien, Zulassung und Verschreibung?

Clark bestellte gleich einen Longevity-Mix verschiedener Supplements, in dem auch Fisetin enthalten war. Und bekam prompt von der Firma eine Einladung, an einer Studie teilzunehmen: Um die Auswirkungen der Produkte auf die Kennzeichen des Alterns zu testen, würden Teilnehmer alle paar Monate zu epigenetischen Tests aufgefordert. Clark machte mit: »Nach einem halben Jahr wurde ich gefragt, ob ich meine Ergebnisse bei den Rejuvenation Olympics hochladen wollte. Ich sagte: Klar, warum nicht. Ich wusste damals nicht, wer Bryan Johnson ist. Und mir war auch nicht klar, dass meine Alterung auffällig langsam verläuft.« Den Wissenschaftlern des Longevity Start-ups Novos war Clark aber sofort aufgefallen: Schon zum »Baseline«-Test alterte die Mittfünfzigerin genauso langsam wie der Verjüngungsathlet Johnson, der sich mit Zusatzstoffen vollstopfte. Sechs Monate nachdem auch Clark begann, einen deutlich kleineren Mix aus einem Dutzend Supplements zu nehmen, hatte sie Johnson überholt.

Was das langfristig bedeutet, lässt sich nicht sagen. Mittlerweile wurden eine ganze Reihe molekularer Verbindungen und im Körper oder der Nahrung vorkommender Stoffe identifiziert, die auf die eine oder andere Weise Signalwege beeinflussen oder einen Effekt auf Longevity-Gene haben. Vor allem aus Tierstudien gibt es seit längerem Hinweise, dass durch die Supplementation mit diesen Stoffen Alterungserscheinungen ausgebremst werden können. Mit epigenetischen Uhren wie GrimAge und Dunedin-PACE kann man ihre Wirkung nun genauer im Menschen untersuchen. Dabei zeigen sich durchaus Effekte, zumindest auf die epigenetischen Biomarker, die gemessen werden.

Die Liste der für Forschungsinteresse sorgenden potenziellen Longevity-Stoffe ist zu lang, um sie alle hier im Detail zu diskutieren, dazu zählen unter anderem: Calcium Alpha-Ketoglutarate, Glycin, Glucosamin, Hyaluronsäure, NMN, Resveratrol, Quercetin, Spermidin, Sulforapro und Taurin.

Für alle gilt allerdings das Gleiche: Es gibt Hinweise auf eine Anti-Aging-Wirkung, aber es gibt keine klare klinische Studienlage zu Dosierung, Sicherheit, Langfrist- und Wechselwirkungen.

Trotzdem sind viele Firmen auf den Plan getreten, die allerlei Pillen und Pulver anbieten. Manches davon ist Quacksalberei. Manches aber auch nicht.

Leider wurde mancher aus einer wachsenden Szene von echten und vermeintlichen Longevity-Experten dazu verführt, Zusatzstoffe zu empfehlen oder seine eigenen Supplement-Routinen zu vermarkten. Teils, weil im Hintergrund geschäftliche Verbindungen bestehen.

Prinzipiell gilt: Nahrungsergänzungsmittel sind, anders als Arzneimittel, weitgehend unreguliert. Deswegen sollte man eine Reihe von Hinweisen zu beachten, die viele Experten immer betonen. Das Center on Longevity der Stanford University hat sie gut auf den Punkt gebracht:

- Die Nahrungsergänzungsmittelbranche arbeitet mit minimaler externer Kontrolle. Daher ist es für die Verbraucher von entscheidender Bedeutung, den tatsächlichen Bedarf und die nachgewiesene Wirksamkeit eines Nahrungsergänzungsmittels vor dessen Verwendung genau zu prüfen.

- Für die meisten Behauptungen über Nahrungsergänzungsmittel gibt es keine wissenschaftlichen Beweise. Die Verbraucher sollten nur Nahrungsergänzungsmittel in Betracht ziehen, die wissenschaftlich erforscht sind.
- Entscheiden Sie sich für Marken, deren Reinheit und Bioverfügbarkeit von unabhängigen Organisationen überprüft wurde.
- Nahrungsergänzungsmittel sollten eine gesunde Ernährung und Lebensweise ergänzen, nicht ersetzen. Legen Sie den Schwerpunkt auf Vollwertkost, körperliche Aktivität und ausgewogene Gesundheitspraktiken, anstatt nach schnellen Lösungen zu suchen.

Und auch dies vorneweg: Längst nicht jeder Longevity-Forscher nimmt spezielle Longevity-Supplements. Und die wenigsten schlucken sie in so großen Mengen wie David Sinclair, der offen auflistet, was er alles nimmt, von Metformin bis Resveratrol. Prinzipiell sind die Experten gespalten, wie sinnvoll (und sicher) Longevity-Supplements sind, das wird schnell klar, wenn man sie nach ihren eigenen Longevity-Routinen fragt. Antebi etwa nimmt nur Vitamine, und Ugur Sahin setzt allenfalls auf Oolong-Tee. Auf Ernährung und Fitnesstraining dagegen achten alle penibel. Und selbst Longevity-Enthusiast und Bestsellerautor Peter Attia betont im Podcast des Neurobiologen Andrew Huberman von der Uni Stanford: Niemand brauche über Supplements auch nur nachzudenken, bevor sie oder er nicht die großen Stellschrauben Ernährung und Bewegung optimiert habe.

Eine Handvoll Firmen konzentrieren sich allein auf Longevity-Supplements, meist begleitet von einem Beraterteam aus Medizinerinnen und Alternsforschern. So wie etwa das Berliner Start-up

Moleqlar, gegründet von drei jungen Ärzten während ihres Medizinstudiums. Auffallend offensiv verweisen sie auf die wissenschaftlichen Studien. Genauso auch die New Yorker Longevity-Firma Novos, die Julie Gibson Clarks Longevity-Mix zusammengestellt hat. Das Unternehmen hat ebenfalls Wurzeln zumindest teilweise in Deutschland. Die erste Anschubfinanzierung kam von einem deutschen Investor, Robin Haak, der einst sein eigenes Start-up im Silicon Valley verkaufte. Die Gründer lernten sich in Berlin auf einer Anti-Aging-Konferenz kennen.

»Mein Antrieb ist, dass ich selbst einfach nie mehr so krank werden will«, sagt Novos-Gründer Chris Mirabile. Mit 16 überlebte der US-Amerikaner mit Glück einen Gehirntumor. »Als Teenager musste ich sehr schnell lernen, dass es beim Thema Gesundheit nicht nur um Sport, sondern um die Vermeidung von Krankheiten und biologische Optimierung geht«, sagt Mirabile. »Schon in jungen Jahren begann ich mich deswegen für Langlebigkeit zu interessieren, auch wenn ich den Begriff damals noch nicht kannte. Für mich ging es einfach darum, was ich tun kann, um nicht wieder in einem Krankenhausbett zu liegen und mich zu fragen, ob ich am nächsten Morgen wieder aufwachen würde oder nicht.« Aber erst einige Jahre später stolperte er über das neue Konzept, dass das Altern selbst eine Krankheit sein könnte, als er die wegweisende Studie über die *Hallmarks of Aging* las. »Ich erkannte, dass man mit den Entscheidungen, die man trifft, die Geschwindigkeit des Alterns beeinflussen kann.« Seitdem konzentriert sich Mirabile noch stärker auf seine biologische Optimierung: Mehrere Kraft- und Cardiotrainings die Woche, Ernährung mit sehr wenig Kohlenhydraten und 16 Stunden Fasten am Tag. Kombiniert mit ein- bis zweimal die Woche viel essen, also kurzzeitige Überkalorienversorgung, deren positive Wirkung die Max-Planck-Forscher in ihren Untersuchungen zum Effekt des Fastens auf die Nährstoffversorgungs-Signalwege mTOR und AMPK zeigen. Wenn er Lust auf Süßes hat, gönnt er sich Kefir mit Blaubeeren und Proteinpulver. Klingt alles nicht nach einem großen Spaß, und das soll es auch nicht sein: »Ich lebe nicht zum Essen. Sondern esse, um zu leben.«

Wirkung hat sein sehr fokussiertes Longevity-Programm jedenfalls: Mittlerweile über 40, sieht Mirabile so durchtrainiert und fit aus wie ein Endzwanziger. Was neun epigenetische Uhren, 623 Biomarker, eine Telomermessung und eine algorithmische Gesichtsaltererkennung auch bestätigen: Mirabile altert um 37,6 Prozent verlangsamt und reduzierte sein biologisches Alter um 13,6 Jahre.

Den Erfolg führt er, wenig überraschend, auch auf die Zusatzstoffe seiner eigenen Firma zurück. Um die Zusammensetzung zu entwickeln, konnte Mirabile eine ganze Reihe namhafter Wissenschaftler gewinnen. Allen voran den Harvard-Genetiker George Church, der die Genom-Sequenzierung miterfunden hat und als Vater der synthetischen Biologie gilt. Und die ebenso renommierte Zellbiologin Pamela Maher, die eine Forschungsprofessur am Salk Institute hat und als eine der führenden Expertinnen für Polyphenole gilt. Es ist zumindest anzunehmen, dass solche Leute ihren Namen nicht mit totalem Quatsch in Verbindung bringen würden.

»Die meisten Menschen wissen noch nicht viel über die Forschung zur Biologie des Alterns, da muss noch viel Öffentlichkeitsarbeit geleistet werden«, sagt Mirabile. »Deswegen sehen wir uns auch als Wissenschaftsunternehmen.« Novos ist in den USA als eine Public Benefit Corporation registriert, die einen Teil ihrer Einnahmen an die Forschung spendet und sich dazu verpflichtet hat, Ressourcen für die Öffentlichkeit bereitzustellen. Die Webseite des Unternehmens ist gepflastert mit zahllosen wissenschaftlichen Aufsätzen und Studien zur Alternsforschung. »Wir finden das gut, weil wir selbst Longevity-Geeks sind«, sagt Mirabile.

Zu manchen Stoffen, die im Mittelpunkt des Interesses stehen, gibt es bereits reichlich, teils Jahrzehnte zurückgehende Forschung. Etwa zu dem Molekül Alpha-Ketoglutarat (AKG), das bei vielerlei zentralen physiologischen Prozessen eine wesentliche Rolle spielt, etwa bei der Nährstoffverwertung, beim Stammzellenwachstum sowie als Energielieferant für die Mitochondrien, die Zellkraftwerke. Deshalb untersuchen Biologen das Molekül bereits seit den 1990er Jahren. Sie stellten fest, dass das Level von AKG mit zunehmendem Alter immer weiter abnimmt. Das Interesse der Longevity-Forscher liegt also auf der Hand: Ein für viele Zellfunktionen wichtiges Molekül verschwindet im Alterungsprozess. Was passiert also, wenn man Mäuse mittleren Alters mit AKG wieder aufpäppelt? Richtig: Sie leben deutlich länger und bleiben gesünder. So zeigte es unter anderem eine Studie des Buck Institute, veröffentlicht 2020 im Journal *Cell Metabolism*. Der Wirkstoff habe insbesondere chronische Entzündungen reduziert. Dabei sei die »Verringerung der Gebrechlichkeit dramatischer als die Verlängerung der Lebensspanne«.

Das klingt erst einmal ziemlich gut, finden viele Wissenschaftlerinnen. Fast schon wie das perfekte Supplement, zumal AKG nicht über die Nahrung aufgenommen werden kann. »AKG wirkt als Antioxidans sowie bei der epigenetischen und Immunregulierung. Diese Funktionen von AKG wirken sich positiv auf die Behandlung von Krankheiten an Herz, Gehirn, Leber und Skelettmuskulatur aus«, urteilt etwa auch eine Studie der National University of Singapore aus dem Jahr 2021 im Journal *Cell*. Mit der üblichen Einschränkung. Es mangele an Studien im Menschen, die die Rolle von AKG bei der Behandlung des Alterns und altersbedingter Krankheiten belegen, »daher sind weitere klinische Studien erforderlich, um die Rolle von AKG beim Menschen besser zu verstehen.« Die Forscher aus Singapur nahmen sich anschließend selbst beim Wort und starteten eine Studie mit Einwohnern des asiatischen Stadtstaates. Geleitet wird sie von der deutschen Gerontologin Andrea Maier. »Ziel ist es, die Anti-Aging-Funktion von AKG zu bewerten und festzustellen, ob AKG biologische Alterungsprozesse bei Erwachsenen mittleren Alters in Singapur modulieren kann. Unsere Hypothese ist, dass AKG die DNA-Methylierung beeinflusst, was mit der Veränderung von Blut-Biomarkern des Alterns und der Veränderung der physiologischen Funktion in Verbindung gebracht wird.« Im Frühjahr 2025 werden Ergebnisse erwartet.

Solche klinischen Studien, hoffen nun viele Longevity-Forscher, sollen endlich Klarheit bringen, ob gezielte Supplementation von Wirkstoffen einen klaren Einfluss auf die Gesundheitsspanne hat. Noch aber können selbst die besten Experten noch nicht sicher beurteilen, welche Stoffe für die dauerhafte Einnahme durch Menschen geeignet sind.

Die den meisten Menschen aus einem Energiedrink bekannte Aminosäure Taurin zum Beispiel verlängert das Leben von Labortieren um bis zu ein Viertel. (Taurin erhielt seinen Namen in den 1820er Jahren von dem lateinischen Wort *taurus*, zu Deutsch Stier, nachdem deutsche Wissenschaftler die Aminosäure erstmals aus der Galle eines Ochsen isoliert hatten.) Das zeigt unter anderem eine weltweit beachtete Studie, an der auch wesentlich der Münchener Sportbiologe Henning Wackerhage mitgearbeitet hat (»Taurine Defiency as a Driver of Aging« erschienen in *Science* im Juni 2023). Nach Taurin-Einnahme verbesserten sich Kraft, Gedächtnis und Stoffwechsel, Entzündungen und DNA-Schäden wurden in Schach gehalten. (Und um das gleich zu betonen: Jetzt literweise Energiedrinks in sich hineinzuschütten, hilft nicht.) Die internationale Taurin-Studie konzentrierte sich zwar auf Untersuchungen in Tieren. In der Vergangenheit hatte sich jedoch gezeigt, dass bei Menschen mit niedrigem Taurinspiegel die Herzgesundheit und Muskelfunktionen beeinträchtigt sind. Einige Untersuchungen deuten auch darauf hin, dass Taurin eine der Ursachen für die außergewöhnliche Langlebigkeit der Menschen auf der japanischen Insel Okinawa ist.

Taurin ist eine hochkonzentrierte Aminosäure in der Muskulatur, wie Wackerhage betont, deswegen ist der Stoff auch schon länger für die Münchner Physiologen der TU von Interesse. Wackerhage und sein Team untersuchten anhand der Daten von tausenden Sportlern, ob hochintensive sportliche Betätigung den Taurinspiegel auf natürliche Weise erhöhen kann. Und ob das am Ende für einen Teil der Anti-Aging-Vorteile körperlicher Aktivität verantwortlich sein könnte. Gut ist: Bislang gilt Taurin als gesundheitlich unbedenklich. Die Aminosäure wird über die Nahrung, insbesondere über Fleisch, aufgenommen. Und der Körper produziert auch selbst Taurin. »Die Ergebnisse aus den Tierversuchen sind eindrucksvoll«, betont Wackerhage. »Wir wissen aber nicht, ob und wie sie auf den Menschen übertragbar sind.« Der Münchner Physiologe hat sich nun unter anderem mit dem Stanford-Neurologen und Alternsforscher Tony Wyss-Coray zusammengetan, um mittels einer klinischen Studie herauszufinden, ob eine zusätzliche Einnahme von Taurin das biologische Alter verzögert und sich positiv die Gesundheitsspanne auswirkt. Und ob es bislang noch nicht erkannte Nebenwirkungen oder Wechselwirkungen gibt. Dazu sollen in München 40 Probanden ein halbes Jahr lang täglich vier bis sechs Gramm nehmen.

Biologie ist komplex, und auch aus den vielversprechendsten Voruntersuchungen lässt sich nicht zwingend ein Beweis für eine alltägliche Wirksamkeit von Supplements beim Menschen ableiten. Das zeigt auch das Beispiel eines anderen Longevity-Hoffnungsträgers: Spermidin. Der hübsche Name ist tatsächlich von der männlichen Samenflüssigkeit abgeleitet, weil ein deutscher Chemiker den Botenstoff 1870 erstmals in Sperma isolieren konnte. Ansonsten kommt der Stoff wohl in allen lebenden Organismen und in fast allem menschlichem Gewebe vor. Spermidin spielt nämlich eine zentrale Rolle – mal wieder – im Metabolismus. Hohe Spermidinlevel bremsen seneszente Zellen aus, sorgen für eine gut funktionierende Selbstreinigung der Zellen durch die Autophagie und beeinflussen den inzwischen gut bekannten Signalweg mTOR. All diese Wirkungen gelten als gesichert. Und, ähnlich wie bei Ca-AKG, nimmt die Spermidin-Konzentration im Körper mit zunehmendem Alter deutlich ab. Allerdings mit dem Unterschied, dass Spermidin in vielerlei Lebensmitteln zu finden ist und deswegen sehr gut über die Nahrung aufgenommen werden kann. Es findet sich zum Beispiel in Brokkoli, Pilzen, Sojabohnen, Erbsen, Weizenkeimen, Sprossen und Vollkornprodukten, also – kein Zufall – in all den Sachen, die als besonders gesund gelten. (Allerdings enthält auch, wer's mag, Hühnerleber hohe Spermidinkonzentrationen.)

2018 veröffentlichen Forscher um den Innsbrucker Neurologen Stefan Kiechl eine Studie, wonach Menschen, die sich spermidinreich ernähren, ein signifikant geringeres Sterberisiko haben. Dazu hatten die österreichischen Wissenschaftler die Spermidinaufnahme von 829 Menschen aus Südtirol ausgewertet, die 20 Jahre lang ihre Ernährung dokumentiert und ihre medizinischen Daten zur Verfügung gestellt hatten. Das Ergebnis: »Der Überlebensvorteil von spermidinreicher im Vergleich zu spermidinarmer Ernährung beträgt rund fünf Jahre«, so der Mitautor der Untersuchung, Raimund Pechlaner. Und Neurologe Kiechl erklärt: »Die vermehrte Aufnahme von Spermidin signalisiert der Zelle, den Selbstreinigungsprozess zu starten, und schützt damit vor Ablagerungen und vorzeitiger Alterung.«

Man kann also zumindest schon mal sagen: Möglichst viele

Lebensmittel zu essen, die Spermidin enthalten, ist eine gute Idee (im Internet gibt es dazu genaue Listen).

Allerlei weitere Studien unterstreichen diese Ergebnisse, insbesondere die Forschung der Grazer Molekularbiologen Frank Madeo und Tobias Eisenberg, die bereits 2009 die Bedeutung von Spermidin für die Zellreinigung entdeckten. Ein Spin-off der Uni Graz stellt Spermidin nun als Supplement aus einem speziell entwickelten Weizenkeimextrakt her.

Ob jenseits der Ernährung die vermehrte Zufuhr von Spermidin aber auch mehr gesundheitsförderliche Wirkung hat, steht auf einem anderen Blatt. Bei der künstlichen Zuführung über ein hochdosiertes Supplement kommen ein paar Haken ins Spiel. So stellte zum Beispiel eine Studie der Universität Lübeck aus dem Jahr 2023 fest: »Hochdosierte Spermidin-Supplementation erhöht nicht die Spermidinwerte im Blutplasma.« Der so zugeführte Stoff verpuffe einfach zu einem nutzlosen Nebenprodukt.

Andere Wissenschaftler sagen wiederum: Mit dem richtig formulierten künstlichen Spermidin tritt das Problem nicht auf. Dann stellt sich aber schnell eine andere Frage: Was ist eine zu hohe Dosierung, vor allem durch langfristige Einnahme? Spermidin beeinflusst die Autophagie, was prinzipiell gut ist. Eine aus dem Ruder laufende Autophagie dagegen kann zum Problem werden: Sie kann Tumorwachstum beschleunigen und Krebstherapien ausbremsen. Sprich: Ohne klinische Studien zur langfristigen Spermidineinnahme als Nahrungsergänzungsmittel scheint es sicherer, erst einmal einfach deutlich mehr Brokkoli und Sojasprossen zu futtern. Nichts anderes haben schließlich auch die länger gesund lebenden Teilnehmer der österreichischen Langzeitstudie gemacht.

Solche Stolpersteine finden sich im Laufe der Zeit und bei genaueren Untersuchungen auch bei anderen erst einmal vielversprechend wirkenden Stoffen. Etwa bei Resveratrol, einem der Lieblingsstoffe von David Sinclair. Den Harvard-Forschern war das zu den Polyphenolen zählende Molekül wegen seiner gesundheitsförderlichen Effekte ins Auge gesprungen. Im Körper beeinflusst Resveratrol zahlreiche zentrale Signalwege wie AMPK oder IGF-1. Etliche Studien belegen die äußerst positiven Eigenschaften: Es wirkt antientzündlich und als antioxidativ, schützt vor Tumoren, Alzheimer und Herzerkrankungen. Die Liste der Vorzüge ist so lang, dass der Gedanke naheliegt: Wow, ein perfektes Longevity-Mittel. Deshalb boomt der Verkauf von Resveratrol als Nahrungsergänzungsmittel auch seit vielen Jahren. Nicht zuletzt, weil Sinclair betont, dass er es jeden Tag nimmt. Allerdings haben inzwischen zahlreiche Forschungsinstitute und Pharmafirmen in rund 200 klinischen Studien genauer untersucht, wie sich Resveratrol als potentes Arzneimittel einsetzen ließe. Und dabei sind so ziemlich alle zu einem deprimierenden Ergebnis gekommen. Resveratrol ist ein »doppelschneidiges Schwert«, einerseits mit großer Gesundheitswirkung, aber »die Anwendung stellt für die pharmazeutische Industrie nach wie vor eine große Herausforderung dar, da es schlecht löslich und bioverfügbar ist und unerwünschte Wirkungen hat«, wie es schon 2018 in einer Übersichtsstudie heißt, veröffentlicht im Journal *Biomedicines*. Zu deutsch: Als Supplement schlucken bringt nichts, der Körper kann es nicht richtig verwerten. 2020 klingt es nicht besser in einer Studie, an der auch die Universität Gießen beteiligt war: »In der Tat wurden nach dem Verzehr von Resveratrol Toxizität und unerwünschte Wirkungen gemeldet; daher sind umfassende künftige Studien über die langfristigen Auswirkungen sowie die unerwünschten In-vivo-Wirkungen einer Supplementierung beim Menschen erforderlich.« Auch hier gilt wie immer: Am Ende ist alles eine Frage der Details, zum Beispiel der Dosierung und Darreichungsform. Auf Dauer sind das vermutlich lösbare Probleme, und im Falle von Resveratrol wäre es sicher lohnend.

Aber so lange ist Vorsicht geboten. Das gilt auch für ein weiteres vielversprechendes Anti-Aging-Präparat, an dem federführend David Sinclairs Harvard-Labor arbeitet, wenngleich hier die Vorzeichen deutlich besser stehen: NMN, ein Co-Enzym und Derivat des Vitamins B3. Es spielt eine wichtige Rolle bei der zellulären Energiegewinnung, ist aber am Ende nur ein Vorläuferprodukt für den eigentlichen Hauptdarsteller. Im Körper wird es umgebaut zu einem anderem Co-Enzym namens NAD+. Es hilft unter anderem bei der DNA-Reparatur und wurde schon vor rund 100 Jahren entdeckt. Aber erst im vergangenen Jahrzehnt stellte sich heraus, dass dieses kleine Molekül für extrem viele wichtige biologische Prozesse benötigt wird und auch in vielen anderen Lebewesen vorkommt, es also evolutionär konserviert ist. Es beeinflusst wohl nahezu alle Kennzeichen des Alterns und aktiviert die Sirtuine, die Langlebigkeitsgene. Mit zunehmendem Alter sinken die NAD+-Level deutlich ab. Sinclair konnte unter anderem zeigen, dass mit dem Alter Blutgefäße spröder und durchlässiger werden, wenn NAD+ die Sirtuine nicht mehr ausreichend aktiviert. Zerfallende Blutgefäße erhöhen die Sterblichkeit erheblich. Zum Test gaben die Forscher älteren Mäusen mit schlechten Blutgefäßen den NAD+-Booster NMN. Ihre Durchblutung und Ausdauer erhöhten sich, weil die Kapillaren dadurch wieder dichter wurden. In anderen Tierversuchen konnte nachgewiesen werden, dass NMN die Telomere verlängert und die DNA-Reparatur verbessert.

Inzwischen gibt es erste kleinere klinische Studien, die untersucht haben, welchen Effekt regelmäßige NMN-Gabe auf Menschen hat. Fragt man Sinclair, ob er NMN für ein sicheres und vielversprechendes Präparat hält, fällt die Antwort allerdings etwas einsilbig aus: »NAD+ ist natürlich und wird bereits seit über fünf Jahren in klinischen Studien untersucht.«

Als gesichert gilt zunächst, dass NMN anders als Spermidin und Resveratrol gut als Supplement aufgenommen werden kann. Und auch Nebenwirkungen zeigten sich in den gut einem Dutzend klinischer Studien bislang nicht, die alle Dosierungen unter 1000 mg am Tag untersuchten.

In Japan fanden Forscher der Universität Tokio heraus, dass die untersuchten Menschen im Alter von über 65 nach bis zu 12 Wochen Einnahme von täglich 250 mg NMN deutlich besser in den gängigen Fitnesstests abschnitten: Im Vergleich zu einer Placebo-Gruppe konnten die Senioren schneller und besser laufen, kräftiger zugreifen und sicherer aufstehen. Allerdings wurden nur 20 ältere Menschen untersucht. Aber die Ergebnisse stehen im Einklang mit den Beobachtungen, dass hohe Werte von NAD+ bei älteren Menschen für mehr Muskelkraft und Mobilität sorgen. Und Freizeitsportler, die sechs Wochen ein NAD+-Präparat nahmen, zeigten während des Trainings bessere aerobe Kapazität. Sprich: Ihre Muskeln konnten offenbar besser Sauerstoff aufnehmen, und die Sportler waren leistungsfähiger. »Diese Ergebnisse zeigen, dass NMN Auswirkungen auf die Verbesserung der Durchblutung von Organen und Geweben, auf die Steigerung der menschlichen Leistungsfähigkeit und die Wiederherstellung der Mobilität bei älteren Menschen hat«, schlussfolgerte David Sinclair in einer im Journal *Cell* veröffentlichten Studie.

All das lässt die Hoffnungen wachsen, dass ein gut und einfach einnehmbares Anti-Aging-Präparat in greifbare Nähe rücken könnte. Allerdings gibt es bislang nur rund ein Dutzend solcher NMN-Studien, die zumeist weniger als 100 Teilnehmer hatten und diese auch nur über kurze Zeiträume beobachteten. Bei Drucklegung dieses Buches Mitte 2024 liefen ungefähr ein Dutzend weiterer Studien. »Weitere umfassende Studien sind erforderlich, um die positiven Wirkungen von NMN und die zugrunde liegenden Mechanismen vollständig zu verstehen«, urteilt dann auch ein internationales Team von Medizinern und Biologen, das 2023 den Stand der Forschung zu NMN ausgewertet hat. »Noch wichtiger ist, dass ein besseres Verständnis des molekularen Wirkmechanismus von NMN entwickelt wird. Das ist eine Voraussetzung für seine Anwendung beim Menschen und wird dazu beitragen, unerwünschte Nebenwirkungen zu vermeiden«, heißt es in der Untersuchung.

Das sehen auch die zuständigen Behörden so. Mitte 2024 war NMN weder in Europa noch in den USA als Nahrungsergänzungsmittel zugelassen. In den USA prüfen die Behörden den Stoff als Medikament. In der EU wurde NMN als neuartiges Lebensmittel eingestuft, dessen Sicherheit noch weiter untersucht werden müsse. Kaufen kann man es dennoch, es wird von den Supplement-Herstellern weiter vertrieben. Allerdings mit einem Warnhinweis: Bei NMN handele es sich nach europäischem Recht um eine Chemikalie, die nicht für den menschlichen Verzehr geeignet ist. Wann in Europa und den USA eine offizielle Zulassung erfolgen könnte – sei es als Arzneimittel oder Nahrungsergänzungsmittel –, ist unklar.

Sosehr auch Vorsicht geboten sein muss: Die Vielzahl an mittlerweile untersuchten Stoffen und Molekülen zeigt, wie groß die Fortschritte auf der Suche nach einem allgemeinem Anti-Aging-Präparat sind. Und die zunehmende Macht der künstlichen Intelligenz wird die Entwicklung zweifellos weiter beschleunigen. Eher früher als später werden sich sowohl Medikamente gegen das Altern als auch Supplements durchsetzen.

Bis dahin lässt sich durchaus schon etwas tun, oder besser: einnehmen. Denn es gibt bereits gut untersuchte Supplements, die einen Beitrag zur Verlängerung der Gesundheitsspanne und damit auch zu einem längeren Leben leisten können und deren Einnahme empfohlen wird. Dazu zählen allen voran Vitamin D und

Omega-3. Beide bremsen nachweislich das Wachstum von Krebszellen und werden meist nicht ausreichend über die Nahrung aufgenommen. Und sie helfen gegen Gebrechlichkeit, denn beide Stoffe spielen eine Rolle für gesunde Muskulatur und Knochen. Im Gegenzug zeigen Langzeitbeobachtungen bei älteren Menschen, dass zu niedrige Konzentrationen das Risiko erhöhen, in den kommenden knapp fünf Jahren gebrechlich zu werden.

Deswegen hat sich auch die größte Altersstudie Europas zum Thema gesundes Altern insbesondere mit Vitamin D und Omega-3 befasst. Die DO-HEALTH-Studie begleitete drei Jahre mehr als 2000 über siebzigjährige Menschen aus der Schweiz, Frankreich, Deutschland, Österreich und Portugal. Untersucht wurden dabei drei Maßnahmen in verschiedenen Kombinationen: Tägliche Einnahme von 2000 IU Vitamin D, einem Gramm Omega-3 sowie dreimal 30 Minuten Krafttraining die Woche. Manche Teilnehmerinnen bekamen also nur Vitamin D und trainierten dazu, andere nahmen nur Supplements, und eine weitere Gruppe trainierte und nahm ein.

Das Ergebnis war eindeutig: »Alle drei Behandlungen zeigten einzeln jeweils eine kleine Wirkung, aber wenn alle drei zusammen angewendet wurden, hatten sie einen deutlichen Effekt«, sagt Heike Bischoff-Ferrari. Die stets gut aufgelegte Professorin für Geriatrie und Alternsforschung an der Universität Zürich leitete die Studie. »Da frühere Studien darauf hindeuteten, dass Vitamin D, Omega-3 und Bewegung verschiedene Mechanismen der Krebsentwicklung beeinflussen, war unsere Hypothese, dass ihre Kombination einen zusätzlichen Nutzen hat«, sagt Bischoff-Ferrari. Während Vitamin D die Entstehung von Krebszellen unterdrückt, hat Omega-3 entzündungshemmende Wirkung, und körperliche Aktivität löst das Absterben von Krebszellen aus. In vorigen Studien wurden die Maßnahmen jedoch getrennt voneinander bewertet, die ergänzenden Mechanismen außer Acht gelassen. Das deutliche Ergebnis überraschte selbst die erfahrene Gerontologin: »Erstaunlich ist, wie eindrücklich sich die erwartete additive Wirkung der Maßnahmen bereits innerhalb von drei Jahren zeigte.« Das Krebsrisiko verringerte sich bei den untersuchten Teilnehmerinnen um insgesamt 61 Prozent.

»Neuartige Krebstherapien zielen darauf ab, verschiedene Wege der Krebsentstehung zu blockieren, indem mehrere Wirkstoffe kombiniert werden. Wir haben dieses Konzept auf die Krebsprävention übertragen«, so Bischoff-Ferrari. Eine Partnerstudie in den USA mit 25 000 Teilnehmern soll die Ergebnisse noch einmal validieren. Da das Maßnahmenpaket aber so einfach und kostengünstig ist, sei es gut geeignet, »um die hohe Last von Krebserkrankungen bei älteren Erwachsenen zu reduzieren«, sagt Bischoff-Ferrari. Zumal sich auch andere Vorteile zeigten: Laut der Studie verringerte Omega-3 Infekte, insbesondere der oberen Atemwege und der Harnwege. Und auch die tägliche Dosis Vitamin D sorgte für 16 Prozent weniger Infekte als in den Vergleichsgruppen.

Die DO-HEALTH-Studie zeigt eindrücklich, wie sich durch systematische, groß angelegte Alternsforschung zügig konkrete Erkenntnisse für die öffentliche Gesundheit entwickeln lassen. Oft versanden aber gerade staatliche Programme in kleinteiligen Projekten oder enden in allgemeinem Präventionsprogrammen mit Fernsehspots und Plakatwänden. Frankreich will das nun anders machen. 2022 hat Präsident Emmanuel Macron die Initiative France 2030 ins Leben gerufen, die bis zum Ende des Jahres mit Investitionen von insgesamt 54 Milliarden Euro das Land zukunftsfit machen soll. Im Zentrum der Initiative stehen auch die Gesundheit und die Zukunft der Medizin. Und dabei insbesondere das Projekt HealthAge, kurz für Healthy Aging, gesundes Altern. Unter dem Schlagwort stellte Macron persönlich in Toulouse ein neues Forschungszentrum für Langlebigkeit und Gerontologie vor, das mit umfangreichen finanziellen Mitteln ausgestattet wird. Angesiedelt ist es an der Uniklinik und der Universität Toulouse, beteiligt sind jedoch hunderte internationale Biologinnen, Mediziner und führende Alternsforscherinnen aus aller Welt. Darunter etwa Steve Horvath, der helfen soll, mittels neuartiger organspezifischer Alterungsuhren neue Biomarker und Ziele für Anti-Aging-Medikamente zu identifizieren. Der berühmte Stanford-Neurologe Tony Wyss-Coray soll neue Wege für die Alzheimerbekämpfung suchen.

Das Ziel sei es, eine »offene, globale Drehscheibe« für die Alternsforschung zu schaffen, sagt Bischoff-Ferrari. Sie hat die Leitung von HealthAge übernommen. Die Gerontologin kennt sich bestens aus mit internationaler Zusammenarbeit: Sie studierte in Ulm Medizin, arbeitete als Rheumatologin in Boston und machte in Harvard noch einen zweiten Abschluss in Public Health. Seit 2024 ist sie nun auch Professorin für Gerontologie in Toulouse und Professorin am Institute on Aging der Harvard Medical School.

»Die Verlängerung der gesunden und nicht nur der gesamten Lebenserwartung muss eine Priorität der modernen Gesellschaft sein«, sagt Bischoff-Ferrari. »Wenn diese Vision umgesetzt wird, werden wir als Individuen die Auswirkungen des Alters später spüren und länger gesund und aktiv bleiben. Als Gesellschaft werden wir geringere Kosten für das Gesundheitswesen und weniger Produktivitätsverluste haben. Das schafft enorme Möglichkeiten auf dem Weg zu einer nachhaltigen, modernen, alternden Gesellschaft.«

Dabei helfen könnte auch das von der Weltgesundheitsorganisation entwickelte Präventionsprogramm ICOPE, kurz für »Integrated Care for Older People«. Es hat zum Ziel, den funktionellen Abbau im Alter zu verringern oder zu verhindern. Dazu werden regelmäßig sechs körperliche Schlüsselfunktionen wie Kognition,

Mobilität und mentale Gesundheit überprüft – und bei schlechten Werten individuelle Gegenmaßnahmen wie Sportkurse, Ernährungshilfe und soziale Aktivitäten angeboten. Die HealthAge-Wissenschaftler untersuchen nun anhand von 200 000 Menschen über 60 aus der Region Toulouse, wie das Präventionsprogramm hilft, Vitalität zu erhalten und Alterskrankheiten zu reduzieren – und ob es ein Modell für gesundes Altern in ganz Europa sein kann.

Die groß angelegte französische Longevity-Initiative hat neben hunderten mitarbeitenden Biologinnen und Medizinern auch ein internationales Scientific Advisory Board versammelt: Der wissenschaftliche Beirat soll helfen, nicht nur die medizinischen, sondern auch die politischen Herausforderungen von gesundem Altern und langlebigen Gesellschaften zu navigieren. Geleitet wird das Scientific Advisory Board von Luigi Ferrucci, wissenschaftlicher Direktor des amerikanischen National Institute on Aging. Mit dabei sind zudem unter anderem der Ernährungsforscher Walter Willett von der Harvard School of Public Health, der Leiter der Alternsforschung der Mayo Clinic, Nathan LeBrasseur, sowie Josef Penninger, wissenschaftlicher Leiter des Helmholtz-Zentrums für Infektionsforschung.

Und ich.

Denn die beginnende Langlebigkeits-Revolution bringt sowohl enorme Möglichkeiten als auch vielerlei Herausforderungen mit sich, die in der breiten Öffentlichkeit diskutiert werden müssen. Und es gilt, das rasant wachsende Wissen über gesundes Altern so vielen Menschen wie möglich zugänglich zu machen, damit nicht nur eine kleine Elite davon profitiert.

# 9

# DIE GESELLSCHAFT DER HUNDERTJÄHRIGEN

## Wie wir uns darauf vorbereiten sollten

160 Palmen säumen die kilometerlange Auffahrt, die schließlich in einer Palastanlage zu enden scheint. Für einen Moment wähnt man sich in Córdoba oder Granada: Lange Säulengänge werden von prächtigen Rosenbeeten, Wandmalereien und Skulpturen von Auguste Rodin eingerahmt. Der Prunk folgt einem Plan: Die riesige Anlage der Stanford University soll gezielt an europäische Paläste erinnern. Als der Eisenbahnmagnat Leland Stanford im ausgehenden 19. Jahrhundert die Universität gründete, beauftragte er den Landschaftsarchitekten Frederick Olmsted, der auch den New Yorker Central Park entworfen hatte, einen möglichst beeindruckenden Campus zu gestalten. Gelegen am Rande der Kleinstadt Palo Alto, zwischen Pazifik und der San Francisco Bay, bildet die Universität heute das Herzstück des Silicon Valley. Seit Jahrzehnten wird von hier aus die digitale Revolution vorangetrieben, von KI-Forschern wie Fei-Fei Li und Sebastian Thrun, von den Google-Gründern Larry Page und Sergey Brin, die den Suchalgorithmus während der Arbeit an ihrer Dissertation entwickelten. Da scheint

es nur richtig, dass man sich hier auch mit den Folgen der Wissensrevolution befasst. Gleich neben der palmengesäumten Auffahrt hat das Stanford Center on Longevity (SCL) seinen Sitz, hier arbeiten rund 150 Psychologinnen, Mediziner, Sozialwissenschaftlerinnen, Politikexperten und Ökonominnen gemeinsam an einer »der größten Herausforderungen des 21. Jahrhunderts«, wie sie es nennen: die Welt auf das hundertjährige Leben vorzubereiten.

2022 stellte das SCL eine Initiative mit dem Titel »The New Map of Life« vor. Da »eine der tiefgreifendsten Veränderungen der menschlichen Erfahrung« auf uns zukomme, bedürfe es grundlegender und kreativer Veränderungen. »Wir müssen die Art und Weise, wie wir leben, wirklich ziemlich radikal neu gestalten«, sagt Laura Carstensen, Gründungsdirektorin des Center on Longevity und Professorin für Psychologie. »Wir müssen uns den Verlauf des Lebens neu vorstellen, wie er heute aussehen kann und was die großen Herausforderungen sind, die wir angehen müssen.« Ständiger Wandel und viel mehr unterschiedliche Lebensabschnitte als bisher sollten als etwas Gutes, nicht als etwas Belastendes empfunden werden. »Wir sollten die wunderbaren Möglichkeiten nutzen, die ein längeres Leben bietet, im Gegensatz zu dem, was unsere Vorfahren tun mussten, nämlich ein ziemlich festgelegtes Leben führen, weil das Leben eben eher kurz war«, sagt Carstensen. »Wir sind jetzt an einem Punkt angelangt, an dem wir unsere Kinder nicht mehr zur gleichen Zeit großziehen müssen, an der wir den Höhepunkt unserer Karriere erreichen. Wir werden mehrere Phasen von Familie, Arbeit und Ausbildung durchlaufen.«

Der positive Blick der Psychologin auf ein längeres Leben hat auch damit zu tun, dass ältere Menschen über 60 in der Regel zufriedener sind als in ihren Vierzigern, wenn sehr viele Dinge gleichzeitig den Alltag dominieren: Kinder, Karriere, vielleicht noch Hausbau. Mit Ende 50, so zeigen viele Untersuchungen, lassen diese Stressfaktoren nach, und das Glück nimmt zu. Erst wenn im hohen Alter Krankheit oder chronische Schmerzen kommen, schwindet die Zufriedenheit wieder. Eine längere Gesundheitsspanne bei längerem Leben bietet zweierlei Chancen: Die stressigen Midlife-Crisis-Jahre zu entzerren. Und die zufriedenen älteren Jahre zu verlängern.

Überhaupt halten es viele Soziologinnen und Psychologen für unerlässlich, dass die »alternde Gesellschaft« kein negativ besetztes Narrativ sein sollte, mit ständigem Lamentieren über Pflegenotstand und Vergreisung der Gesellschaft.

Stattdessen biete sich nun die Chance, viele ohnehin überholte Praktiken und Normen neu zu gestalten und sie mit den gesundheitlichen, sozialen und finanziellen Bedürfnissen eines hundertjährigen Lebens in Einklang zu bringen. Zum Beispiel das schrittweise Ausscheiden aus dem Berufsleben statt einer abrupten Altersgrenze. Lebenslang zu lernen, sich immer weiterzubilden, staatlich gefördert mit offenen Universitäten, statt alles an den Lebensanfang zu stopfen, 20 Jahre Schule und Studium am Stück und dann nichts mehr. Es sei Zeit, fordert Psychologin Carstensen, mit Schwung und Engagement in die neue Longevity-Gesellschaft zu springen: »Kaum ein wissenschaftlicher Bereich ist aufregender als die Forschung zur Biologie des Alterns, die unsere Spezies völlig verändern könnte.«

Ein bisschen kalifornischer Zukunftsoptimismus schadet sicher nicht. Ein weniger starres, in die immergleichen Phasen gegliedertes Leben zu führen, bietet sicher beträchtliche Chancen. Aber zugleich stellen sich nun große Fragen: Wie lange müssen wir künftig arbeiten? Wie finanzieren wir die Gesellschaft der Hundertjährigen? Wie gerecht wird sie sein? Was, wenn nur die Reichsten länger leben können – oder wollen?

Der 100-Jahre-Lebensplan der Stanford-Wissenschaftler mit ihren sehr konkreten Arbeitsaufträgen sollte vor allem ein Weckruf sein, an Politik und gesellschaftliche Institutionen: Wir müssen das alles schleunigst sehr viel ernster nehmen. Denn bislang sind wir ziemlich schlecht vorbereitet auf eine sich so grundsätzlich verändernde menschliche Gesellschaft. Die steigende Lebenserwartung in den vergangenen Jahrzehnten hat sich eher mit kleinen Schritten angeschlichen, sie wurde wahrgenommen, aber ihr wurde keine Priorität eingeräumt. Nun, da das hundertjährige Leben auf einmal Realität ist, stehen wir mit gesellschaftlichen Strukturen da, die größtenteils für eine Zeit gemacht waren, als die meisten Menschen sich mit Anfang 70 aus der Welt verabschiedeten. Darauf sind Arbeitsmarkt, Rentensysteme, Krankenversicherung, Bildung, soziale Absicherung, private Altersvorsorge und Familienstrukturen ausgelegt. All das wird sich ändern müssen. Manche Probleme werden nur schwer zu lösen sein. Viele Menschen drohen dabei auf der Strecke zu bleiben.

Auch wenn die Details der Longevity-Revolution noch keiner breiten Öffentlichkeit bekannt sind, merken viele doch schon, dass sich etwas tut, dass sich etwas grundsätzlich verschiebt. Die WHO etwa sieht immer noch 65 als die Grenze zum »Altsein«. Eine längst überholte Ansicht. Die Sechzig- bis Fünfundsiebzigjährigen sind heute schon die »jungen Alten«, sagt Takao Suzuki, Professor für Gerontologie in Tokio. »Die jungen Alten sind sehr aktiv, gesund und produktiv – ganz anders als vor 30 Jahren.« Und so verschiebt sich die Wahrnehmung, was »alt« ist, immer mehr nach hinten, insbesondere in langlebigen Gesellschaften wie Japan. Auch in Deutschland. Ältere Menschen fühlen sich heute jünger als vergleichbare ältere Menschen noch vor zehn oder 20 Jahren. Das zeigt sich im Deutschen Alterssurvey, einer seit 1996 stattfindenden repräsentativen Umfrage unter mehr als 14 000 Deutschen im Alter über 40. Demnach empfinden heute Fünfundsechzigjährige, dass Altsein erst mit 75 Jahren beginne. Und je älter die Befragten, desto später setzten sie den Beginn des höheren Alters an, das stellten Wissenschaftler der Humboldt-Universität in der

Studie fest. Ähnliche Ergebnisse zeigten Umfragen in den USA, wo mehr als die Hälfte der Befragten ein Alter von 65 Jahren als »middle aged« einstuften. Oder, wie Udo Jürgens schon sang: Mit 66 Jahren, da fängt das Leben an. Für die junge alte Gesellschaft könnte das durchaus zutreffen. Jedenfalls dehnt sich die große mittlere Lebensphase, die Zeit zwischen unbekümmerter Jugend und eingeschränktem Alter, immer weiter aus. Für die meisten zumindest. Aber längst nicht für alle.

Wir altern schon jetzt ungleich. In Deutschland liegt die mittlere Lebenserwartung der niedrigsten Einkommensgruppe im Vergleich zur höchsten bei Männern um 10,8 Jahre niedriger, bei Frauen um 8,4 Jahre, so die Studie »Soziale Unterschiede in der Mortalität und Lebenserwartung« des Robert Koch-Instituts aus dem Jahr 2014. Noch deutlicher sieht es bei der Gesundheitsspanne aus: Der Unterschied zwischen der niedrigsten und höchsten Einkommensgruppe macht dort sogar 10,2 Jahre bei Frauen und 14,3 Jahre bei Männern aus.

Dafür gibt es vor allem zwei Gründe. Erstens haben Risikofaktoren wie Rauchen und Übergewicht eine deutliche sozioökonomische Komponente. Heranwachsende aus bildungsfernen und sozial schwachen Schichten sind rund viermal so häufig von Adipositas betroffen wie sozial besser situierte, wie die Studie zur Gesundheit von Kindern und Jugendlichen in Deutschland (KiGGS) des Robert Koch-Instituts feststellt. Das hängt vor allem mit schlechteren Ernährungsgewohnheiten zusammen. Die Folgen ziehen sich oft durch das ganze Leben: Übergewicht führt unter anderem zu Bluthochdruck durch das zusätzliche Fett im Körper, das den Widerstand der Blutgefäße erhöht und das Herz härter arbeiten lässt. Bluthochdruck ist der größte Risikofaktor für vorzeitige Sterblichkeit und den Verlust an gesunden Lebensjahren.

Ähnlich sieht es beim Rauchen aus, dem zweitgrößten Risikofaktor für frühe Mortalität: In Nordrhein-Westfalen zum Beispiel rauchen 29 Prozent der Männer mit niedrigem sozioökonomischem Status täglich. Von den Männern mit hohem Status rauchen dagegen nur 14 Prozent täglich, so der NRW-Gesundheitssurvey aus dem Jahr 2019.

Und auch allgemein gilt: Je höher der Bildungsstatus, desto besser in der Regel das Verständnis von gesundem Verhalten, schädlichen Lifestylefaktoren und medizinischen Zusammenhängen. Und desto besser die Chancen, eine längere gesunde Lebensspanne zu haben.

Zweitens: Längst nicht alle können sich einen schönen Lebensabend leisten. Schon gar nicht, wenn er Jahrzehnte dauert. In Deutschland sind immer mehr alte Menschen von Armut betroffen: 2022 waren es 17,4 Prozent der Menschen über 65. 2006 waren es nur 10,4 Prozent. Mehr als sieben Millionen Rentnerinnen und Rentner in Deutschland müssen laut einer Berechnung des Statistischen Bundesamtes monatlich mit weniger als 1250 Euro netto auskommen. Für fast die Hälfte der Menschen über 65 im Land sind die Rentenjahre damit ohnehin keine Zeit der großen Sprünge.

Viele andere konnten während des Arbeitslebens zwar Geld für das Alter zurücklegen. Aber für kommende Generationen wird sich die Rechnung deutlich verändern, wenn das Polster künftig für 30 Jahre reichen muss statt für 20, wie bislang viele kalkulierten.

Deswegen birgt die Frage der Finanzierung des hundertjährigen Lebens große soziale Sprengkraft. Wer über ein sattes Aktiendepot verfügt oder monatliches Einkommen aus einer vermieteten Immobilie bezieht, dürfte relativ wenig Probleme haben, sich auch 30 Jahre aktives Rentenleben zu finanzieren. Für die meisten Menschen gilt das jedoch nicht.

In den USA wird das gewohnt darwinistisch gesehen: Muss halt jeder selbst sehen, wo er bleibt. Altersvorsorge ist eine individuelle Aufgabe. Aber selbst der reichsten Nation der Erde, die mit diesem Laisser-faire-Ansatz sehr weit gekommen ist, könnte das bei einer so grundlegenden Verschiebung auf die Füße fallen. Gleichzeitig bieten sich für Länder, die für eine einigermaßen faire Altersgesellschaft sorgen, große Chancen.

So sieht es auch der britische Ökonom Andrew Scott von der London Business School. Er hatte sich lange vor allem mit Geld- und Fiskalpolitik befasst, war Berater der Bank of England und des britischen Finanzministeriums – bis ihn die Bedeutung der heranrollenden demografischen Veränderungen für die Volkswirtschaft nicht mehr losließ. Inzwischen hat er sich auf die sozioökonomischen Folgen spezialisiert und berät dazu unter anderem die britische Regierung. »Bislang ist die Politik nicht auf eine langlebige Gesellschaft vorbereitet, und niemand hat Erfahrung damit, richtig in die späten Lebensjahre zu investieren, weil es in der bisherigen Geschichte nie nötig war«, sagt Scott. »Warum sich damit befassen, wenn es die meisten ohnehin kaum bis 80 schafften?«

Und so sei das vorherrschende Narrativ nicht das einer langlebigen Gesellschaft vitaler SuperAger gewesen, sondern einer alternden, vergreisenden Bevölkerung mit immer mehr teuren Pflegefällen: Die vielen alten Menschen würden das Bruttoinlandsprodukt drücken, Gesellschaften straucheln, weil die Rentner einen immer größeren Anteil am Wohlfahrtskuchen forderten. Und zu viele Rentenempfänger würden zu wenigen Beitragszahlern gegenüberstehen.

Ein wahrlich düsteres Bild, das immer wieder gezeichnet worden sei, findet Scott. Was erheblich dazu beigetragen habe, dass ältere Menschen als Belastung für Gesellschaft und Volkswirtschaft wahrgenommen würden. Und wodurch viele Unternehmen immer noch darauf gepolt seien, ältere Arbeitnehmer in den

Vorruhestand loszuwerden, nach dem Motto: Mit 60 ist sowieso niemand mehr zu etwas zu gebrauchen. Ansichten, die noch zu Bismarcks Zeiten geprägt worden seien, findet der Ökonom. Inzwischen sei in Wahrheit das Gegenteil der Fall: Zunehmend fitte Seniorinnen seien ein Gewinn, ein großes Plus gerade für die schwächelnden westlichen Industrienationen, denen es an Fachkräften und Konsum mangelt. Scott hat ausgerechnet, wie groß dieses Plus sein könnte, wenn jedes Leben um ein gesundes, vitales Jahr verlängert würde: In den USA würde das zusätzliche 56 Billionen Dollar jährlich für die Volkswirtschaft generieren. Für die meisten Industrieländer wäre »ein jährlicher Zuwachs des Bruttoinlandsprodukts von drei bis vier Prozent zu erwarten«. Der Ökonom ist sicher: Die wirtschaftliche Dividende eines längeren, gesünderen Lebens ist potenziell enorm, da die Gesundheits- und Pflegekosten sinken, die Produktivität steigt und vitale ältere Menschen noch über viele Jahre konsumieren. »Wenn ich länger lebe, wenn ich jedes Jahr den gleichen Lebensstandard haben möchte, werde ich im Laufe meines Lebens mehr produzieren«, so Scott.

Wie genau diese »Longevity Economy« aussehen könnte, beschreibt Scott in einer Studie: »Der ökonomische Wert des Kampfes gegen das Altern«. Mitverfasst hat sie der Harvard-Genetiker David Sinclair. Zusammen kommen sie zu dem Schluss: »Ein Rückgang der Morbidität, also die Verbesserung der Gesundheit, ist wertvoller als ein weiterer Anstieg der Lebenserwartung, und die gezielte Bekämpfung der Alterung bietet potenziell größere wirtschaftliche Vorteile als die Ausrottung einzelner Krankheiten.« Der Ökonom ist überzeugt: »Alt werden muss keine gesellschaftliche Belastung sein, sondern kann der Wirtschaft helfen.«

Die Frage ist jedoch, ob immer mehr alte Menschen auch dem Planeten helfen. Wenn nicht nur immer mehr Menschen hinzukommen, sondern auch noch viele immer länger auf der Erde verweilen. Ist die Langlebigkeitsgesellschaft überhaupt tragbar? Scott verweist dazu auf vergangene Jahrhunderte, als kaum eine Milliarde Menschen auf der Erde lebten und befürchtet wurde, dass ein weiteres Bevölkerungswachstum zu Hungersnöten und Verteilungskriegen führen würde. »Dazu kam es nicht, weil wir einfallsreich und innovativ waren«, argumentiert Scott. Das könne auch jetzt wieder gelingen. »Wir müssen uns an diese neue Lebenslänge anpassen. Und es gibt viele Möglichkeiten, wie wir das tun können, damit wir länger gesund bleiben, länger gebildet sind.« Und gleichzeitig die Ressourcen des Planeten schonen. Letztlich, so der optimistische Blick, hat eine langlebige Gesellschaft eine starke Eigenmotivation, effizienter und nachhaltiger zu leben.

Zugleich kann es durchaus passieren, dass die Weltbevölkerung mittelfristig eher schrumpft. Mit zunehmendem Wohlstand sinken in vielen Ländern die Geburtenraten. Auch niedrigere Sterblichkeit geht meist mit geringeren Geburtenraten einher. Viele Demografen nehmen an, dass bis 2050 in mehr als drei Viertel aller Länder die Bevölkerung schrumpfen wird. In vielen Kulturen, so stellen die Bevölkerungsexpertinnen fest, geht der Trend schon länger zu kleineren Familien – aus unterschiedlichsten Gründen. Neben steigenden Kosten spielt oft auch der wachsende Wunsch nach Selbstverwirklichung eine Rolle. Besonders dramatisch zu beobachten ist das in Südkorea: Dort fiel die Geburtenrate 2023 auf 0,72 Kinder pro Frau. Damit die Bevölkerung nicht schrumpft, braucht es eine Geburtenrate von 2,1 Kindern pro Frau. Die Wissenschaftler sind sich noch uneins, wie sich die Geburtenraten in den Gesellschaften der Hundertjährigen entwickeln werden: Einerseits lassen längere Lebenszeiten und tendenziell längere Karrieren wieder mehr Zeit für Kinder. Andererseits könnte ein Kreislauf aus sinkenden Geburtenraten, alternden Gesellschaften und Arbeitskräftemangel zu stagnierenden oder schrumpfenden Volkswirtschaften führen – und teure Kindererziehung damit noch unattraktiver machen. Chinas Bevölkerung etwa droht bis 2050 um mehr als 100 Millionen Menschen zu schrumpfen. Zugleich werden voraussichtlich bis 2035 über 400 Millionen Chinesen das Pensionsalter erreichen. Dann werde der staatlichen Rentenkasse das Geld ausgehen, warnt die chinesische Akademie der Wissenschaften.

Um solche Szenarien zu verhindern, auch in den westlichen Industrieländern, hält Scott es für umso drängender, die zunehmend fitten Senioren in der Arbeitswelt zu halten. Mit den richtigen, körperlich weniger anstrengenden Jobs, flexiblen Teilzeitmodellen, guter Bezahlung. »Als Erstes müssen wir dafür sorgen, dass die Menschen in der Regel auch bis zum Rentenalter arbeiten«, sagt der Ökonom. Dass wir also wirklich gesund und fit altern. Und dann nicht schon häufig mit Ende 50 in Vorruhestandsmodelle oder Frühpensionierung gelockt werden. Damit sei ein entscheidender Schritt getan, um den Fachkräftemangel zu bewältigen und schließlich auch die wirtschaftliche Produktivität zu steigern. »Daraus resultiert die Langlebigkeits-Dividende«, sagt Scott. Wenn sichergestellt sei, dass wir nicht nur älter werden, sondern gesund altern, »dann schaffen wir damit auch die Ressourcen, um dieses lange Leben zu finanzieren«. Aber dazu gilt es, auch in der Arbeitswelt einiges zu ändern.

»Der Weg, ein langes Leben zu finanzieren, besteht letztlich darin, in das eigene Humankapital zu investieren. Wer mit 50 seinen jetzigen Job wirklich nicht ausstehen kann, sollte über eine andere Arbeit nachdenken, die angenehmer ist und sich auch noch 15 Jahre aushalten lässt«, so Scott. Und umgekehrt: Je mehr Leute ihren Job hassen, je größer der Wunsch, frühzeitig auszusteigen, desto mehr Geld müssen sie sparen. Die grobe Rechnung laute ungefähr so: Für jeweils sechs Monate, die man früher in Rente gehe, müsse über das Arbeitsleben hinweg ungefähr ein Prozent mehr angespart werden.

Eine harte Debatte über generell längere Lebensarbeitszeit und späteres Renteneintrittsalter wird unvermeidlich sein. Sie müsste eigentlich jetzt schon geführt werden. Der Bundeshaushalt weist bereits Rentenzuschüsse von über 100 Milliarden Euro aus, fast ein Viertel des Etats. Experten drängen seit Jahren darauf, das Rentensystem zu reformieren. Die Politik aber traut sich nicht – egal welche Parteien am Ruder sind. Wie so oft, wenn es um langfristige Reformen geht. Das verheißt nichts Gutes für die großen Veränderungen, die eine Gesellschaft der Hundertjährigen verlangt.

Sich weiterzuentwickeln ist schon länger nicht gerade eine deutsche Stärke, warnt Monika Schnitzer. Die Münchner Ökonomin erforscht seit Jahrzehnten – unter anderem in Harvard, Berkeley und Yale – die Innovationskraft von Unternehmen und Staaten, warum es in manchen Gesellschaften vorangeht und in anderen nicht. 2022 wurde Schnitzer Vorsitzende des Sachverständigenrats der Bundesregierung zur Begutachtung der gesamtwirtschaftlichen Entwicklung, der auch als »Rat der Wirtschaftsweisen« gilt und regelmäßig Gutachten veröffentlicht.

Sie schaut kritisch auf die vergangenen Jahrzehnte zurück. War es eine Ära des Reformstaus? »Jedenfalls fehlte es am Blick nach vorn. Niemand wusste so recht, in welche Richtung das Land entwickelt werden sollte«, sagt Schnitzer. Nicht nur in der Politik, sondern auch in den Unternehmen. »In den Vorstandsetagen herrscht beispielsweise viel zu wenig Bekenntnis zum digitalen Fortschritt.« Was ist also los mit den Deutschen, können wir uns überhaupt noch mit Schwung in große gesellschaftliche Veränderungen stürzen? »Wir kennen das Problem aus der Innovationsforschung gut«, sagt Schnitzer. »Wenn ich ein funktionierendes

Geschäftsmodell habe, fehlt der Anreiz, etwas neu zu gestalten, weil ich mich selbst kannibalisiere.« Und Veränderungen verlangten den Menschen einiges ab: sich weiterzuentwickeln, weiterzubilden. »In Deutschland war und ist das Gefühl verbreitet, wenn man einmal ausgelernt hat, dann reicht das ein Leben lang. Wir brauchen aber eine Gesellschaft, in der Menschen nie aufhören zu lernen.« Schon jetzt sei ja deutlich zu erkennen: »Die Leute sind heute viel länger fit und belastbar.« Und wer in Rente gehe, habe »vielleicht sogar noch 30 Lebensjahre vor sich.« Entsprechen müsse auch klar sein: »Es wird kein Weg daran vorbeiführen, über die Erhöhung des Renteneintrittsalters nachzudenken«, so die Wirtschaftsweise. »Es ließe sich darüber diskutieren, ob die Rente zwar nicht gesenkt wird, aber wenigstens weniger stark steigt.« Ansonsten sei unvermeidlich, dass »in 20 oder 25 Jahren rund die Hälfte des Etats aus Rentenzuschüssen besteht«, rechnet Schnitzer vor. »Das kann nicht funktionieren.«

Manche europäischen Länder haben sich deswegen eine vermeintlich einfache Lösung überlegt: das Rentenalter an die Lebenserwartung zu koppeln. In den Niederlanden etwa gilt die Regel: Wenn die Menschen drei Jahre länger leben, müssen sie zwei Jahre länger arbeiten und bekommen ein Jahr länger Rente. Das Verhältnis von Rentnern zu Erwerbstätigen würde damit auch nach dem Jahr 2040 stabil bei rund 40 zu 60 liegen – und nicht auf fast 50 zu 50 steigen, wie derzeit prognostiziert. Auch Schweden und Finnland haben ähnliche Regeln. Das sei auch für Deutschland eine sinnvolle Maßnahme, findet etwa das Ifo-Institut. Und liegt damit auf einer Linie mit den von Monika Schnitzer angeführten Wirtschaftsweisen: Der Sachverständigenrat sprach sich im Jahresgutachten 2024 ebenfalls für eine »Koppelung des gesetzlichen Renteneintrittsalters an die fernere Lebenserwartung, kombiniert mit einer neuen Form der ergänzenden kapitalgedeckten Altersvorsorge« aus.

Die Logik dahinter ist einfach: Das System funktioniert mehr oder minder, wenn die Rente mit 65 beginnt und die meisten dann mit 85 sterben. Also gute 20 Jahre Auszahlung. Und wenn die meisten 100 werden? Heißt es dann durcharbeiten bis 80? In Japan arbeitet bereits heute rund ein Drittel der Siebzig- bis Vierundsiebzigjährigen noch. In Deutschland können Menschen seit 2023 in der Rente weiterarbeiten und unbegrenzt dazuverdienen, was den Übergang zu beruflich aktiven Siebzigern erleichtert.

Das Ganze hat nur einen Haken: Auf Dauer lässt sich längere Lebensarbeitszeit nur an die Gesundheitsspanne koppeln, nicht einfach an die Lebenserwartung. Denn sonst kommt schnell die Ungleichheit wieder ins Spiel: Wer sich fit und gesund hält, kann länger arbeiten, aber das gilt nicht für alle. Und überhaupt klingt es sicher nicht nur für Menschen mit schwächelnder Gesundheit fast schon dystopisch, bis weit über 70 arbeiten zu müssen. Deswegen ergibt es wenig Sinn, die Altersvorsorge als separates Problem zu behandeln. Vielmehr gilt es, dem Beispiel der Stanford-Wissenschaftler zu folgen und das ganze hundertjährige Leben zu betrachten: Ausbildung, Arbeit, Freizeit, Ruhestand. Nicht einfacher wird es, wenn es noch weitere Einflussfaktoren wie Fachkräftemangel und künstliche Intelligenz zu beachten gilt.

Es drängt sich geradezu auf, nun über vieles grundsätzlich nachzudenken und im Zweifel Traditionen aus den Anfängen der industriellen Revolution über Bord zu werfen. Work-Life-Balance bekommt im hundertjährigen Leben eine ganz neue Bedeutung. Warum nicht bis Mitte 70 arbeiten, dafür aber nur mit einer Vier-Tage-Woche? Wer lieber mit 65 aufhören will, könnte stattdessen auch weiterhin fünf Tage arbeiten. Oder warum nicht langsam die Arbeitszeit auslaufen lassen: Ab 55 Vier-Tage-Woche, ab 70 zwei bis drei Tage? Wahrscheinlich wird es verschiedene Modelle geben.

Nicht nur, weil der Fachkräftemangel Arbeitgeber zur Flexibilität zwingt. Sondern weil es mit mehr Lebens- und Arbeitszeit plausibler wird, mit 50 noch einmal über eine ganz neue zweite Karriere, eine andere Richtung nachzudenken. Auch für Unternehmen zahlt es sich aus, wenn Menschen mit großem beruflichem Erfahrungsschatz neue Herausforderungen suchen.

Und warum nicht mit Mitte 40 ein längeres Sabbatical einlegen, sich um Kinder oder Kreatives kümmern, Gitarre lernen oder ein Buch schreiben: Wenn sich die Lebensphasen entzerren, wird auf einmal Zeit da sein, um alternative Modelle auszuprobieren. Oder zumindest zwischen Vollzeit- und Teilzeitjobs hin- und herzuwechseln.

Vieles wird davon abhängen, ob sich die Bildungssysteme mitentwickeln, hin zu einem lebenslangen Lernen, zu staatlich geförderter Weiter- und Umbildung im großen Stil. Manche Unternehmen experimentieren bereits mit Modellen zu Zweitausbildungen oder Wahlarbeitszeiten: Beim Maschinenhersteller Trumpf zum Beispiel können Mitarbeiter mit ihren Vorgesetzten abstimmen, wie viel sie in den nächsten ein bis zwei Jahren arbeiten möchten. Zwischen 15 und 40 Stunden ist alles denkbar. Danach kehren sie zur vertraglich vereinbarten Basisarbeitszeit zurück oder legen sich neu fest.

Es ist das erste Mal in der menschlichen Geschichte, dass wir für ein hundertjähriges Leben planen müssen. Damit der Weg dorthin nicht in Verteilungskämpfen und heftigen Generationenkonflikten endet, wird es eine Menge kultureller, gesellschaftlicher und politischer Hürden zu überspringen gelten. Dazu werden alle beitragen müssen.

Auf die perfekte Rentenreform werde ich jedenfalls lieber nicht warten. Ich fange schon einmal an, mehr Geld zurückzulegen. Das ist eine der zentralen Erkenntnisse des Projekts Lebensverlängerung für mich: Private Altersvorsorge bekommt eine ganz andere Note, wenn das Geld für 30 vitale Jahre reichen soll. Zum Glück habe ich noch etwas Zeit, über den richtigen Sparplan nachzudenken: Mit 50 ist ja gerade mal Halbzeit.

# 10
# PROJEKT LEBENSVERLÄNGERUNG: DIE GRUNDREGELN

## 1. Altern verstehen

Altern ist nicht vorbestimmt, sondern formbar. Wir können die Alterungsprozesse beeinflussen.

Die Lebensweise hat den größten Einfluss darauf, wie schnell der Körper altert.

### Was Sie tun sollten:

Am besten schon in jungen Jahren die grundlegenden Risikofaktoren vermeiden, die das Altern generell beschleunigen:

- Übergewicht nutzt die gesamte Physiologie schneller ab.
- Hoher Blutdruck verschleißt die Organe.
- Diabetes strengt viele biologische Systeme übermäßig an.
- Hohe Cholesterinwerte sind schlecht für das Herz und damit den ganzen Körper.

- Nikotin, Alkohol und Drogen greifen Zellmechanismen auf vielerlei Ebenen an.
- Vor allem Rauchen beschleunigt die Alterung enorm
- Stress lässt zu viele Körpersysteme im roten Bereich fahren, was den Verschleiß erhöht.
- Schlechte Ernährung versorgt den Körper nicht ausreichend, er geht schneller kaputt.
- Systembeeinflussende Erkrankungen wie Krebs, Alzheimer und Herzinfarkte lassen den Körper deutlich schneller altern.
- Zu wenig Bewegung lässt alles einrosten, biochemische Prozesse werden verlangsamt.

Möglichst viele Informationen über den eigenen Körper sammeln, um Schwachstellen so früh wie möglich zu identifizieren: Mit regelmäßigen Blutbildern Entzündungsmarker, Blutfette, Hormone, Cholesterin und andere Werte im Auge behalten. Die Arteriensteife mit Pulswellentests messen, den Körperfettanteil beobachten.

Das biologische Alter mittels epigenetischen Tests bestimmen lassen. Den Fortschritt im Kampf gegen das Altern messen zu können, motiviert dazu, gesünder zu leben.

## 2. Krebsrisiko mindern

Über die Hälfte aller Krebs-Todesfälle könnten durch Prävention und Früherkennung verhindert werden.

Die größten Krebsrisiken werden immer noch unterschätzt: Rauchen. Übergewicht. Mangelnde Bewegung. Alkohol. Zusammen führen diese Faktoren zu über einem Drittel der Krebsfälle.

Sport reduziert das Krebsrisiko deutlich. Körperliche Aktivität senkt chronische Entzündungsprozesse und unterstützt Prozesse, durch die der Körper Schäden im Erbgut repariert.

**➢ Was Sie tun sollten:**

Alle Vorsorge- und Präventionsangebote nutzen: Schon heute sind viele Tumore gut in den Griff zu bekommen, teils sogar heilbar, solange sie nur früh genug erkannt werden. Beispiel Brustkrebs: Wird der Tumor im ersten Stadium entdeckt – also ohne Lymphknotenbefall und im Körper verteilte Metastasen –, beträgt die Überlebensrate beeindruckende 99 Prozent. Wird der Krebs aber erst im vierten Stadium mit Lymphknotenbefall und Metastasen festgestellt, überleben nur noch 28 Prozent der Patientinnen.

Unbedingt ergänzend auch neue Methoden der Krebsfrüherkennung nutzen, insbesondere Bluttests.

Viel bewegen. Sport hilft nicht nur das Krebsrisiko zu vermindern, sondern auch die Krankheit besser zu überwinden und Nebenwirkungen von Behandlungen zu verringern.

## 3. Gehirn gesund halten

Das Gehirn ist plastisch und auch im fortgeschrittenen Alter noch formbar. Neugierde und Lernen halten es fit.

Alle Lebensgewohnheiten, die gut für die allgemeine Gesundheit, insbesondere aber das Herz-Kreislauf-System sind, helfen dem Gehirn. Dazu zählen gesunder Blutdruck und Cholesterinspiegel.

Gesunder Lebensstil spätestens ab dem mittleren Alter mit Sport und ausgewogener Ernährung senkt das Alzheimerrisiko in späteren Jahren drastisch.

Mit der Vorsorge durch gesunden Lebensstil im mittleren Alter zu beginnen, ist entscheidend!

### ➢ Was Sie tun sollten:

Sport hält das Gehirn in Schuss: Regelmäßige Bewegung mildert den altersbedingten Volumenverlust in Gehirnregionen, die mit dem Gedächtnis in Verbindung stehen, und verbessert den Erhalt von Neuronen.

Auf die Darmgesundheit achten: Darm und Gehirn sind eng miteinander über eine Informationsachse verbunden. Ein gesundes Mikrobiom schützt das Gehirn. Zudem gibt es Hinweise, dass Alzheimer und Parkinson durch krankhafte Veränderungen im Darm beginnen können.

Ausreichend schlafen: Untersuchungen, dass Schlafstörungen zu mehr Ablagerung des gefährlichen β-Amyloids im Gehirn führen.

Frühe Diagnose zählt! Neue Alzheimermedikamente richten sich ausschließlich an Menschen mit Alzheimer in einem frühen Krankheitsstadium, die bislang nur geringe Einbußen ihrer geistigen Leistungsfähigkeit haben.

Auf das Alzheimer-Risikogen ApoE4 testen lassen.

Bluttests zur Alzheimer-Früherkennung nutzen, die nach und nach auf den Markt kommen.

Achten Sie auf die emotionale Gesundheit:

- Menschen, die optimistisch durchs Leben gehen, haben eine höhere Lebenserwartung und deutlich größere Chancen.
- Stress beschleunigt den zellulären Alterungsprozess.
- Meditation, Mindfulness, Yoga und andere Selbstregulations-Instrumente können das biologische Alter senken.
- Menschen mit klar erkennbaren und definierten Sinn im Leben, sind meist biologisch jünger.
- Partnerschaften und enge Freundschaften verringern die Sterblichkeit.

## 4. Genau auf die Ernährung achten

Was wir essen und wie wir essen, hat wesentlichen Einfluss auf Alterungsprozesse.

Gesunde Ernährung kann bis zu einem Jahrzehnt an zusätzlicher Lebensspanne und mehrere Jahrzehnte Gesundheitsspanne ermöglichen.

Wer länger leben und vor allem im Alter gesund sein will, muss auf das Gewicht achten. Deutliches Übergewicht ist ein wesentlicher Risikofaktor für alle großen Volkskrankheiten.

Insbesondere viszerales Bauchfett fördert Alterungsprozesse wie chronische Entzündungen.

**Was Sie tun sollten:**

Einfachste Faustregel zu langlebigkeitsfördernder Ernährung: Das Gute vermehren und das Schlechte reduzieren. Reichlich Obst, Gemüse, Nüsse, Vollkornprodukte, Hülsenfrüchte und wenig an raffinierter Stärke, Zucker und Fleisch.

Langlebigkeits-Ernährung ist vor allem pflanzenbetont. In Gemüse und Obst sind Nährstoffe wie Polyphenole und Carotinoide enthalten, die in Fleisch und anderen Lebensmitteln nicht enthalten sind.

Pflanzenbetont heißt nicht vegan. Wichtig ist eine große Menge an pflanzlichen Nährstoffen.

Ein guter Orientierungspunkt ist die mediterrane Ernährung. Sie basiert auf viel Gemüse und wenig Fleisch, Hülsenfrüchten, Fisch, Nüssen und Olivenöl. Die Ernährung des Mittelmeerraums wirkt verschiedenen Biomarkern des Alterns entgegen, etwa chronischen Entzündungen.

Intervallfasten kann helfen, die Selbstreinigung der Zellen zu aktivieren. Die Autophagie anzuregen ist gut, denn dann erneuern sich Zellen.

Ein gesundes und vielfältiges Mikrobiom hält jung. Im Alter schwächelt das Mikrobiom zunehmend und beschleunigt die Alterung. Dem lässt sich durch Ernährung mit prä- und probiotischen Lebensmitteln entgegenwirken.

Auf den Blutzucker achten und Insulinresistenz vermeiden: Ein gesunder Stoffwechsel verlängert die Lebensspanne deutlich, Diabetes dagegen beschleunigt die Alterung.

Vorsicht mit Protein: Im mittleren Alter hat übermäßig eiweißbetonte Ernährung negative Auswirkungen auf die Gesundheitsspanne und erhöht die Mortalität. Ab 70 dagegen hilft mehr Protein, die Muskeln zu erhalten.

## 5. Viel und richtig bewegen

Vieles deutet darauf hin, dass Bewegung die effektivste Longevity-Medizin ist.

Regelmäßiges Training erhört die Lebenserwartung, je nach Aufwand und Sportart meist zwischen zwei und acht Jahren gegenüber wenig oder gar nicht trainierten Menschen.

Sport verringert das Sterblichkeitsrisiko durch die führenden Todesarten von Herzinfarkt bis Krebs massiv. Wer keine Kondition hat, stirbt sehr wahrscheinlich früher.

Die positiven Effekte von Sport sind bis hinein in tiefste zelluläre Mechanismen messbar: Trainierte Menschen haben längere Telomere. Je besser trainiert, desto länger.

### ➢ Was Sie tun sollten:

Richtschnur: Mindestens 150 bis 300 Minuten Sport pro Woche mit mäßiger Intensität erhöhen Gesundheits- und Lebensspanne deutlich. Mehr ist besser (Überbelastung allerdings ist kontraproduktiv).

Unbedingt systematisch VO2 Max trainieren: Der Wert gibt an, wie viel Sauerstoff der Körper verarbeiten kann, und ist eine der wichtigsten Longevity-Kennzahlen. Die kardiorespiratorische Fitness bestimmt wesentlich, wie vital wir im Alter sind: Mit schwacher Kapazität schnaufen wir schon nach ein paar Treppenstufen. Mit hoher Kapazität können auch Achtzigjährige noch mit dem Sechsjährigen eine Stunde den Fußball hin und her kicken.

Insbesondere Menschen ab 60 sollten eine innige Beziehung zu Hanteln und Fitnessbändern aufbauen, um Muskelmasse und -funktion zu erhalten. Sarkopenie (Muskelschwund im Alter) beschleunigt die Alterung und erhöht das Sterblichkeitsrisiko drastisch.

Regelmäßiges Beweglichkeitstraining mit Gymnastik, Yoga, Pilates und ähnlichen Übungen hält Gelenke geschmeidig und verringert deutlich das Risiko, gebrechlich zu werden – einer der bedeutendsten Sterblichkeitsfaktoren im Alter.

Immer in Bewegung bleiben: Kraft- und Ausdauertraining ist in jedem Alter möglich – auch mit 95.

## 6. Vorsicht mit potenziellen Anti-Aging-Medikamenten und Supplements

Die Liste der für Forschungsinteresse sorgenden potenziellen Longevity-Stoffe ist lang, für alle gilt allerdings das Gleiche: Es gibt Hinweise auf eine Anti-Aging-Wirkung, aber es gibt keine klare klinische Studienlage zu Dosierung, Sicherheit, Langfrist- und Wechselwirkungen.

Prinzipiell gilt: Nahrungsergänzungsmittel sind, anders als Arzneimittel, weitgehend unreguliert. Für die meisten Behauptungen über Nahrungsergänzungsmittel gibt es keine wissenschaftlichen Beweise.

Vorsicht mit Interessenkonflikten! Auch manche Wissenschaftler versuchen, ihre Forschung mit eigenen Produkten zu vermarkten.

Zu den Wirkstoffen von besonderem Interesse zählen:

- Metformin: gut erforschtes, sehr wirksames Medikament gegen Diabetes, das auch den Stoffwechsel verbessert, entzündungshemmend und krebsvorbeugend wirkt. Trotzdem ist der Off-Label-Gebrauch nicht empfohlen, da die Auswirkungen auf den Alterungsprozess sowie die Nebenwirkungen noch zu wenig erforscht sind. Vermutlich kontraproduktive Wirkung bei fitten und gesunden Menschen, da Trainingseffekte gebremst werden könnten.

- GLP-1-Antagonisten (»Abnehmspritzen«), zum Beispiel Wegovy und Ozempic, senken nicht nur Übergewicht, sondern auch das Risiko für Herzinfarkte und Schlaganfälle und wirken möglicherweise positiv auf die Gehirngesundheit. Langfristige Folgen und Nebenwirkungen sind jedoch noch nicht erforscht.

- Rapamycin: Beeinflusst den Longevity-Signalweg mTOR und wirkt auf verschiedene Kennzeichen des Alterns. Aber: Als potentes Immunsuppressivum mit starken Nebenwirkungen nicht zum Off-Label Gebrauch empfohlen.

- Fisetin: Molekülverbindung, die zu den in vielen Pflanzen vorkommenden Flavonoiden und Polyphenolen gehört. In Tierexperimenten nachgewiesene senolytische Wirkung, hilft offenbar, Zombiezellen abzuräumen. In der Natur findet man Fisetin unter anderem in Erdbeeren und Kiwis. Wird in klinischen Studien untersucht.

- Alpha-Ketoglutarat (AKG): Molekül, das bei vielerlei zentralen physiologischen Prozessen eine wesentliche Rolle spielt, etwa beim Stammzellenwachstum sowie als Energielieferant für die Mitochondrien. Nimmt mit dem Alter ab und kann nicht über die Nahrung aufgenommen werden, wird deswegen ausführlich als mögliches Anti-Aging-Supplement untersucht.

- Taurin: Aminosäure, die in Studien das Leben von Labortieren signifikant verlängert. Taurin-Einnahme verbesserte unter anderem Kraft und Stoffwechsel. Ob die Ergebnisse auf den

Menschen übertragen werden können, wird noch untersucht. Bislang gilt Taurin als gesundheitlich unbedenklich. Und nein: Viele Energydrinks trinken, in denen der Stoff enthalten ist, hilft nicht.

- Spermidin: Botenstoff, der eine zentrale Rolle im Metabolismus spielt. Hohe Spermidin-Level bremsen seneszente Zellen aus, sorgen für eine gut funktionierende Selbstreinigung der Zellen durch die Autophagie. Möglichst viele Lebensmittel zu essen, die Spermidin enthalten, ist eine gute Idee; besser, als künstliches Spermidin über Supplements einzunehmen

- Resveratrol: Polyphenol, wirkt antientzündlich und antioxidativ. Auch wenn David Sinclair es bewirbt, raten andere Experten ausdrücklich von der Einnahme ab: In Studien wurde Toxizität nachgewiesen.

- NMN: ein Co-Enzym und Derivat des Vitamins B3. Es spielt eine wichtige Rolle bei der zellulären Energiegewinnung. Es beeinflusst wohl nahezu alle Kennzeichen des Alterns und aktiviert die Sirtuine, die Langlebigkeitsgene.
  In kleineren klinischen Studien untersucht: Sorgt offenbar für bessere Fitness bei älteren Menschen. Es fehlen noch große Studien zu Langzeitwirkung und Dosierung. NMN ist in der EU als neuartiges Lebensmittel eingestuft, dessen Sicherheit noch weiter untersucht werden müsse. Es ist also Vorsicht geboten.

- Vitamin D und Omega-3: Gut untersucht und empfohlen, bremsen in Kombination nachweislich das Wachstum von Krebszellen, werden meist nicht ausreichend über die Nahrung aufgenommen und helfen gegen Gebrechlichkeit.

## 7. Karriere und Altersvorsorge überdenken

Eine längere Gesundheitsspanne bei längerem Leben bietet zweierlei Chancen: Die stressigen Midlife-Crisis-Jahre zu entzerren. Und die zufriedenen älteren Jahre zu verlängern.

Das hundertjährige Leben wird in mehr unterschiedliche, flexiblere Abschnitte eingeteilt werden als die bisherige starre Einteilung in Jugend, Arbeit, Rente.

Insbesondere die große mittlere Lebensphase, die Zeit zwischen unbekümmerter Jugend und eingeschränktem Alter, weitet sich immer weiter aus.

### ➢ Was Sie tun sollten:

Spar- und Finanzpläne für das Alter anpassen: Das Geld muss potenziell für 30 vitale Jahre reichen.

Auf längere Lebensarbeitszeiten einstellen: Vorruhestand mit 60 wird in der Gesellschaft der Hundertjährigen eher selten.

Karrieremodelle prüfen: Statt mit 50 schon die Rente zu planen, über zweite Karriere, Teilzeit, Weiterbildung nachdenken.

# REGISTER

## C

## H

**M**

**Z**